皮膚テーピング

〜皮膚運動学の臨床応用〜

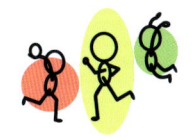

運動と医学の出版社

文京学院大学保健医療技術学部

教授　福井 勉

推薦の辞

　もうすでに25年以上も前になるが、私は学生として著者の福井勉のもとで指導を受けた。そして、福井の退職の交代要員として昭和大学藤が丘病院リハビリテーション部に入職した。学校の先輩であり、職場の先輩としての福井勉は、現在の理学療法に先駆け、科学的対応の重要性を説き、自ら実践し続け、その姿は今も全く変わらない。

　私は入職時、福井から毎日1文献、1年365文献、3年間続けるよう指示された。その経験は、今でも自分自身にとって計り知れない力となっていることは間違いない。当の本人は、すっかり忘れているようであるが…。しかし、私の経験など、福井勉の実践と比べたら、全くもって取るに足らず、文献抄読だけではなく研究、臨床、そして教育と、いつ寝ているのかと不思議になるくらいであり、これも今も昔も全く変わらない。そして、最も驚くべきことは、これほどまでに科学的対応をしっかりと理解し実践している人物は、非常にまれであるということであろう。

　「科学的対応には、哲学、想像力、そして人間性が必要である」中谷宇吉郎先生の著書『科学の方法』に記載されている一文である。科学は絶対ではない。得意な部分と不得意の部分が存在する。そして何よりも大切なことは、自分だけのためではなく、すべての人への恩恵を与えるものであり、何より人間性が重要となることを記している。

　福井勉の行動は、まさにそれを実践するものであり、単に研究のための研究ではなく、臨床に立った視点で、しかも教育的立場を踏まえたものである。今回の「皮膚テーピング〜皮膚運動の臨床応用〜」は、まさに、これを代表するものであると考える。

　神が存在するかどうかは別として、人の構造には意味がある。運動系に強く関わる、神経系と発生学的に同じ外胚葉起源である皮膚に着目し、自分勝手な思い込みではなく、過去の報告をくまなく調べあげ、事実の観察を丁寧に行い、最終的には、身体からのメッセージを紐解き、臨床へ応用して行こうとするものである。理論を先行させ、事実を無理やり理論に当てはめるのではなく、身体からのメッセージとしていかに利用できるかを科学的に説き明かそうとするものである。

　本人は「まだまだ」と謙遜しているが、本書はこれまでとは一味も二味も違った臨床に役立つ内容であることは間違いない。本書の中に盛り込まれている、科学者として、そして臨床家としての福井勉の想いを読者にも是非味わって頂きたい一冊である。

有限会社　セラ・ラボ　代表取締役
群馬パース大学保健科学部理学療法学科　客員教授
山口　光國

序文

　理学療法が日本に導入されてまもなく50年が経とうとしている。これまでは海外の治療技術を輸入する形で発展してきたが、ここにきていくつかの知識や技術が日本で産出されるようになってきたように思う。また、これからの50年は、もっと多くの技術が産まれてくるはずである。ようやく輸入一辺倒の時代から徐々にborderlessになりつつあることを感じている。applied scienceと考えられる理学療法には「有益性」や「還元性」が求められてきたし、その点では日本人のきめ細かさや感性が活かされていく時代になって来たのかもしれない。

　皮膚に興味を持ち始めたのは、現在の所属である文京学院大学に赴任して間もなくであった。当時、皮膚の運動方向の特性から臨床的効果があることにはある程度自信を持っていたが、皮膚の運動特性の根拠や理論的背景については全く確信が持てなかった。その理論的背景については現在までに少しずつ解明しているものの、まだ多くのことがわかっていないのが現状である。しかしながら、ここで本著の執筆に至ったのは、その臨床的効果が大きいことに他ならない。皮膚に対するアプローチは、動きや疼痛の改善に効果的であるため、多くの臨床家に役立つのではないかと考えたためである。また筋力を発揮させやすくする方法や、逆に筋緊張を低下させる方法にも応用可能であることが少しずつ分かってきた。理論的根拠については、自分の残りの人生をかけてみたいと思うがそれはまた今後のことであり、一端、臨床的効果について集約する必要があると考えた。

　しかし、実は本著執筆には躊躇があった。お前のような浅学者に書けるのかという批判を受けることについても承知しているつもりである。右顧左眄して煮え切らない思いを後押ししてくれたのが園部俊晴氏（関東労災病院主任理学療法士）である。園部氏とのつきあいは長いが、彼自身の行動や「還元」を訴えられ、理学療法士として怠惰な私の背中を押してくれたことが今回の上梓となったことに強く感謝したい。

　「自分で考える」ことは大変楽しいことでもあり、師である山嵜勉先生の教えでもある。またその点、景仰する入谷誠氏（足と歩きの研究所所長）、山口光國氏（セラ・ラボ代表）の常にその姿勢を崩さないで進歩する姿が、刺激を与え続けてくれていることにも感謝したい。その他にも、多くの友人がさまざまな形で後押しをくれていることは本当にありがたいことである。

　しかしながら、これからの時代には臨床的成果にevidenceが問われていることも事実である。また、理論的背景が未熟なままの本著は開発途上である。今後、読

者の皆様からの批判を受け、切磋琢磨しながら成長していかなければならないとの決意だけはある。未熟な本著を寛容して頂き、内容についての吟味も是非読者の皆様にお願いしたいところである。

　本著執筆にあたり、文京学院大学スポーツマネジメント研究所の近藤崇史先生、大竹祐子先生には大変助けていただいた。モデルとなってもらった橋本貴紀氏にも感謝したい。また本著のアイデアを共有してきた山口耕平先生（脇田整形外科）の臨床感覚が本著の原動力ともなった。改めて感謝する次第である。

　本著が日常の臨床活動に少しでも役に立てばこの上ない幸せである。

平成 26 年 4 月 1 日
文京学院大学保健医療技術学部
教授　福井 勉

本書の特徴と使い方

■ 図で示した矢印について

本書では、図で示す矢印の色は、以下の意図を示しております。

皮膚の運動方向	黄矢印	→
皮膚の誘導方向	緑矢印	→
関節運動の方向	黒矢印	→
剪断力の方向	赤矢印	→

■ 余白について

　本書では、本文の右側に余白枠を設けています。この余白枠をメモとして使用したり、付箋を貼るスペースとして利用するなど読者に適した使用方法で使って頂きたいと考えています。また、本文中の用語で説明が必要と思われたものについては、余白枠にその用語の説明文をわかりやすく記載しております。

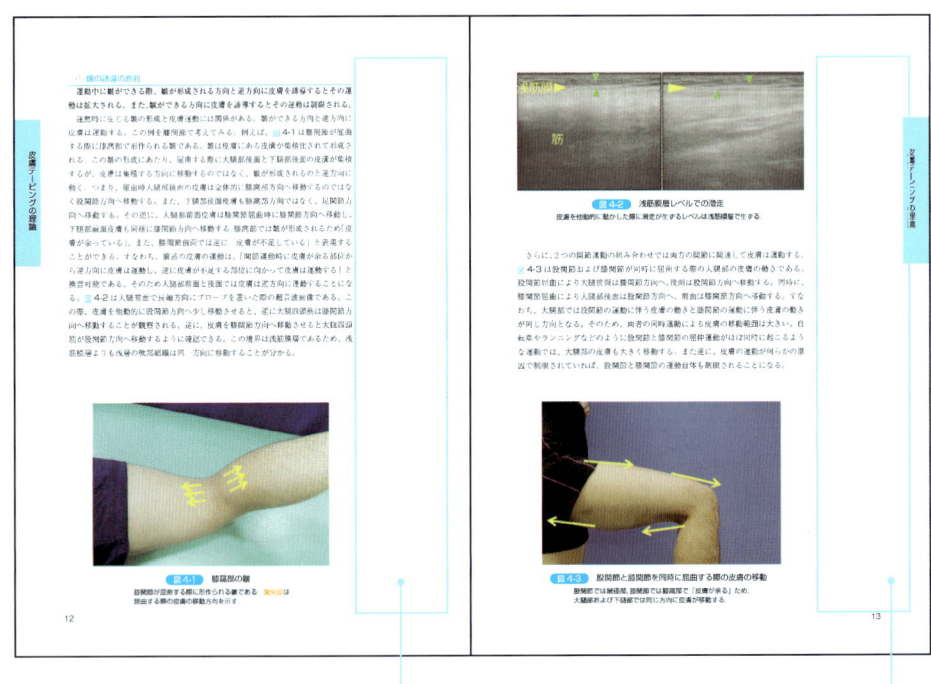

余白枠
空白部分はメモ、付箋を貼るスペース等、読者ごとの使用方法でご利用ください。

目　次

皮膚テーピング　～皮膚運動学の臨床応用～

第Ⅰ部　皮膚テーピングの理論

1. 皮膚の役割と構造 ——————————————————————— 2
　　(1) 皮膚の役割 ……………………………………………………… 2
　　(2) 皮膚の構造 ……………………………………………………… 2
　　(3) 皮溝、皮丘 ……………………………………………………… 3
　　(4) 緊張線（Skin Tension Line） ………………………………… 4
2. 皮膚の運動時の挙動特性 ——————————————————— 6
3. 皮膚運動の法則性 —————————————————————— 9
4. 皮膚テーピングの原則 ———————————————————— 11
　　(1) 皺の誘導の原則 ………………………………………………… 12
　　(2) 身体表面突出部の誘導の原則 ………………………………… 14
　　(3) 回旋時緊張線の誘導の原則 …………………………………… 17
　　(4) 筋の促通と抑制の原則 ………………………………………… 22
5. 皮膚テーピングの目的 ———————————————————— 25
　　(1) 関節可動域の拡大および制限 ………………………………… 25
　　(2) 筋活動の促通および抑制 ……………………………………… 25
　　(3) 姿勢制御 ………………………………………………………… 25
　　(4) 歩行などの動作制御 …………………………………………… 26
　　(5) 関節の安定化 …………………………………………………… 26
　　(6) 疼痛緩和 ………………………………………………………… 28
6. 皮膚テーピングの施行方法 —————————————————— 29
　　(1) テープの貼付前に配慮すべき事項 …………………………… 29
　　(2) テープの貼付方法 ……………………………………………… 30
　　(3) 実際の施行方法 ………………………………………………… 32
7. テープの種類 ————————————————————————— 40
8. 皮膚テーピングの注意点 ——————————————————— 41

第Ⅱ部　皮膚テーピングの実際

1章　関節可動域拡大および制限テーピング

1. 脊　柱 ──────────────────────── 46
    (1) 頸椎 ………………………………………………… 46
    (2) 胸椎 ………………………………………………… 51
    (3) 腰椎 ………………………………………………… 58
2. 上　肢 ──────────────────────── 62
    (1) 肩関節 ……………………………………………… 62
    (2) 胸鎖関節、肩鎖関節 ……………………………… 73
    (3) 肘関節 ……………………………………………… 77
    (4) 前腕 ………………………………………………… 79
    (5) 手関節 ……………………………………………… 82
3. 下　肢 ──────────────────────── 87
    (1) 股関節 ……………………………………………… 87
    (2) 膝関節 ……………………………………………… 101
    (3) 足関節（距腿関節） ……………………………… 108
    (4) 距骨下関節 ………………………………………… 111
    (5) 中足趾節関節、趾節間関節 ……………………… 114

2章　筋活動促通および抑制テーピング

1. 筋活動の促通が必要となる代表的な筋 ──────────── 120
    (1) 僧帽筋下部線維 …………………………………… 121
    (2) 菱形筋 ……………………………………………… 121
    (3) 腹横筋 ……………………………………………… 122
    (4) 股関節屈筋 ………………………………………… 123
    (5) 大殿筋 ……………………………………………… 124
    (6) 中殿筋 ……………………………………………… 124
    (7) 内側広筋 …………………………………………… 126
    (8) ハムストリングス ………………………………… 126
    (9) 前脛骨筋 …………………………………………… 127
2. 筋活動の抑制が必要となる代表的な筋 ──────────── 128
    (1) 大胸筋 ……………………………………………… 128
    (2) 小胸筋 ……………………………………………… 129
    (3) 上腕二頭筋 ………………………………………… 130
    (4) 大腿筋膜張筋 ……………………………………… 130

3章　姿勢制御テーピング

1. 脊柱の姿勢制御 — 134
- (1) 頭位後方誘導 …… 134
- (2) 頸椎屈曲誘導 …… 134
- (3) 胸椎伸展誘導 …… 136
- (4) 腰椎屈曲誘導 …… 137

2. 骨盤の姿勢制御 — 138
- (1) 骨盤前傾誘導 …… 138
- (2) 骨盤後傾誘導 …… 139
- (3) 骨盤前方移動誘導 …… 141
- (4) 骨盤後方移動誘導 …… 142
- (5) 骨盤側方移動誘導 …… 143
- (6) 骨盤回旋誘導 …… 144
- (7) 足圧中心安定化 …… 148

4章　歩行制御テーピング

1. 皮膚誘導による歩行制御の考え方 — 152
2. 立脚初期の制御 — 153
- (1) 踵接地から荷重応答期の時間的要素の操作 …… 153
- (2) 距骨下関節回外・回内の操作 …… 155
- (3) 骨盤回旋運動の操作 …… 158

3. 立脚中期の制御 — 159
- (1) 立脚中期の時間的要素の操作 …… 159
- (2) 立脚中期から立脚後期への時間的要素の操作 …… 162
- (3) 骨盤挙上運動の操作 …… 164

4. 立脚後期の制御 — 166
- (1) 立脚後期の時間的要素の操作 …… 166
- (2) 前足部回内・回外の操作 …… 168

第Ⅲ部　疾患別テーピング

1. 腰椎椎間板ヘルニア ——————————————————————174
2. 腰椎分離症 ——————————————————————————177
3. 肩関節周囲炎 —————————————————————————179
4. 胸郭出口症候群 ————————————————————————181
5. 上腕骨外側上顆炎 ———————————————————————183
6. 変形性股関節症 ————————————————————————185
7. 変形性膝関節症 ————————————————————————188
8. 腸脛靭帯炎 ——————————————————————————190
9. 鵞足炎 ————————————————————————————194
10. 膝蓋靭帯炎 —————————————————————————196
11. アキレス腱炎 ————————————————————————199

引用文献 —————————————————————————————202

第Ⅰ部
皮膚テーピングの理論

1. 皮膚の役割と構造　　　　　　　　　　P 2
2. 皮膚の運動時の挙動特性　　　　　　　P 6
3. 皮膚運動の法則性　　　　　　　　　　P 9
4. 皮膚テーピングの原則　　　　　　　　P11
5. 皮膚テーピングの目的　　　　　　　　P25
6. 皮膚テーピングの施行方法　　　　　　P29
7. テープの種類　　　　　　　　　　　　P40
8. 皮膚テーピングの注意点　　　　　　　P41

1. 皮膚の役割と構造

(1) 皮膚の役割

皮膚は身体全体を覆い、その重量は体重の約 16 ％を占め人体で最大の臓器と言われている[1]。皮膚は外界との接点であるため、人体をあらゆる面から保護する機能を有している。以下に、皮膚の役割について簡単に述べる。

① 保護作用

皮膚の一番重要な役割は、外界からの刺激を防ぐことである。最も表面の角質層は、角質化した硬い細胞が何層にも重なっており、さらに皮下脂肪が衝撃吸収の役割を有し物理的な刺激から身体を保護している。病原微生物は通さない構造であり紫外線を真皮に通さない構造にもなっている。また、免疫機構の主要な役割も果たしている。

② 感覚器としての役割

皮膚からは触圧覚、温痛覚などを伝達する感覚器としての働きがあり、上位中枢へ様々な情報を与えている。皮膚は人体で最も多くの感覚受容器を有している。このため、我々が行う皮膚の誘導には、上位中枢へ様々な入力刺激を与えることができると考えられる。

③ 水分の喪失や透過を防ぐ役割

最外側の角質層では水分を保持する機能があり、皮膚の表面でも皮脂膜によって水分の蒸発を抑制する機能を有する。

④ 体温を調節する

外気温が高ければ、真皮の毛細血管が拡張して発汗を促し、汗が蒸発するときの気化熱を放出し体温を下げる。気温が低いと反対に収縮して体熱の放散を防ぐ。また、汗で老廃物を排出する機能も有する。

上記のような役割の他に、筆者は運動時に皮膚が身体内の動きに適合することから、「運動器としての機能」を捉えることが可能であると考えている。「運動器」としての機能的役割については今後解明されていくと推察している。以上のように、我々が皮膚にテーピングを施行する上で、皮膚の役割を正しく知った上で運動器として捉えることは大変重要である。

(2) 皮膚の構造

皮膚のテーピングを施行するにあたり、皮膚と皮下の構造を知っておく必要がある。このため、ここで皮膚の構造について簡潔に説明する。

皮膚構造を断面で見ると、図 1-1 のように大きく分けて「表皮」「真皮」「皮下組織」の 3 層から構成されている。

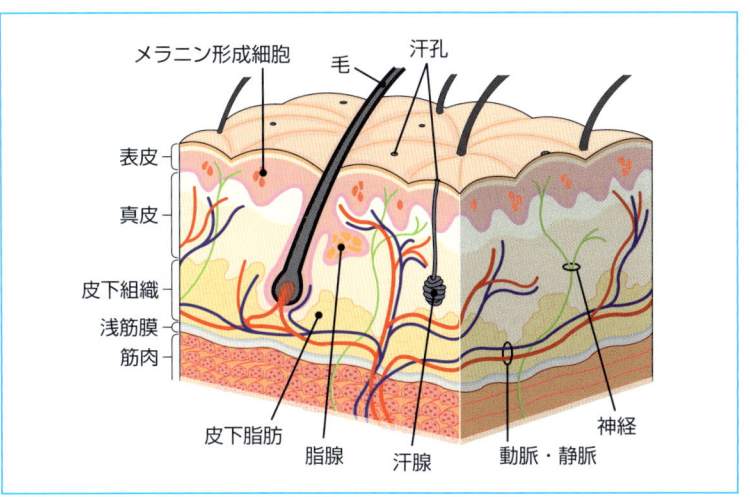

図 1-1 皮膚の構造（竹内修二：六訂版家庭医学大全科，pp104，法研，2010より引用改変　法研の許可を得て掲載）

皮膚の構造は大きく分けて「表皮」「真皮」「皮下組織」の3層から構成されている．また，「皮下組織」のさらに下には「筋」がある．「筋」は筋膜に覆われているため，皮下組織と「筋」の間には，浅筋膜が常に介在することになる．

　皮膚の表面に近い部分を「表皮」という。この「表皮」には角化細胞（角質層をつくる）、色素細胞（メラニンを作る）、ランゲルハンス細胞（免疫をつかさどる）などがあり、皮膚内部を保護している。特に、一番外側の角層はこの保護機能に重要な役割を担っている。

　表皮の下層には「真皮」があり、厚い層で血管、リンパ管、神経、皮脂腺、汗腺などが入り組んでいる。「真皮」には、膠原線維が網目状に構成され弾力や張りを与えていて、皮膚表面の皺やたるみなどの形状に影響している。皮膚の力学的強度を保つ支持組織となっている。

　真皮の下には「皮下組織」があり、これには皮下脂肪が含まれている。断熱材として体温を外に逃がさないよう維持したり、エネルギーを貯蓄する。また、物理的衝撃を和らげるクッションとしての機能も有している。

　また、「皮下組織」のさらに下には「筋」がある。「筋」は筋膜に覆われているため皮下組織と「筋」の間には、浅筋膜が常に介在することになる。筋収縮の際、浅筋膜層で「筋」と「皮下組織」の間が滑ることが超音波画像で観察することができる。逆に、皮膚を動かしても、筋が同じ方向に動かないのは浅筋膜と皮下組織間で滑走が生じているからである。

(3) 皮溝、皮丘

　皮膚を観察すると表面は一様に平滑ではなく、多数の細い線のようなものが観察される（図 1-2a）。この線と線の間は少し盛り上がっているように見える。これ

らはそれぞれ皮溝、皮丘と呼ばれている（図1-2-b）。皮膚を他動的に動かすと皮溝間の距離は自由に変化し、それぞれが近づいたり遠ざかったりすることで運動に対応している。多くの皮溝が近づくと皺を作るが、これは自動運動、他動運動を問わない。また、皮溝や皮丘は皮膚全体が伸長される際の余裕を皮膚に与えているようにも考えられる。逆に、創部や瘢痕が皮膚の伸長性に制限を与えると運動にも制限が生じる。

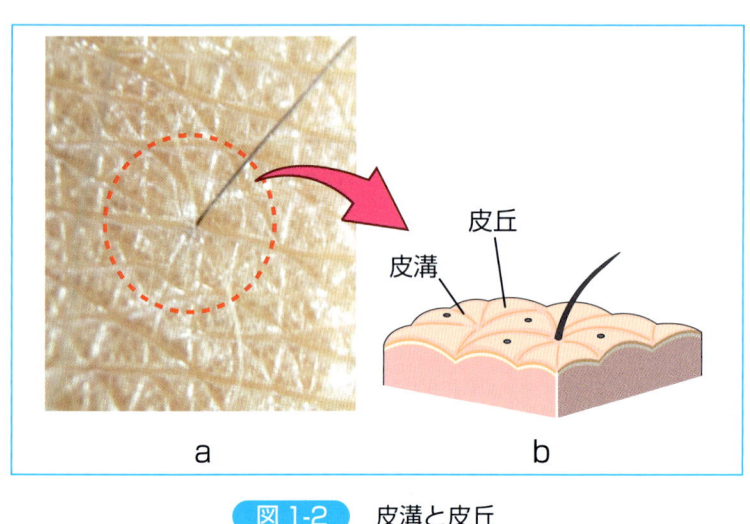

図1-2　皮溝と皮丘

(4) 緊張線（Skin Tension Line）

皮膚の深部では弾性線維が身体部位により決まった方向で走行している。すなわち、肉眼では見えない皮膚の線があると考えられる。このため、皮膚に円孔を開けた際には、皮膚の張力が強い方向を長軸とする楕円ができる[3]。この線は細胞分裂の過程で出来た分裂線であり、真皮層における線維組織の走行と並行に生じる。この線のことを皮膚の「緊張線」あるいは「皮膚割線」という（図1-3）。この「緊張線」はオーストリアの解剖学者Langerが示したことから、Langer Lineとして広く知られている。現在では皮膚の機械的特徴はLanger Lineに沿って存在することがわかっている[4,5]。皮膚は非線形性、異方性、粘弾性を有し、最も伸びにくい皮膚の方向がLanger Lineに沿う方向であるともされている[6]。異方性とは、物体の物理的性質が方向によって異なることを示しており、年齢にも依存する[7]。そのため手術時の皮膚の皮切方向はさまざまに検討されている[8,9]。手術の際には、Langer Lineに沿ってメスを入れると、傷跡が最小限に留められる。

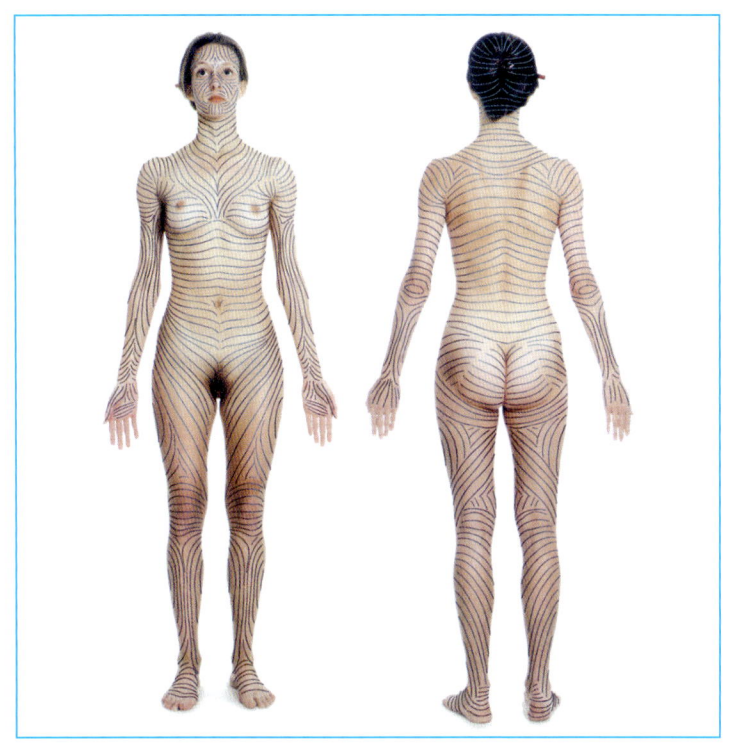

図 1-3 皮膚の緊張線（皮膚割線）（Clay JH and Pounds DM：Clinical Massage, 大谷素明訳：クリニカルマッサージ, pp12, 医道の日本社, 2004 より許諾を受けて引用）

　Langer の後、Kraissl [10] は筋の収縮に伴う皮膚の皺を皺線（Wrinkle Line）と名付けて、「緊張線」の集積であることを示した。また、Borges [11] が示した RSTL（Relaxed Skin Tension Line）は形成外科領域における皮切方向の重要な要素である。現在では皺線 [3] や RSTL に沿う切開が手術に適切であるとされている。筆者は RSTL や Wrinkle Line それぞれが運動に伴いどの様に変化するのかを観察および実験対象としてきた。特に、関節の最終可動域において「緊張線」自身が制限因子の一因になっていることを確認してきた。すなわち、「緊張線」は運動に大きく関わるため、「緊張線」や皺を利用することで運動を制御できると考えたのである。この最終可動域における皮膚の「緊張線」を RSTL になぞらえて、SSTL（Stretched Skin Tension Line）と筆者は呼ぶことにしている。

　皺は観察可能であるが、SSTL は徒手操作をしないと観察できない。しかし、いずれにしても皮膚の緊張を示すものと考えられ、本著ではすべて「緊張線」（Skin Tension Line）と表記することにする。

皮膚テーピングの理論

2. 皮膚の運動時の挙動特性

普段は気にも留めないが、運動を行う際に皮膚には皺が寄る。手関節を背屈すれば関節付近に皺が数本寄ることが多い。この皺を良く観察しながら、手関節の掌背屈を繰り返すと周辺の皮膚も動いていることが観察できる。前腕部の背側と腹側（掌側）では皮膚が逆に動いていることも観察できる。背屈が大きくなるにつれて、前腕末梢腹側の皮膚は末梢方向に移動する（図2-1）。また、前腕末梢背側の皮膚は逆に肘方向へ移動する。一方、掌屈運動を行うと、皮膚にも背屈時と逆のことが生じ（図2-2）、皺は腹側に生じる。この際、故意に皺が大きくなるように皮膚を動かして手関節掌背屈を行うと関節運動が制限されることが分かる（図2-3）。この皮膚と関節運動の関係は、矢状面および前額面内における運動においては身体のどの部位でも同様に生じる。

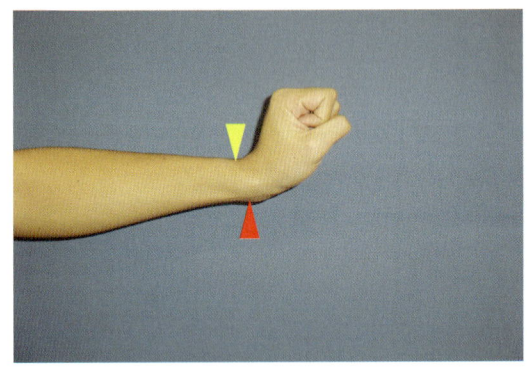

図2-1 手関節背屈運動
前腕末梢腹側の皮膚は末梢方向に移動し，前腕末梢背側の皮膚は逆に少し肘関節方向へ移動する．

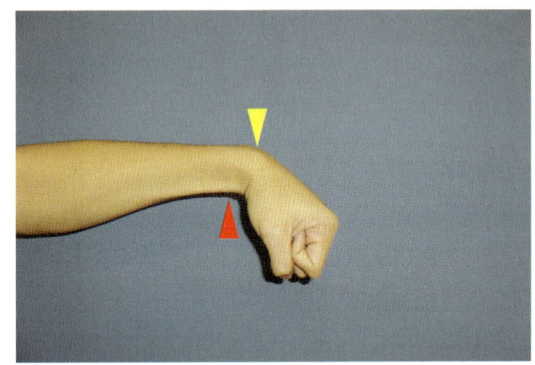

図2-2 手関節掌屈運動
前腕末梢腹側の皮膚は肘関節方向に移動し，前腕末梢背側の皮膚はさらに末梢方向へ移動する．

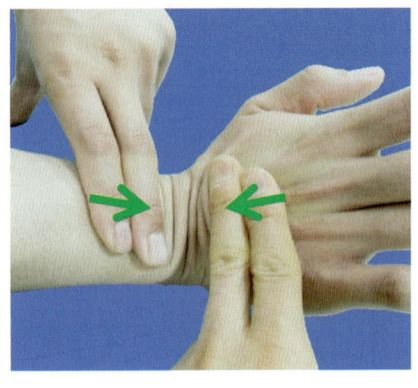

a

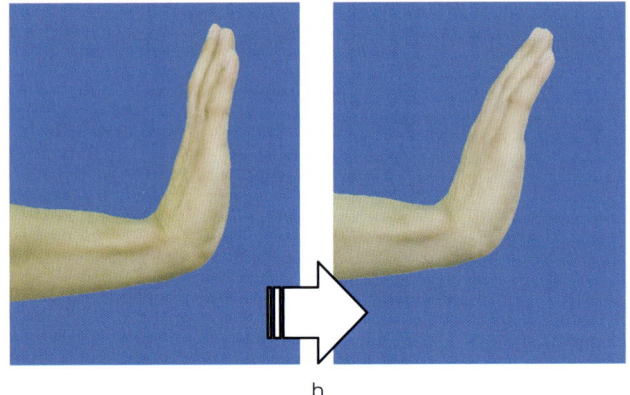

b

図2-3 関節運動を制限する皮膚誘導の例（皺の操作）
a：皺が大きくなるように皮膚を誘導．
b：手関節背屈が制限される．

関節運動の分析を行う際に、運動の関節中心が設定され、ある瞬間の関節中心を瞬間回転中心として画像から判断することがある。関節運動が回転運動のみであると仮定すると、この関節中心に近い組織と、関節中心から遠い組織では回転運動に与える影響は力学的に異なる。関節中心に近い軟部組織としては関節包や靭帯が挙げられる。さらに、関節中心から離れるに従い、深層筋や深筋膜、浅層筋、浅筋膜、皮下組織、皮膚へと至る。つまり、皮膚は関節中心から最も遠い組織であるということができる。皮膚の伸長性が欠落すると、関節が動くためには、関節中心からのレバーアームを乗じた関節モーメントが抵抗として作用してしまうことになる。また、関節運動の主役ともいえる筋は常に皮膚よりもレバーアームが短い。このため、筋収縮が同じであっても関節運動の難易度を変えてしまう効果を皮膚が持つと言うこともできる。

　三角筋前部線維停止部が起始部に近づくことで肩関節が屈曲するが、この際、前述のように皺が肩峰付近に寄り、皮膚は肘方向へ移動する（図2-4）。すなわち、筋収縮方向と皮膚の動く方向は逆方向になっている（図2-5a）。一方、大腿四頭筋は、脛骨粗面から近位方向に筋の短縮が生じることで膝関節伸展が生じる。この際に、大腿前面の皮膚は近位に移動することから収縮方向と皮膚の動く方向は同方向である（図2-5b）。しかし、いずれも運動時の皮膚の生理的運動方向が合致した時に運動が生じやすくなる。

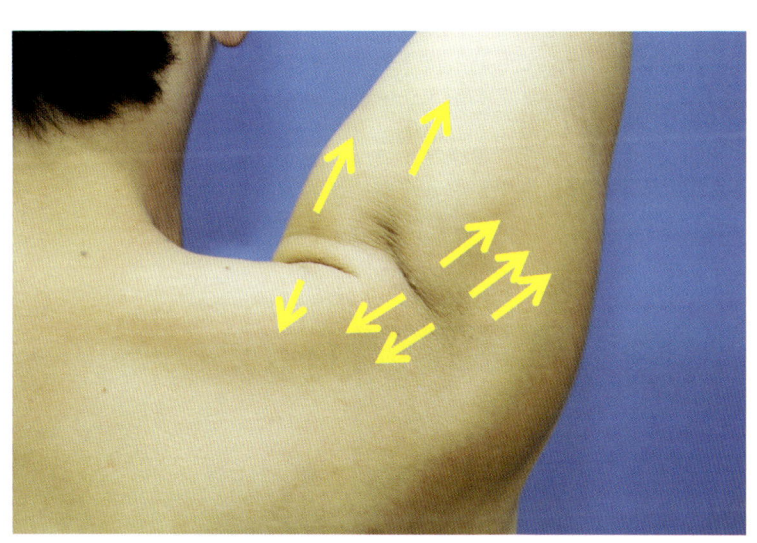

図2-4　肩関節屈曲時の皺
肩関節屈曲の際，皺が肩峰付近に表出し，この皺を境に皮膚は肘方向と肩甲骨方向へ移動する．

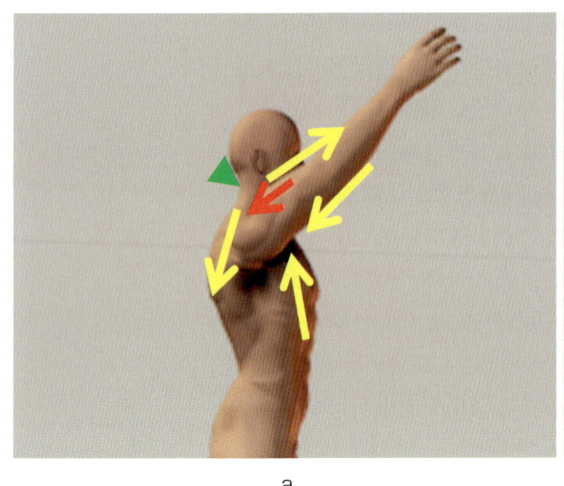 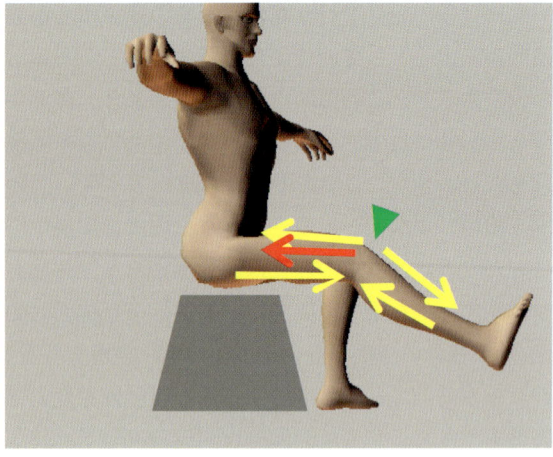

図 2-5　肩関節屈曲運動時の皮膚の運動方向
a：肩峰付近に形成される皺から皮膚は離れていく方向へ，腋下部に近づく方向へ移動する．筋収縮方向と皮膚の動く方向は逆方向になっている．
b：大腿前面の皮膚は近位に移動する．収縮方向と皮膚の動く方向は同方向である．
※ 黄矢印は皮膚の運動方向，赤矢印は筋の収縮方向を示す．

　超音波診断装置によって筋収縮を観察すると浅筋膜レベルで筋と皮下組織の間が滑っていることが観察される（図2-6）。この滑走運動は皮膚を他動的に移動させただけでも生じる。すなわち、筋収縮が無くても筋と皮下組織間の滑走を生じさせることはできる。皮膚を適切な方向へ誘導することによって筋収縮が行いやすくなり、逆方向への誘導では筋収縮を起こりにくくすることが可能となる。こうしたことから、筋運動の操作のためには浅筋膜層に働きかける皮膚の誘導方向を考慮することが必要となる。

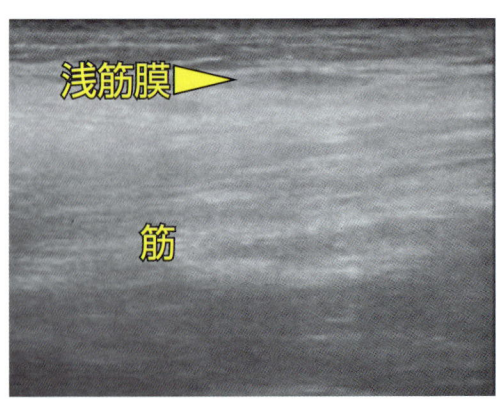

図 2-6　超音波画像による浅筋膜での滑走
筋収縮時に，浅筋膜レベルで筋と皮下組織の間が滑っていることが観察される．

3. 皮膚運動の法則性

上記のように皮膚運動にはある一定の法則性のようなものがあり、筆者は臨床的観察からいくつかの法則性を立案してきた。その法則性を以下の5つにまとめた（表1）[12]。

表1 皮膚運動の法則性

法則性1
皺がある場合、さらに皺が深くなる運動は制限される。また、皮膚が伸長された場合、さらに皮膚が伸長される方向への運動は制限される。

法則性2
伸長されている皮膚が弛緩されると伸長方向への運動は大きくなる。また、弛緩している皮膚が伸長されると弛緩方向への運動は大きくなる。

法則性3
皮膚の運動方向は関節の骨運動と連動する。骨同士が近づく運動では、皮膚は関節から離れる方向へ動く。また、骨同士が遠ざかる運動では、皮膚は関節に近づく方向へ動く。さらに、回旋運動では、皮膚は骨の動く方向と同じ方向に動く。

法則性4
皮膚は浅筋膜層で筋との間に滑走がある。そのため、張力の強い緊張線方向へ皮膚を誘導すると皮膚と身体内部のアライメントが変化し、運動に影響を及ぼす。

法則性5
身体運動では特定の部位の皮膚が伸長あるいは弛緩する。

上記法則性に加えて、回旋運動において興味深いことがわかってきた。頭部、体幹においては、回旋時に正中線から右側と左側が反対方向の挙動を示す。例えば頭部を左側に回旋する際には、頭皮右側が前方傾斜（前傾）、左側が後方傾斜（後傾）する。ここで述べた前傾というのは後方が上部へ、前方が下方へ移動することを示す。同様に後傾は後方が下方へ、前方が上方へ移動する（図3-1）。指を頭部後方で左右同じ高さに位置させ、そこから左回旋をしてもらうと、右後方に置いた指が上方へ、左後方においた指が下方へ移動することからこの動きを観察することができる（図3-2）。また四肢においても頭部や体幹と同様の動きが、四肢長軸の内側と外側の皮膚の挙動として観察できる。

皮膚テーピングの理論

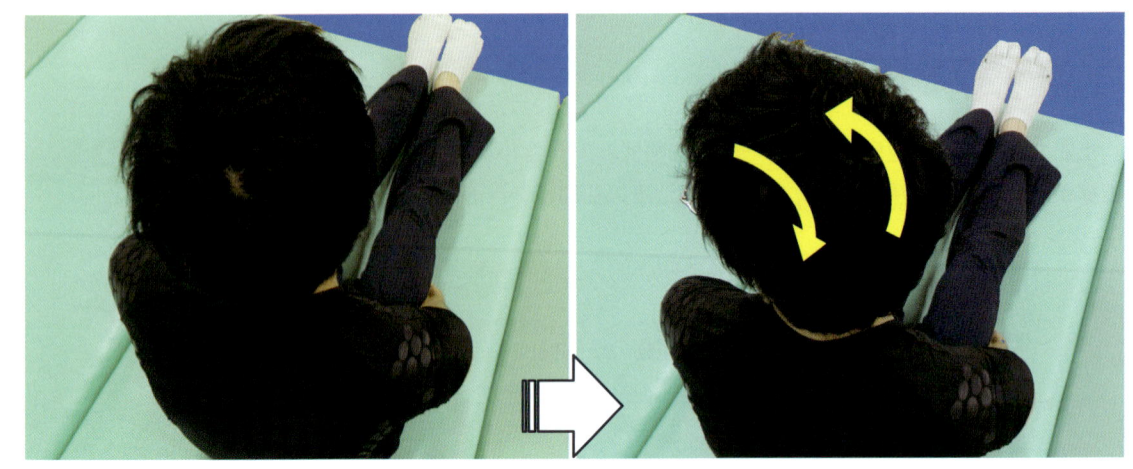

正中位　　　　　　　　　　左回旋位

図 3-1　頸椎左回旋時の頭皮の動き

左側に回旋する際には，頭皮右側が前方傾斜（前傾），左側が後方傾斜（後傾）する．

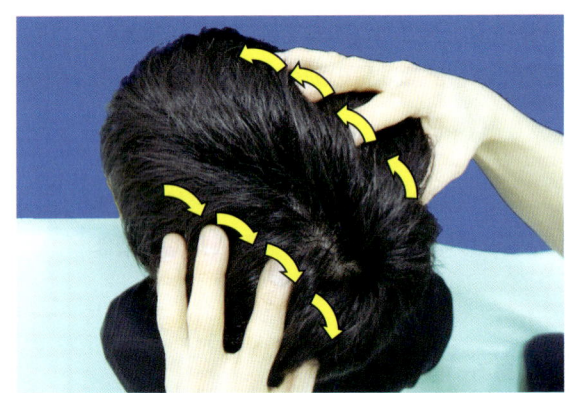

図 3-2　頸椎左回旋時の頭皮の動き

指を頭部後方で左右同じ高さに位置させ，そこから左回旋をしてもらうと，右後方に置いた指が上方へ，左後方においた指が下方へ移動することからこの動きを観察することができる．

　我々が皮膚を運動療法に活用する際、これらの法則性が基盤となる。各々の法則性を理解することで、皮膚を運動療法に広く応用できることがご理解頂けると思う。また、各々の法則性は単独で意味を成すのではなく、互いに関係を有している。こうしたことから、これらの法則性を複合的に捉え、臨床応用に役立てて頂きたい。

4. 皮膚テーピングの原則

　皮膚テーピングを臨床で活用しようとする際、前述の「皮膚運動の法則性」とは別に、皮膚を誘導するための原則を知っておく必要がある。この原則を考慮して皮膚テーピングを施行することで、その目的、誘導する方向、実施方法などがより明確になるはずである。筆者はいくつかの実験と臨床的観点から、皮膚テーピングの施行における原則を次の4つにまとめた（表2）。

表2　皮膚テーピングの原則

(1) 皺の誘導の原則
運動中に皺ができる際、皺が形成される方向と逆方向に皮膚を誘導するとその運動は拡大される。また皺が形成される方向に皮膚を誘導するとその運動は制限される。

(2) 身体表面突出部の誘導の原則
運動中に身体表面に突出部位ができる際、突出部位周辺の皮膚を弛緩させる方向に誘導すると突出が生じやすくなり、結果的にその運動が拡大する。また、骨突出部位周辺の皮膚を伸長させる方向に誘導すると突出が生じにくくなり、結果的にその運動が制限される。

(3) 回旋時緊張線の誘導の原則
回旋運動では、緊張線の方向に沿って遠位方向へ皮膚を誘導するとその運動は拡大する。また、緊張線の方向に沿って近位方向へ皮膚を誘導するとその運動は制限される。また頭部、体幹では正中線、四肢においては長軸の内外側に位置する皮膚がそれぞれ、前方傾斜、後方傾斜する。皮膚運動をこの方向へ誘導すると回旋運動が拡大し、逆方向へ誘導すると回旋運動が制限される。

(4) 筋の促通と抑制の原則
筋が収縮する際、その筋の停止部から起始方向に皮膚を誘導すると筋の収縮を促通する。また、その筋の起始部から停止部方向に皮膚を誘導すると筋の収縮を抑制する。

(1) 皺の誘導の原則

運動中に皺ができる際、皺が形成される方向と逆方向に皮膚を誘導するとその運動は拡大される。また皺が形成される方向に皮膚を誘導するとその運動は制限される。

　運動時に生じる皺の形成と皮膚運動には関係がある。皺ができる方向と逆方向に皮膚は運動する。この例を膝関節で考えてみる。例えば、図 4-1 は膝関節が屈曲する際に膝窩部で形作られる皺である。皺は皮膚にある皮溝が集積化されて形成される。この皺の形成にあたり、屈曲する際に大腿部後面と下腿部後面の皮溝が集積するが、皮膚は集積する方向に移動するのではなく、皺が形成されるのと逆方向に動く。つまり、屈曲時大腿部後面の皮膚は全体的に膝窩部方向へ移動するのではなく股関節方向へ移動する。また、下腿部後面皮膚も膝窩部方向ではなく、足関節方向へ移動する。その逆に、大腿部前面皮膚は膝関節屈曲時に膝関節方向へ移動し、下腿部前面皮膚も同様に膝関節方向へ移動する。膝窩部では皺が形成されるため「皮膚が余っている」、また、膝関節前面では逆に「皮膚が不足している」と表現することができる。すなわち、前述の皮膚の運動は、「関節運動時に皮膚が余る部位から逆方向に皮膚は運動し、逆に皮膚が不足する部位に向かって皮膚は運動する」と換言可能である。そのため大腿部前面と後面では皮膚は逆方向に運動することになる。図 4-2 は大腿前面で長軸方向にプローブを置いた際の超音波画像である。この際、皮膚を他動的に股関節方向へ少し移動させると、大腿四頭筋は逆に膝関節方向へ移動することが観察される。また皮膚を膝関節方向へ移動させると大腿四頭筋が股関節方向へ移動するように確認できる。この境界は浅筋膜層であるため、浅筋膜層よりも浅層の軟部組織は同一方向に移動することが分かる。

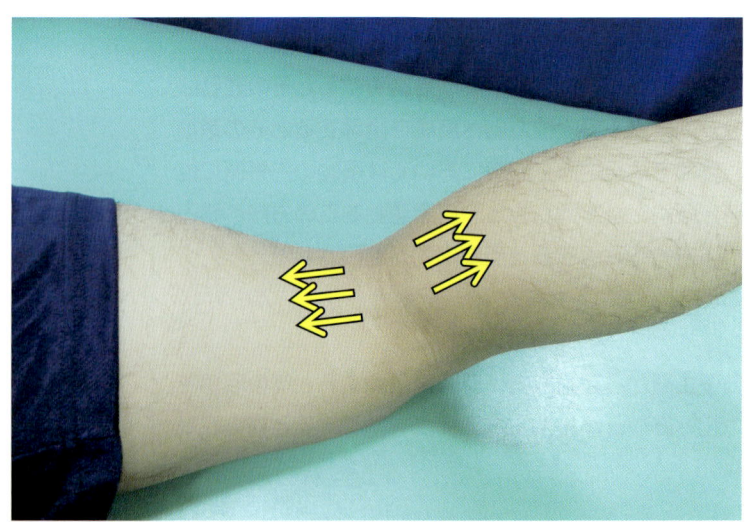

図 4-1　膝窩部の皺

膝関節が屈曲する際に形作られる皺である．黄矢印は屈曲する際の皮膚の移動方向を示す．

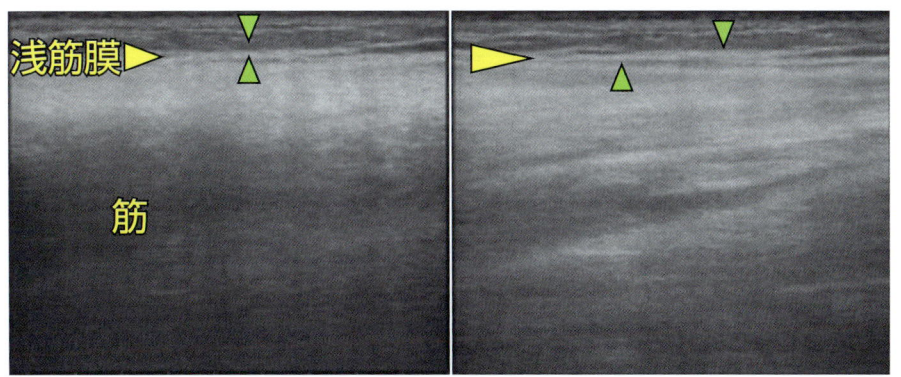

図 4-2 浅筋膜層レベルでの滑走
皮膚を他動的に動かした際に滑走が生ずるレベルは浅筋膜層で生ずる．

　さらに、2つの関節運動の組み合わせでは両方の関節に関連して皮膚は運動する。図 4-3 は股関節および膝関節が同時に屈曲する際の大腿部の皮膚の動きである。股関節屈曲により大腿前面は膝関節方向へ、後面は股関節方向へ移動する。同時に、膝関節屈曲により大腿部後面は股関節方向へ、前面は膝関節方向へ移動する。すなわち、大腿部では股関節の運動に伴う皮膚の動きと膝関節の運動に伴う皮膚の動きが同じ方向となる。そのため、両者の同時運動による皮膚の移動範囲は大きい。自転車やランニングなどのように股関節と膝関節の屈伸運動がほぼ同時に起こるような運動では、大腿部の皮膚も大きく移動する。また逆に、皮膚の運動が何らかの原因で制限されていれば、股関節と膝関節の運動自体も制限されることになる。

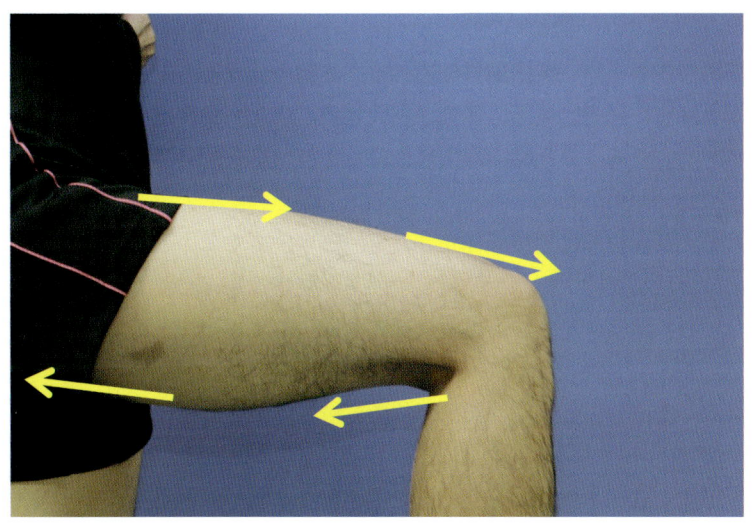

図 4-3 股関節と膝関節を同時に屈曲する際の皮膚の移動
股関節では鼠径部，膝関節では膝窩部で「皮膚が余る」ため，大腿部および下腿部では同じ方向に皮膚が移動する．

上記のことは体幹でも同様である。例えば、立位で体幹を前屈すると体幹前面の皮膚は上（頭）方向へ、体幹後面の皮膚は下（尾）方向へ移動する。股関節屈曲が同時に生じる場合にはこれらも同時に生じる（図 4-4）。皮膚テーピングではこれらの皮膚運動方向を補助する方向に移動させる。例えば、前屈自体を大きくするには、体幹前面皮膚の上方移動、体幹後面皮膚の下方移動、下肢前面皮膚の下方移動、下肢後面皮膚の上方移動を促すことで前屈運動は拡大する。

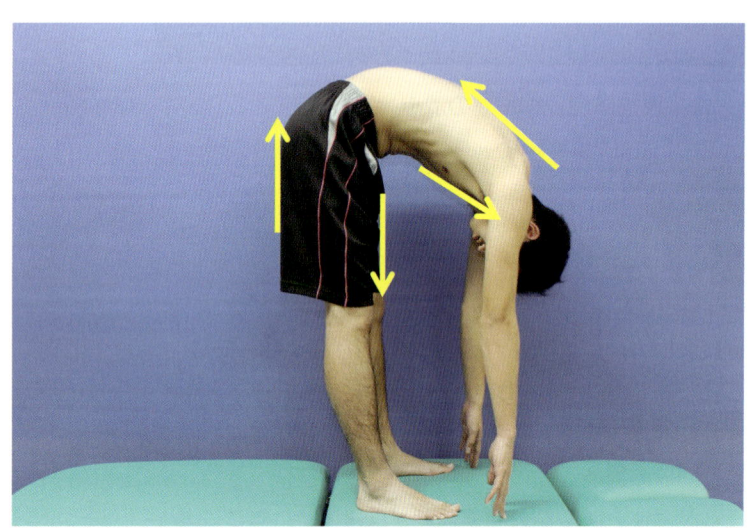

図 4-4　前屈運動時の皮膚の移動

最も皮膚が「余る」のは鼠径部から腹部周辺であるため、同部位から上下に移動する．

(2) 身体表面突出部の誘導の原則

運動中に身体表面に突出部位ができる際、突出部位周辺の皮膚を弛緩させる方向に誘導すると突出が生じやすくなり、結果的にその運動が拡大する。また、骨突出部位周辺の皮膚を伸長させる方向に誘導すると突出が生じにくくなり、結果的にその運動が制限される。

運動に伴い骨などが突出してくる部位では皮膚が伸長される。臨床上、皮膚の長さが不足した部位では骨などの身体表面の突出が生じにくく、逆に皮膚が弛緩した部位では突出が生じやすい。この原則は前述の法則性 2 と関連する。こうしたことから、身体表面の突出が生じる部位の皮膚を弛緩させると突出が生じやすくなり、結果的にその運動が大きくなる。逆に、身体表面の突出部位の皮膚を伸長させると突出が生じにくくなり、結果的にその運動が小さくなる。例えば、図 4-5 のように体幹屈曲時には、脊椎棘突起は皮膚上から触診が容易になる。すなわち、骨が突出してくる。こうした部位では身体内部から皮膚が押され、皮膚は伸長され体幹屈曲の制限因子の一つとなる。このような場合、棘突起部位に対して皮膚を弛緩させるようにテーピングをすると運動が大きくなるのである（図 4-6、図 4-7）。

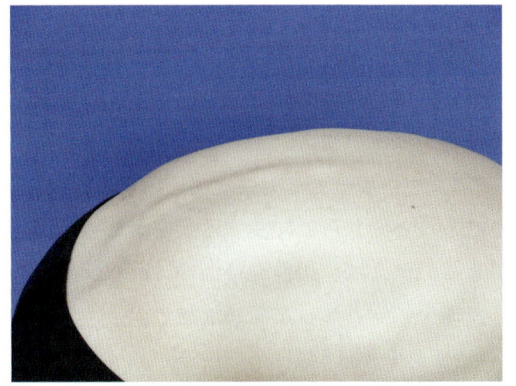

図 4-5 脊椎棘突起による皮膚の突出
屈曲運動時には脊椎棘突起により皮膚の突出が観察される．

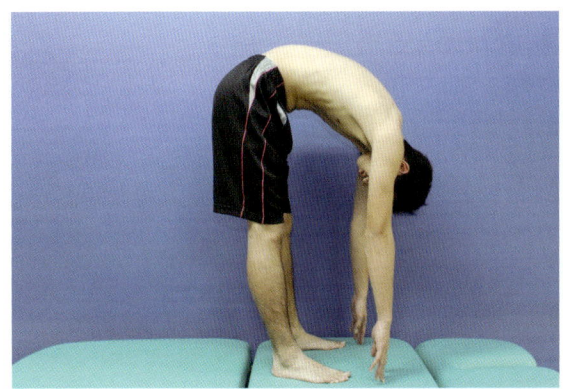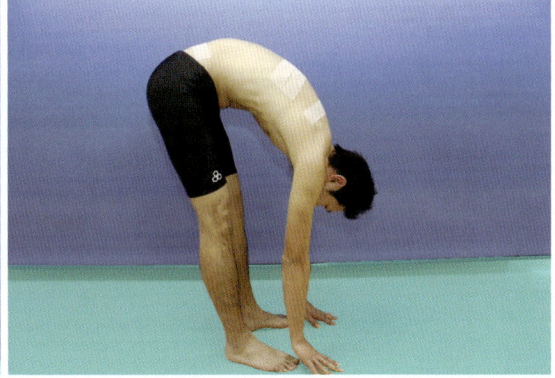

図 4-6 体幹屈曲テーピング
棘突起の突出が少ない部位に対して骨突出が生じやすいようにテーピングをする．

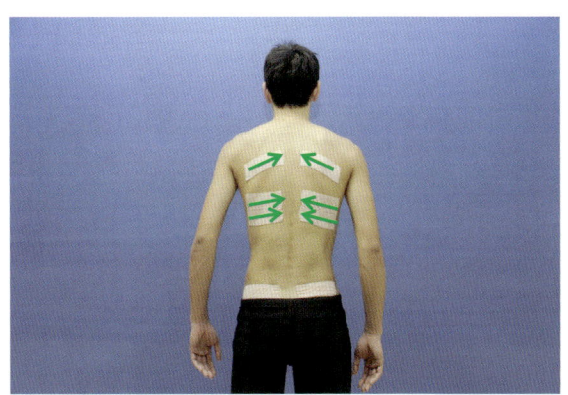

図 4-7 テーピングの方向
背部では，屈曲させたい部位の皮膚を棘突起に向かって貼付する．

皮膚テーピングの理論

今までの筆者の研究では、この突出部に対する考え方は、アウトラインの突出部位だけにとどまらない。例えば、身体を表面の形状から捉えると、頸椎や腰椎は前弯のため前方凸の形状を呈し、膝窩部やアキレス腱部も同様に前方凸の形状を呈する。しかし、頸椎や腰椎部では前屈に伴い後方に突出する。また、膝窩部では膝関節の過伸展によって、アキレス腱では足関節背屈によって後方に突出する。したがって、これらの突出部位では皮膚を弛緩させることでさらに伸長する余裕ができ、突出する方向の運動を大きくすることができる。例えば、頸椎や腰椎では前屈運動の際にはこれらの部位は伸長されるため、皮膚を弛緩させると前屈運動を大きくすることができる。そのため、図4-8の部位はいずれも前屈制限となり得る部位であり、逆に、図4-9の部位は後屈制限となり得る部位である。

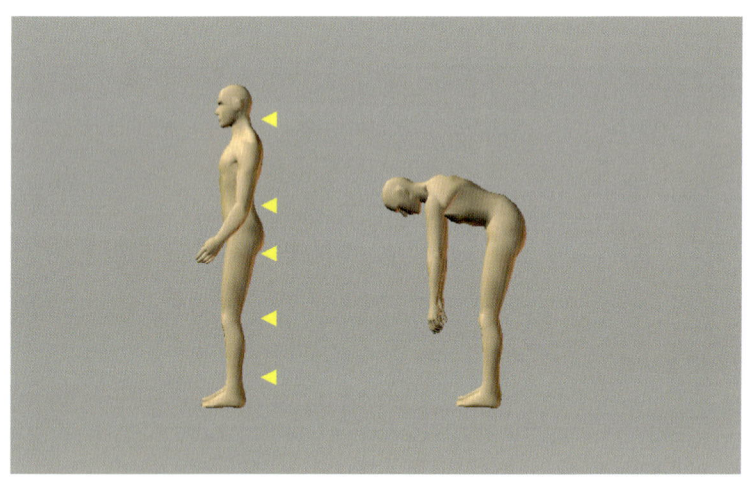

図4-8　前屈制限になり得る部位

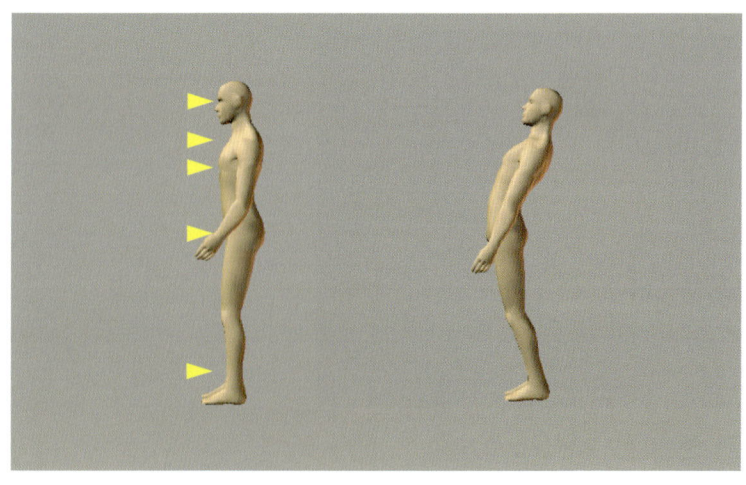

図4-9　後屈制限になり得る部位

また、胸椎後弯が大きい場合、胸椎は後方に突出し体幹背部の皮膚は伸長されている。胸椎がそれ以上に後方に移動しないようにするためには、同部の皮膚を伸長すると良い（図4-10a）。胸椎後弯位では逆に胸椎前面の皮膚すなわち胸骨付近の皮膚は弛緩している。この部位に皮膚の長さを補うことが重要である。つまりこの場合にも、胸椎後面皮膚を伸長させ、胸部前面皮膚を弛緩させることを同時に行う（図4-10b）。高齢者において、このような皮膚テーピングを施行し、さらに脊柱起立筋などの活動が見られれば、後弯が少しずつ改善してくる症例は数多く経験している。

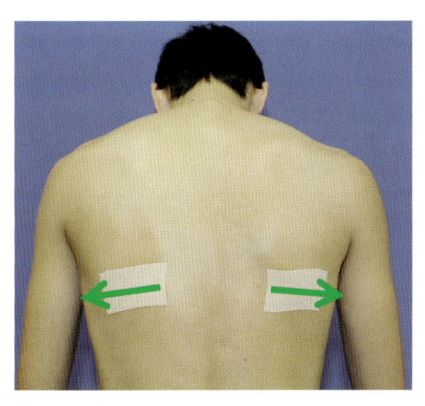 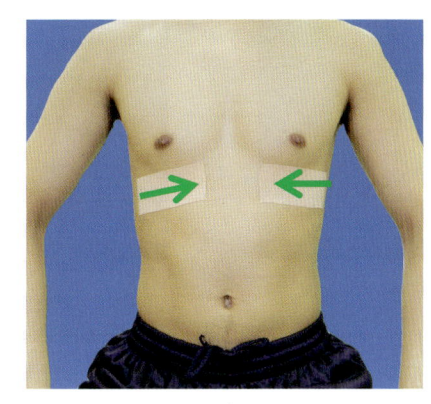

a　　　　　　　　　　　　　　b

図4-10　後弯部位に対するテーピング
a：左右に伸長することでこの部位の皮膚は伸長しにくくなり，屈曲運動が困難となり伸展しやすくなる．
b：胸部前面皮膚を弛緩させると，さらに屈曲運動を制限することができる．

(3) 回旋時緊張線の誘導の原則

　回旋運動では、緊張線の方向に沿って遠位方向へ皮膚を誘導するとその運動は拡大する。また、緊張線の方向に沿って近位方向へ皮膚を誘導するとその運動は制限される。また頭部、体幹では正中線、四肢においては長軸の内外側に位置する皮膚がそれぞれ、前方傾斜、後方傾斜する。皮膚運動をこの方向へ誘導すると回旋運動が拡大し、逆方向へ誘導すると回旋運動が制限される。

　皮膚にはさまざまな緊張線（Skin Tension Line）があると報告されている。安静肢位での緊張線は皮膚をつまむとできる皺の長さを探ることで確認することができる。まず、皮膚を指でつまむように近づけ、次に一度手を離して、その手を少し回転させて、また皮膚をつまみ近づける動作を繰り返す（図4-11）。すると、皮膚をつまむ方向によって、つまんだ際にできる皺の長さが異なることが分かる。その際に、つまみ寄せたときにできる皺が「最も平行に長く走る方向」が緊張線の方向を指す。緊張線を観察するには医療用創傷被覆材を用いると簡単に観察できる（図4-12）。

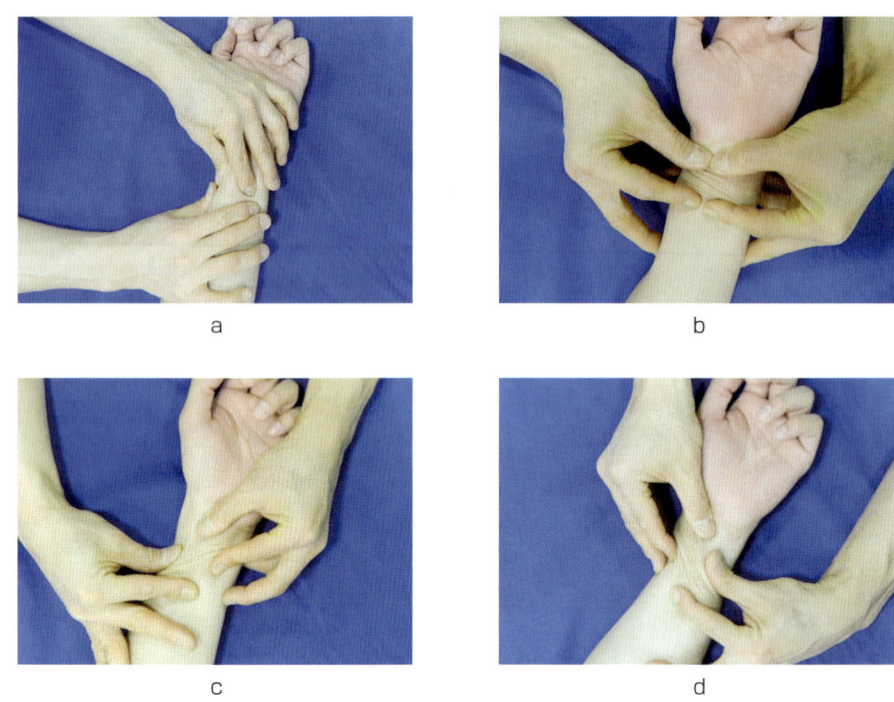

図4-11　緊張線の評価

皮膚をつまむ方向によって，つまんだ際にできる皺の長さが異なることが分かる．
　a：縦につまんでは長い皺はできない．
　b：横につまむと長い皺ができる．
　c：前腕回内位では橈側近位－尺側遠位方向で最も長い皺が平行に生ずる．
　d：前腕回外位では尺側近位－橈側遠位方向で最も長い皺が平行に生ずる．

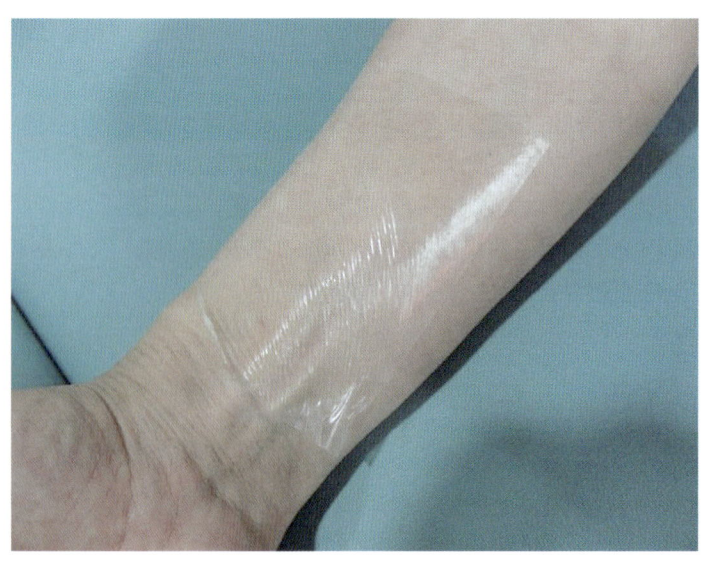

図4-12　緊張線の観察

医療用創傷被覆材を用いると観察が容易である．

図4-13、図4-14は前腕部の緊張線の走行方向である。回外位と回内位の緊張線の方向が全く異なることが分かる。このように、関節肢位が変わると緊張線の方向も変わるということは臨床上重要となる。

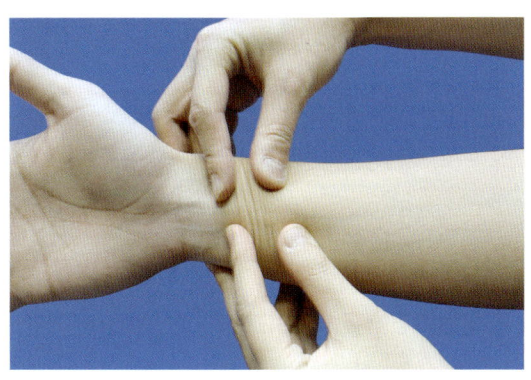

図4-13　前腕回外位での皮膚緊張線

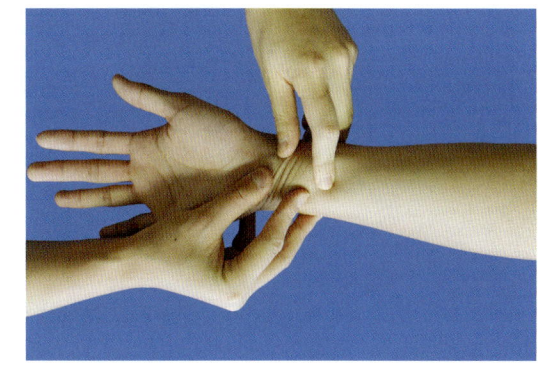

図4-14　前腕回内位での緊張線

　図4-15aは頸椎の回旋に伴う皮膚の緊張線の走行である。このように、部位によっては自動運動で皺が生じる。また、高齢者ではこの緊張線は容易に観察できる。頸椎左回旋時にできる皺は皮溝の集積とすると、この緊張線は左回旋を制限している可能性がある。したがって、この緊張線に沿って皮膚を誘導すると回旋運動が大きくなると考えられる（図4-15b）。そこで、回旋可動域制限の観点から緊張線を検討したところ、この緊張線自体が運動を制限する要素となっていることが分かった。このことから、緊張線全体を誘導することは、回旋運動を大きくあるいは小さくすることができると考えている。筆者は、回旋運動の最終可動域における緊張線（皺）をRSTL（Relaxed Skin Tension Line）に習い、SSTL（Stretched Skin Tension Line）と呼んでいる。回旋における関節可動域拡大の操作には、SSTLを回旋させたい方向と同方向に移動させる。例えば回外させたい場合には、回外位でSSTLを回外方向に移動させれば良い。すなわち、回旋運動では、緊張線の方向に沿って遠位方向へ皮膚を誘導するとその運動は拡大する。具体的な方法は、第Ⅱ部を参照されたい。

皮膚テーピングの理論

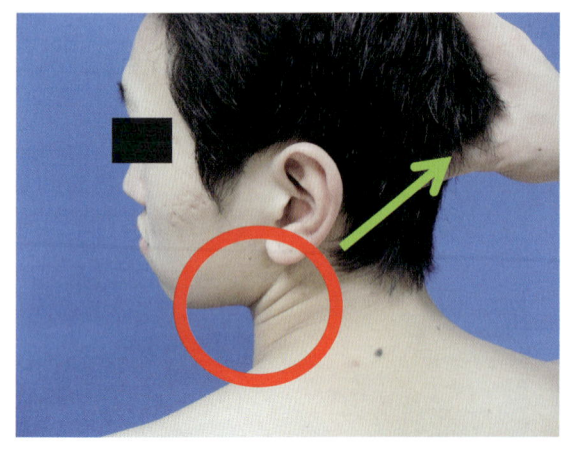 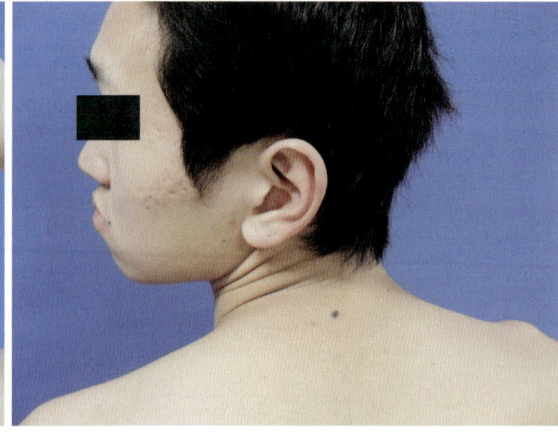

図4-15　回旋時に頸部に皺として形成される緊張線（SSTL）
　　　　a：緊張線の方向に頭皮を誘導する.
　　　　b：頭皮誘導後には可動域が拡大する.

　また、頭部、体幹における回旋運動では一側の皮膚の前方傾斜と反対側の後方傾斜が生じる。例えば、体幹では右回旋の際に、右体幹前面が右上方向へ、左体幹前面は右下方向へそれぞれ皮膚が移動する。また、右体幹後面が左下方向へ、左体幹後面は左上方向へ移動する（図4-16）。この場合、右側から見ると後方傾斜、左側の前方傾斜が生じている（図4-17）。筆者は、これを便宜上、皮膚の「前傾」および「後傾」と呼んでいる。この関係は非常に重要で、回旋可動域に左右差がある場合には皮膚の左右の前後傾にも差が生じている。骨の回旋運動とは別に皮膚の動かないレベルを触察しながら探っていく必要がある。このように身体正中線より右側と左側での前後傾の組み合わせがみられる。そのため、体幹右側の後傾と左側の前傾を同じ高位で操作すると、その部位の右回旋運動が大きくなる。この皮膚の可動性が少ない部位に対して操作を行うことで、体幹や頭頸部回旋全体が拡大する。

　上記のことは四肢においても同様であり、肢節を回旋させる方向へ誘導する際に用いる。関節そのものを回旋させる操作を行いたい場合には、隣接する肢節の相対的運動を誘導する。例えば膝関節を外旋させる場合には、大腿部を内旋させる操作及び下腿部を外旋させる操作を同時に行うことで達成できる。

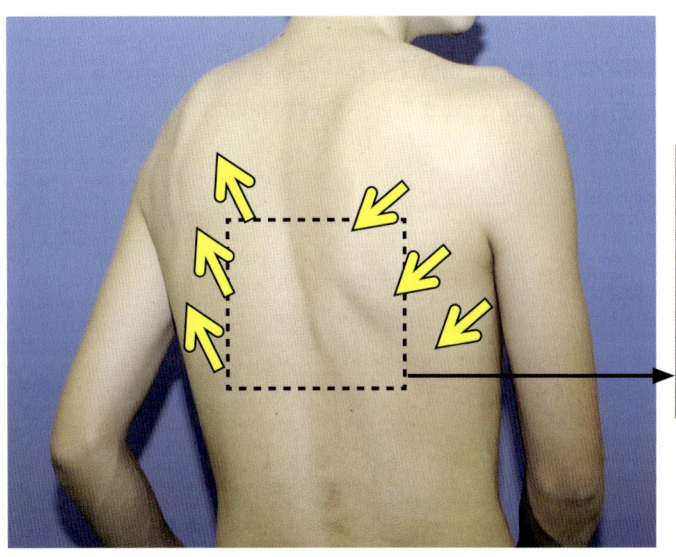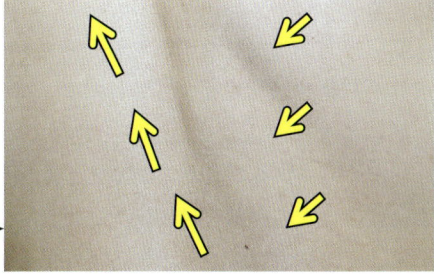

回旋時に生じる緊張線（SSTL）

図 4-16 体幹右回旋時の皮膚の動き

右回旋時, 右体幹後面が左下方向へ, 左体幹後面は左上方向へそれぞれ皮膚が移動する.

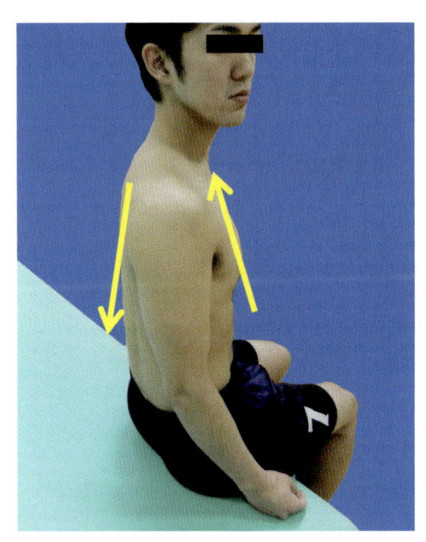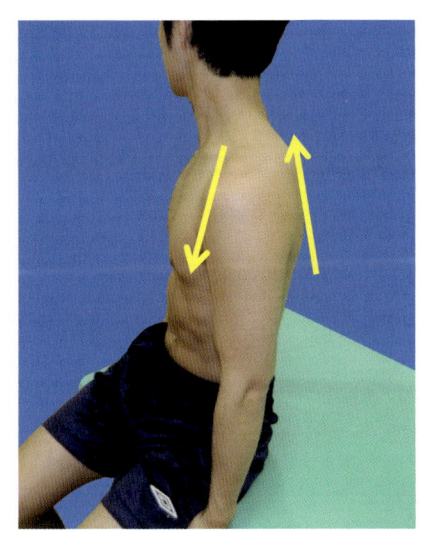

a　　　　　　　　　　　　　　b

図 4-17 体幹回旋時の皮膚の前傾後傾

a：右側から見ると皮膚の後方傾斜が生じている.
b：左側から見ると皮膚の前方傾斜が生じている.

皮膚テーピングの理論

(4) 筋の促通と抑制の原則

筋が収縮する際、その筋の停止部から起始部方向に皮膚を誘導すると筋の収縮を促通する。また、その筋の起始部から停止部方向に皮膚を誘導すると筋の収縮を抑制する。

筋収縮方向に皮膚を誘導すると筋力が発揮しやすい。このことについて、筋が停止部から起始部へ収縮する場合について述べる。

筋の停止部が起始部に近づく運動では、筋収縮が生じる部位の皮膚をあらかじめ収縮する方向へ誘導しておくと浅筋膜層で滑走が生じ、収縮時に筋力が発揮しやすい状態になる。超音波画像を確認すると浅筋膜レベルにおける滑走の抵抗が低下するように観察できる。この方法を施行する際には、起始部で皮膚の誘導を止めるために皮膚を弛緩させる必要がある。テープの貼付方向としては、まず停止部上の皮膚を遠位方向に誘導するように短いテープを貼付する。次に筋の走行に沿って停止部から起始部方向に貼付し、また起始部上の皮膚を逆方向に誘導するように短いテープを貼付する（図 4-18）。すなわち、筋がこの範囲内で動きやすくすることがポイントである。停止部では皺にテープが重ならないように留意する（図 4-19）。

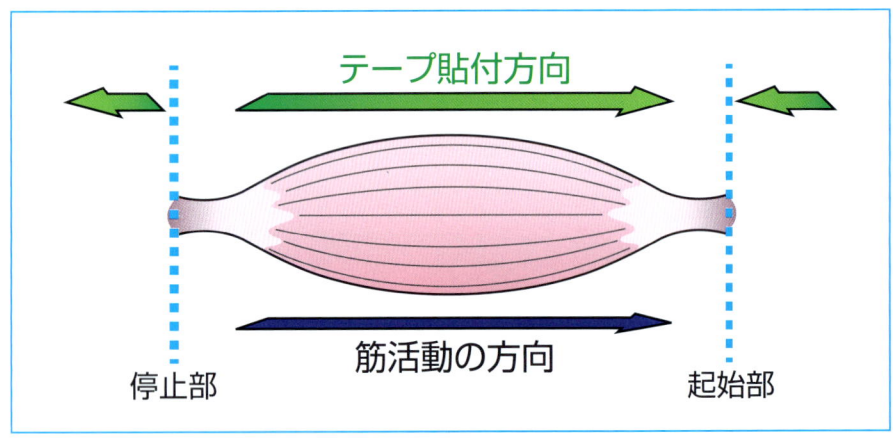

図 4-18 　筋活動促通テーピングのモデル
紫矢印：筋活動の方向
緑矢印：テープ貼付方向

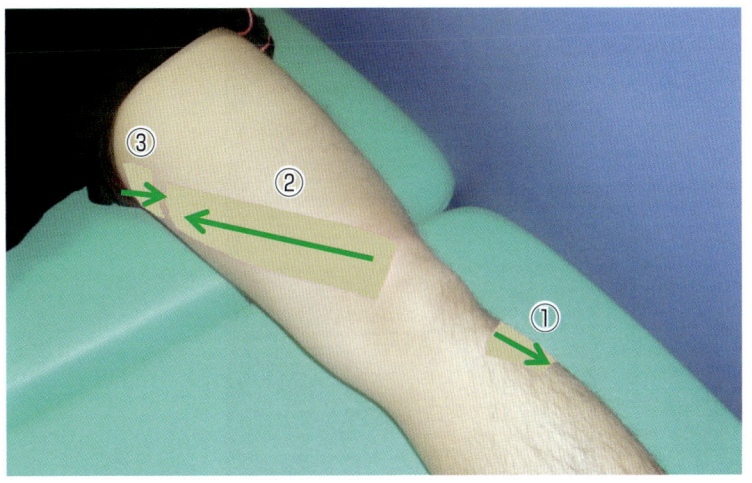

図4-19　筋活動促通テーピングの例（内側広筋）
① 停止部では短いテープを逆方向に貼付．
② 停止部から起始部方向に貼付．
③ 起始部上の皮膚が伸長されるように短いテープを逆方向に貼付．

　逆に、高い筋緊張部位を弛緩させるためには、起始部から停止部方向へテープを貼付し、起始部上の皮膚を伸長させるように行う。また、停止部上の皮膚は弛緩させる（図4-20、図4-21）。

　起始部、停止部と表現したが、実際には筋活動方向を重要視し、どちらが近づく側になるかによってテーピング方向を変化させる。

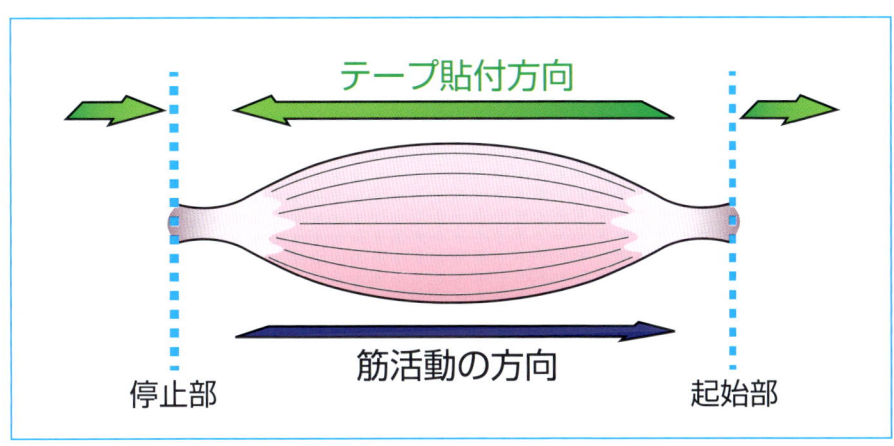

図4-20　筋活動抑制テーピングのモデル
紫矢印：筋活動の方向
緑矢印：テープ貼付方向

皮膚テーピングの理論

23

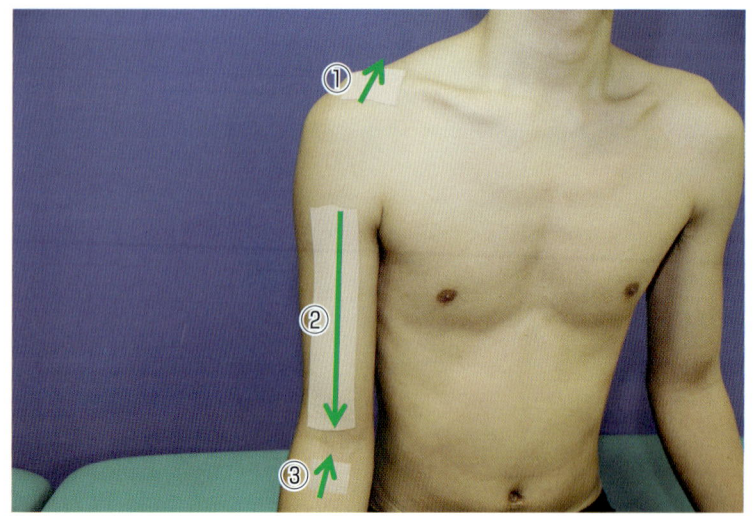

図4-21 筋活動抑制テーピングの例（上腕二頭筋筋）
① 起始部では短いテープを逆方向に貼付．
② 起始部から停止部方向に貼付．
③ 停止部上の皮膚が弛緩するように短いテープを逆方向に貼付．

　上記の原則はそれぞれが関係し合っている。そもそも関節運動ひとつを取り上げても、矢状面、前額面、水平面それぞれ混在して運動は生じ、厳密に言えば一平面で起こる運動はない。そのため、皺を考慮しつつ、身体表面部位や緊張線を同時に評価することが重要である。皮膚テーピングではこれらの原則を踏まえ、目的に沿って施行する。

5. 皮膚テーピングの目的

　皮膚テーピングの目的は、関節可動域の拡大および制限、筋活動の促通および抑制、姿勢制御、歩行などの動作制御、関節安定化、疼痛緩和などである（表3）。以下に、これらの目的について、簡潔に説明する。

表3　皮膚テーピングの目的

(1) 関節可動域の拡大および制限
(2) 筋活動の促通および抑制
(3) 姿勢制御
(4) 歩行などの動作制御
(5) 関節の安定化
(6) 疼痛緩和

(1) 関節可動域の拡大および制限

　通常のテーピングでは関節可動域を拡大することは目的に含まれないことが多いが、本テーピングでは第一の目的となる。方法の詳細は後述するが、皮膚テーピングや皮膚の誘導によって可動域を拡大させたり制限させたりすることができれば、臨床の幅は大きく広がる。後述する目的の姿勢制御や動作制御にも、この技術を応用することができる。詳細は、46ページからの「第Ⅱ部 1章 関節可動域拡大テーピング」を参照されたい。

(2) 筋活動の促通および抑制

　前述の様に、筋収縮方向および収縮の逆方向に皮膚を誘導することで筋活動を促通したり、抑制したりすることができる。この目的の皮膚テーピングは筋力強化エクササイズを効果的なものにしたり、動作パフォーマンス向上に利用したりすることもできる。また、後述する目的の姿勢制御や動作制御にもこの技術を応用することができる。詳細は、120ページからの「第Ⅱ部 2章 筋活動促通テーピング」を参照されたい。

(3) 姿勢制御

　これまでに説明してきた本テーピングの技術を応用して、骨盤、腰椎、胸椎、頸椎、頭位などの肢位を様々な方向に誘導することによって、姿勢制御を行うことができる。詳細は、134ページからの「第Ⅱ部 3章 姿勢制御のテーピング」を参照されたい。

(4) 歩行などの動作制御

　動作分析における様々な評価ポイントは、動作制御のポイントになり得る。こうした動作制御のポイントは、身体各関節の肢位や筋活動の視点から捉えられ、本テーピングの技術を応用することができる。本書では、身体動作のうち、臨床で最も多く関わる歩行制御について説明する。特に、骨盤、股関節、足部を皮膚テーピングによって誘導し、歩行制御をする方法について述べる。詳細は、152 ページからの「第Ⅱ部 4 章 歩行制御のテーピング」を参照されたい。

(5) 関節の安定化

　運動時に生じる皺を利用し、当該関節の運動を制限させたり、拡大させたりすることで、関節を安定化させることができる。以下に、足関節内返し捻挫を例に挙げて説明する。

　内返し（回外）捻挫では前距腓靱帯の損傷割合が最も多い。そのため、前距腓靱帯が最も弛緩する回内位（外反位）に誘導する。この肢位では足部外側に皺が形成される。そのため、この皺を広げるように図 5-1 の方向にテープを貼付する。この方法が足部外側における回内可動域の拡大である。同時に足部内側で回外時に形成される皺を観察し、この皺を大きくするように皺に向かう方向へテープを貼付する（図 5-2）。このテープは回外可動域を制限する、すなわち回内方向への運動を大きくすることにつながる。軽度の内返し捻挫では、このテーピングだけでも十分効果があると筆者は考えている。

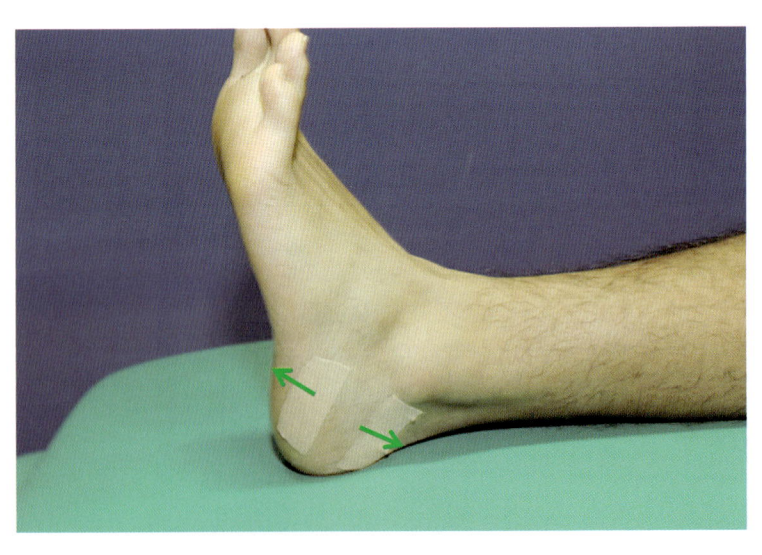

図 5-1　後足部回内テープ
回内時に形成される皺を広げるように後足外側に貼付する．

また例えば、股関節外転運動時に、股関節が外転することよりも先に体幹側屈運動が生じることは多い（図5-3）。足部に抵抗をかけて筋力を発揮させようとすればするほどこの傾向は強くなる。腹斜筋外側線維や腰方形筋が骨盤挙上に作用し、股関節で生じるべき運動を体幹で代償しているのである。この時、皺は股関節付近ではなく体幹に生じる。そのため、股関節外転運動を安定して生じさせるためには体幹部に形成される皺に対して上下から皮膚を誘導して皺をさらに大きくする。このことで股関節運動が安定する。

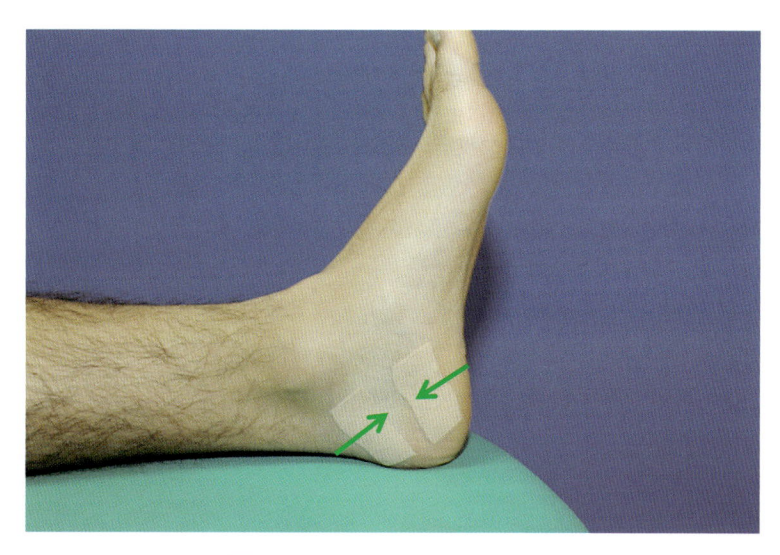

図5-2　後足部回内テープ
回外時に形成される皺を大きくするように後足内側に貼付する．

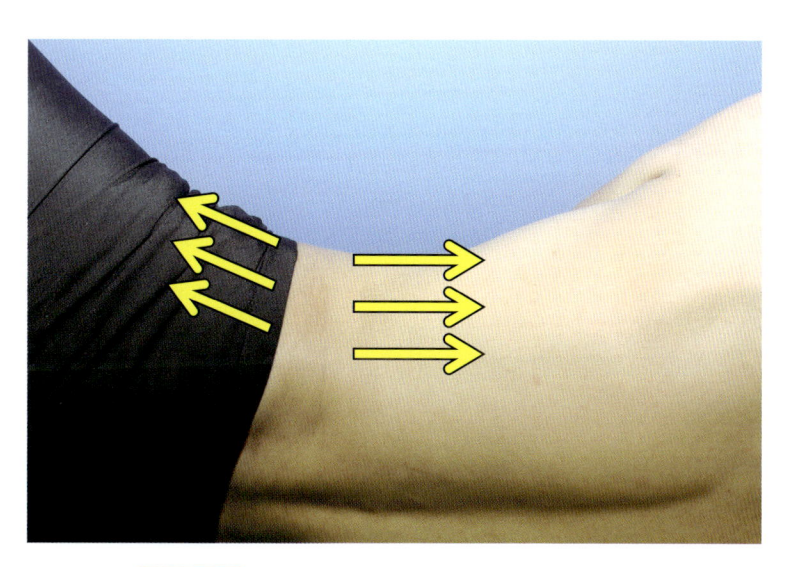

図5-3　股関節外転時に体幹側部による皺
抵抗をかければこの皺の形成はより早くなる．

(6) 疼痛緩和

　特に、整形外科領域においては疼痛を除去および緩和させることは、最大の目標の一つである。我々は疼痛の発生原因を多角的な視点から捉え、その原因を解決するための方法を常に模索しなければならない。皮膚テーピングによって上記までの目的を達成することができれば、この疼痛に対しても大きな効果を発揮することができる。

　例えば、可動域の拡大や制限、筋活動の促通と抑制などを変化させることができれば、局所の偏った使い方や関節のインバランスを変えることができる。また、姿勢や動作を変化させることができれば、力学的なメカニカルストレスを変えることができる。

　上記の目的を念頭に置き、実際に皮膚テーピングや皮膚の徒手誘導を臨床で利用して頂きたい。そうすることで、様々な臨床場面で幅広く応用できることが理解できるはずである。例えば、関節可動域の拡大に皮膚テーピングを利用するとき、これにより可動域の改善が得られるだけでなく、疼痛や動作が変化することをよく経験する。こうした場合、その関節における同方向の可動域を拡大させる運動療法や身体操作が疼痛や動作の改善につながることを示唆する。すなわち、皮膚テーピングや皮膚の誘導は、それ自体が治療となり、さらに運動療法や身体操作などを展開させる評価としても応用することができるのである。

6. 皮膚テーピングの施行方法

皮膚テーピングの目的について前述したが、この目的のうち、「姿勢制御」「動作制御」「関節の安定化」「疼痛緩和」については、「関節可動域の拡大および制限」のテーピングと「筋活動の促通および抑制」のテーピングを組み合わせて応用することで臨床的効果が得られる。このため、この2つのテーピングの施行技術が上達すれば、皮膚テーピングを6つの目的に応用することが可能となる。

この項では「関節可動域の拡大および制限」のテーピングと「筋活動の促通および抑制」のテーピングの施行方法に関する技術的な配慮について説明しておきたい。

(1) テープの貼付前に配慮すべき事項

テーピングを効果的に施行するために、テープを貼付する前に配慮することがある。特に、「テープの方向」「開始肢位」「テープの幅と長さ」は重要な要素となる。

① テープの方向

実際にテープを貼付する方向は皮膚を誘導する方向となるため重要である。前述したが緊張線は関節の肢位によってその方向が変わるため、テープの方向もこのことを配慮する必要がある。

「関節可動域の拡大および抑制」のテーピングを施行する場合、例えば拡大させる運動の最終可動域で表出する皺や緊張線の方向およびそれに垂直な方向はテープの方向の基本となる。

また、「筋活動の促通および抑制」のテーピングでは、筋の起始と停止を結んだ線がテープの方向の基本となる。

② 開始肢位

皮膚テーピングに限らずテーピングを施行する際には、どの肢位で施行するのかが重要となる。特に、皮膚テーピングでは関節肢位によって皮膚の状態が異なるため、配慮が必要となる。例えば、肩関節の挙上位と下制位とでは皮膚の位置が異なり、どちらの肢位でテーピングを施行するのかは大きな違いがある。

「関節可動域の拡大および抑制」のテーピングでは、可動域拡大を目的とする場合も、可動域制限を目的とする場合も、皮膚が伸長した状態を開始肢位とする。

「筋活動の促通および抑制」のテーピングでは、促通を目的とした場合も、抑制を目的とした場合も、該当する筋が伸長されている肢位でテーピングを貼付することが望ましい。促通では筋の移動方向へ、抑制を目的とする場合は筋の移動方向と逆方向へ移動させることが重要である。

③ テープの幅と長さ

皮膚テーピングを効果的に施行するために、テープの幅と長さにも配慮する。筆者は、実際に施行する際のテープの幅と長さを以下の方法によって決めている。

誘導すべき皮膚の幅にテープ幅を調整することは重要である。したがって上肢より下肢、下肢よりも体幹部へのテープの幅が太くなる。しかしながら、肩関節屈曲時に見られる皺のように皺全体が角度を持っているような際は、誘導する部分に合わせて、細いテープを組み合わせて結果的に幅を確保する方法が効果的である。また、テープ幅が太すぎると、目的運動以外の運動を制限することもあるため、必要以上に太いテープを使うことは避ける。実際は、市販の25mm、50mm幅の2種類のテープを用いることで十分対応可能である。

また、テープの長さは誘導すべき皮膚の範囲によって決定する。他の関節運動を考慮して、長いテープを使用することもあるが、基本的には肢節の長さの半分以下とした方が良い。これは目的関節の運動に効果的であっても、隣接関節への影響を及ぼさないようにするためである。

(2) テープの貼付方法

ある一定の方向へ皮膚運動を誘導するためには、皮膚とテープの間に生じる剪断力の方向が重要である。そのため、図6-1のように一方を貼付した後に他方の端を貼付し、間を粘着させるような方法では良くない。あくまでも皮膚に方向を呈示するような貼付方法が良い。そのためには、まずテープの端から貼付することが重要である。次に、貼付面となる皮膚に誘導する方向を与えたまま、少しずつテープを貼付するようにするのが良い（図6-2）。また、貼付したテープを張り直すとテープに履歴が残る上、粘着や張力が低下し効果が減少することが多く、薦められない。

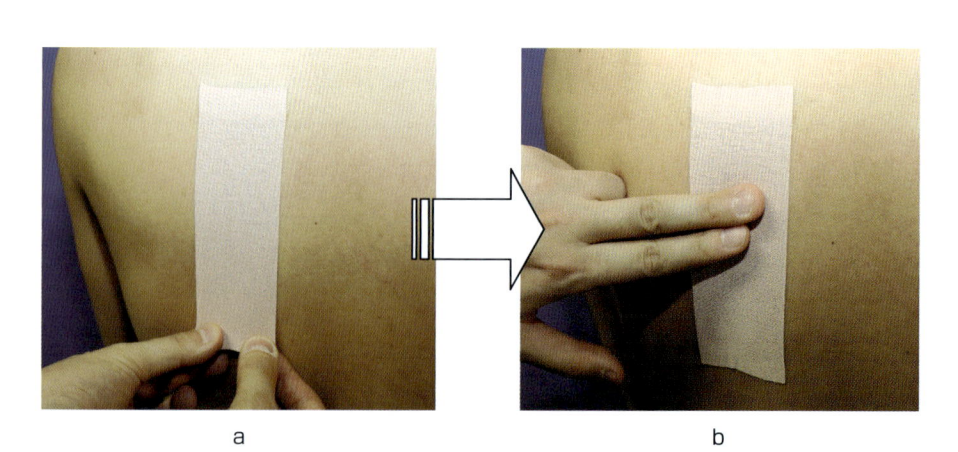

図6-1 テーピング方法の悪い例
a：テープ端を貼付した後，反対側に引っ張る．
b：aのように貼付した後，中ほどを貼付するやり方．

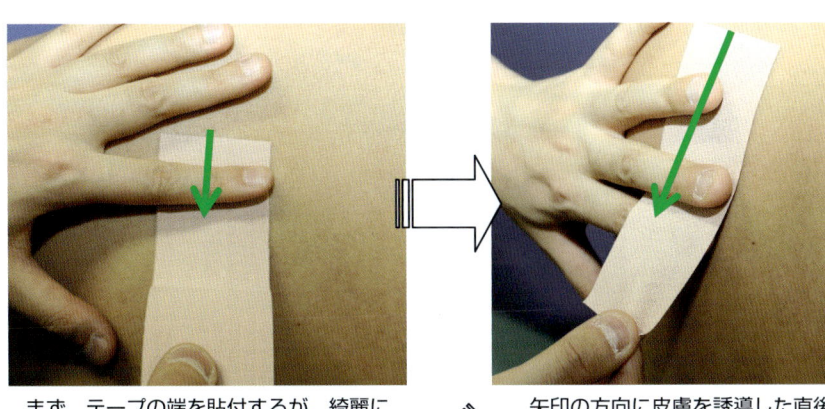

まず，テープの端を貼付するが，綺麗に先端から貼付できないと誘導する方向と逆になるため特に注意する．

矢印の方向に皮膚を誘導した直後にテープを貼付するように行う．

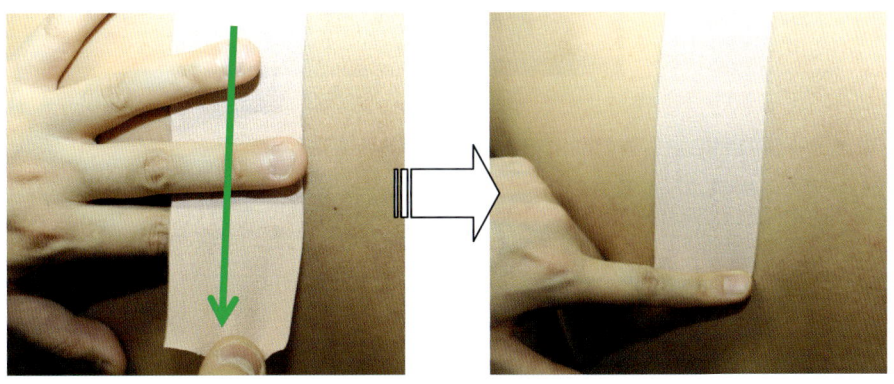

皮膚を誘導しながら徐々にテープを貼付していく．

テープの最後の部分が剥がれないように貼付する．

図6-2 皮膚テーピングの適切な貼付方法

上記に加え、テープを効果的に貼付する方法は、皮膚が適度に伸長された肢位で行うこと、そしてテープに軽く張力を加えて行うことである。特に、張力については決して強く加えないことに注意する。臨床的観点からテープの長さが1.2倍程度になる弱い張力が最も効果的であると筆者は考えている。

また、テーピングを施行する際に、皮膚とテープの間に生じる剪断力をさらに増強するにはテーピングの方向と同じ方向に皮膚に機械的刺激を与える（図6-3）。手掌でテープと同方向に皮膚に刺激を数回から数十回与える。この際に重要なことは、皮膚を上から圧迫するような直角方向の圧を与えると逆効果になることが多く、できるだけ軽微な圧で行う。この方法だと皮膚には剪断方向だけの力や刺激が与えられる。

皮膚テーピングの理論

皮膚テーピングの理論

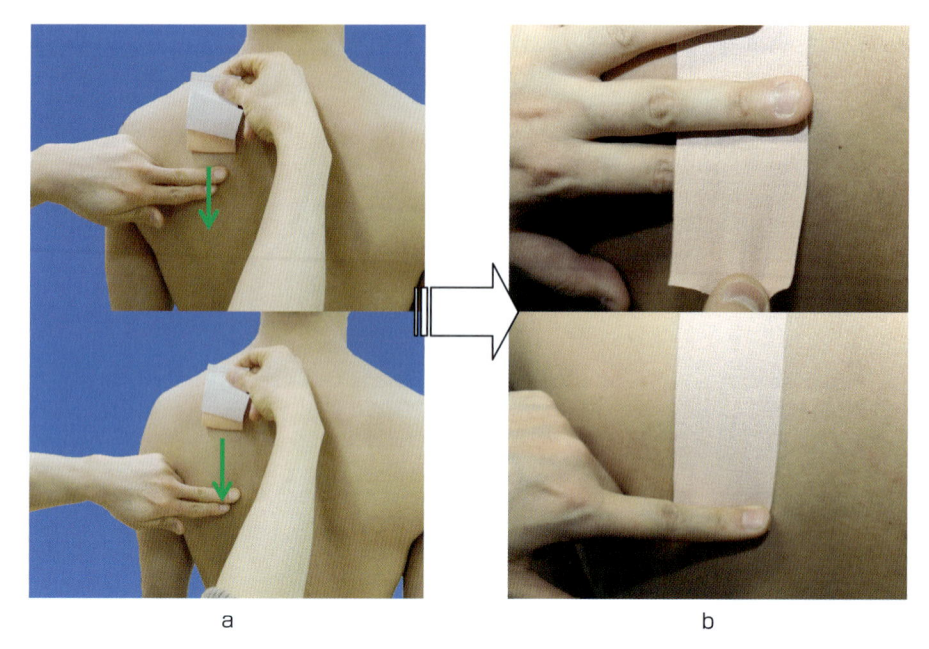

図 6-3 皮膚とテープの間に生じる剪断力をさらに増強する方法

a：テーピングの方向と同じ方向に皮膚に機械的刺激を与える．テープと同方向に皮膚に刺激を数回から数十回与える．この際に，重要なことは皮膚に直角方向の圧を与えると逆効果になることが多く，非常に軽微な圧で行う．
b：刺激後にテープを貼付する．

(3) 実際の施行方法

① 関節可動域の拡大および制限

(a) 皺を操作する際の貼付方法

　関節可動域を拡大させることが目的の場合、皺を広げる皮膚誘導は有効な方法である。以下に、肩関節を例に皺を操作するテーピングの貼付方法を例示する。

　例えば屈曲を拡大させる場合、屈曲の最終可動域で表出する皺を確認する。この皺に対して直角方向がテーピング方向となる（図6-4）。次に、皺から少し離れた位置に、テープの端を貼付する（図6-5）。その後、肩関節上部の皮膚は下垂で伸長されるため、下垂位を開始肢位とする。この肢位で皺が最も伸長される方向に誘導しながらテープの逆端を貼付する（図6-6、図6-7）。

　逆に、関節可動域を制限したい場合には、皺がさらに大きくなるようにテープを貼付すれば良い。この場合、最終可動域で皮膚が弛緩した状態にするために、皺が大きくなる方向に皮膚を誘導しながらテープを貼付する。

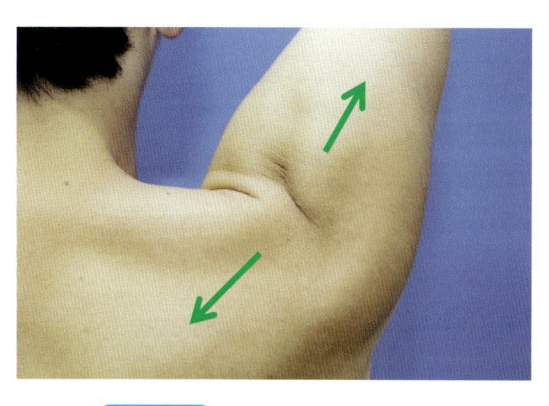

図 6-4 肩関節挙上時の皺
拡大させる運動の最終可動域で表出する皺や緊張線の直角方向がテープの方向の一つとなる．
緑矢印は肩関節屈曲可動域を拡大させる際のテープの方向である．

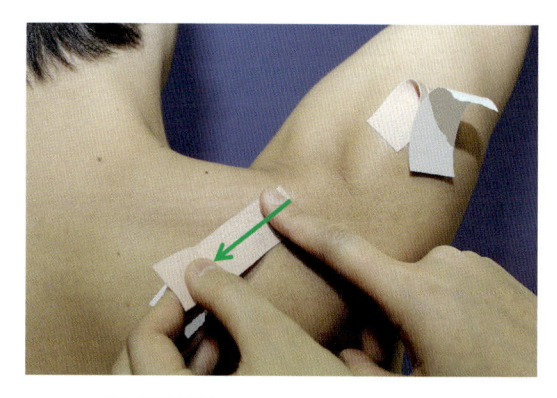

図 6-5 テープの貼付方法
皺を確認してテープの端を貼付する．

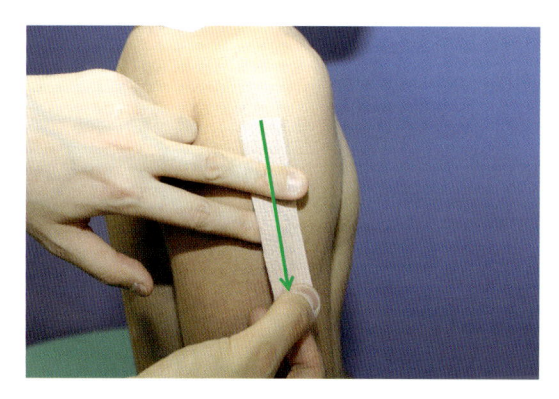

図 6-6 テープの貼付方法
下垂位で皺が伸長される方向に皮膚を誘導する．

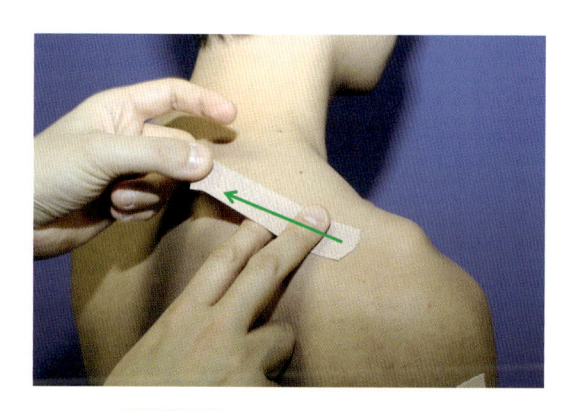

図 6-7 テープの貼付方法
反対側を貼付する．皺が伸長される方向に皮膚を誘導する．

(b) 身体表面突出部を操作する際の貼付方法

　身体表面突出部を操作する場合は、突出部位の皮膚を伸長もしくは弛緩させるようにテープを貼付する。本テープで可動域を拡大させたいときは、突出部への方向がテープの方向となる（図 6-8）。また、開始肢位は突出部周辺の皮膚が伸長された肢位となる。

皮膚テーピングの理論

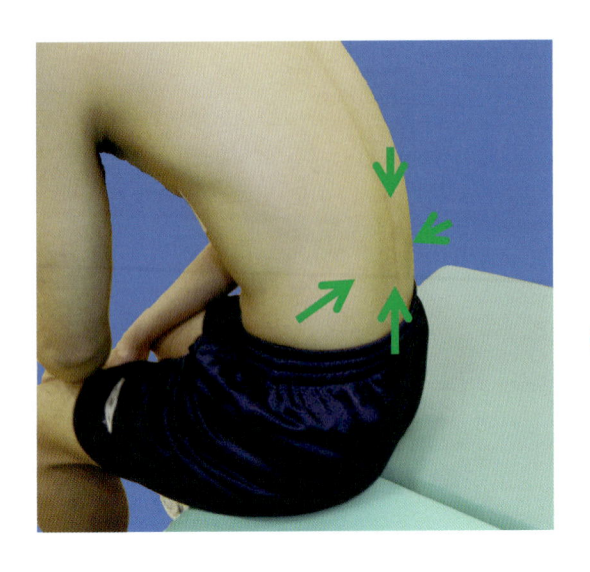

図 6-8　突出部を操作して可動域を拡大させる際のテープの方向

腰椎屈曲の可動域を拡大させたい場合，まずは拡大させたい腰椎の棘突起を選択する．写真では上部腰椎の屈曲が少ないため，この部位の棘突起周辺の皮膚を弛緩する方向へ誘導する．

例えば、腰椎屈曲の可動域を拡大させたい場合、まずは拡大させたい腰椎の棘突起を選択する。次いで、腰椎を軽度屈曲位にし、この部位周辺の皮膚を伸長させ、この肢位を開始肢位とする。この肢位で棘突起周辺の皮膚を弛緩する方向へ誘導しながらテープを貼付する。（図 6-9）。

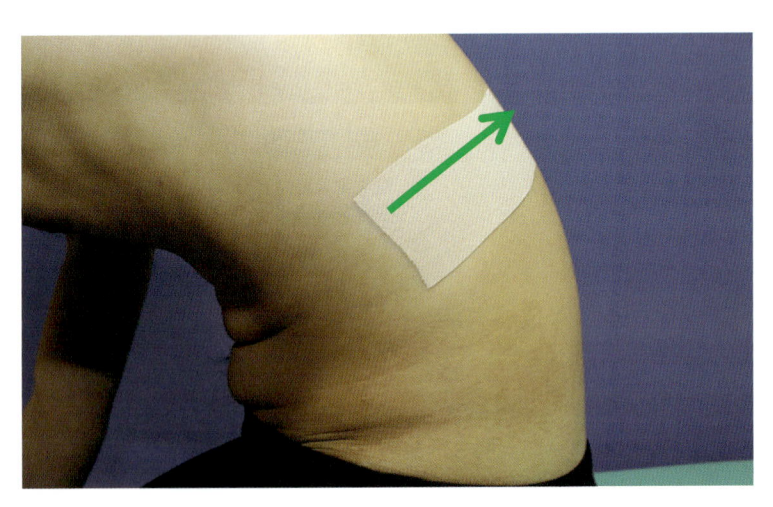

図 6-9　腰椎屈曲拡大のためのテーピング
該当する棘突起上の皮膚を弛緩する方向にテーピングを行う．

34

逆に、腰椎屈曲の可動域を制限させたい場合、棘突起周辺の皮膚を伸長する方向へ誘導しながらテープを貼付する（図6-10）。

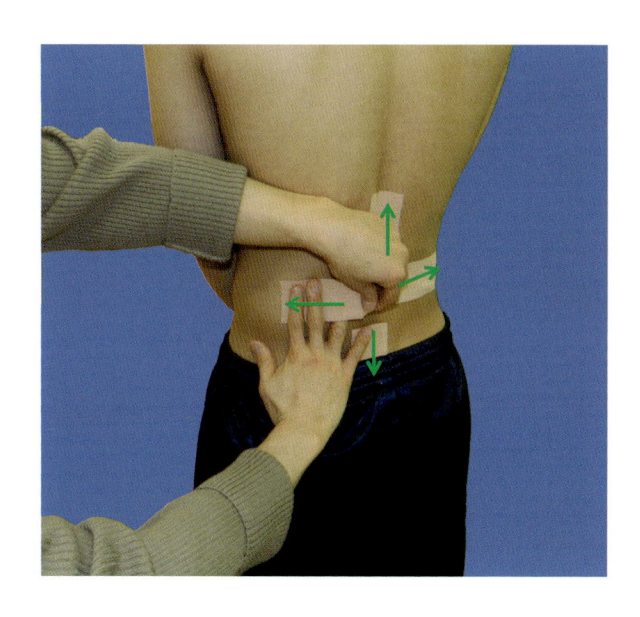

図6-10 腰椎屈曲制限のためのテーピング

腰椎屈曲の可動域を制限させたい場合、棘突起周辺の皮膚を伸長する方向へ誘導しながらテープを貼付する．

（c）回旋に伴う緊張線を操作する際の貼付方法

　回旋時のテープでは、緊張線（SSTL）と平行方向に皮膚を操作するためテープ幅を適切に選択することが必要である。細い幅で少しずつ皮膚を誘導すると効果的である。また、テープ幅が緊張している皮膚よりも太くない範囲から始め、徐々に幅を加えながら緊張線の状態を評価し貼付する。このテープは前述したように、回旋方向へ行うが緊張線に沿うため螺旋状になることが多い。

　例えば、体幹右回旋を拡大したい場合、まずは体幹右回旋し、このときに表出する緊張線（SSTL）を確認する。この肢位を開始肢位とし、表出した緊張線の方向に沿って遠位方向（運動方向）へ皮膚を誘導するようにテープを貼付する（図6-11）。

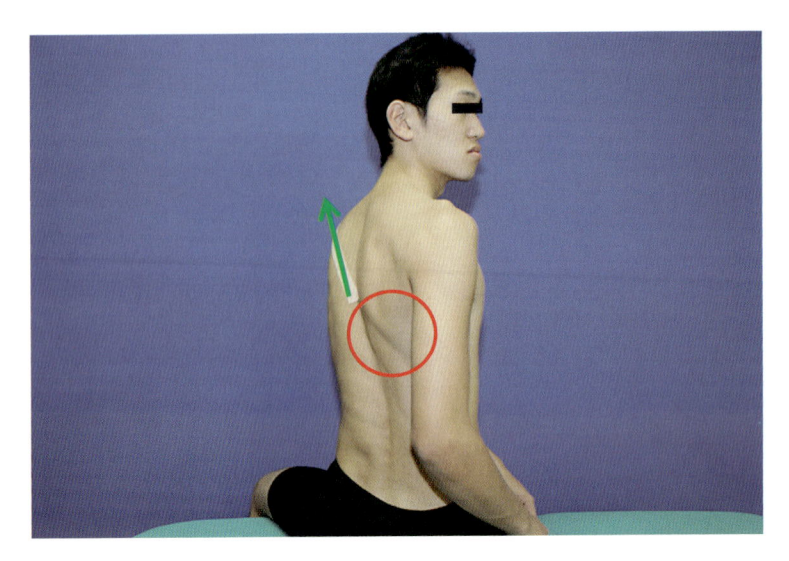

図 6-11 緊張線を用いたテーピング
図の円の中に見える緊張線を操作している．

　また前述のように、頭部、体幹では正中線、四肢においては長軸の内外側に位置する皮膚がそれぞれ、前方傾斜、後方傾斜する。この前傾もしくは後傾方向の皮膚運動を誘導する方向へのテーピングも回旋運動を拡大する重要な方法である。逆方向へ誘導すると回旋運動が制限される。

　例えば、大腿部を図 6-12 のように前面と後面を正中線で二分し、外側部と内側部に分ける。大腿部を外旋させたい場合、この外側部を後傾させ、内側部を前傾させるように皮膚を誘導する。すなわち、大腿部を前内側、前外側、後内側、後外側と 4 部位に分割し、それぞれを前下方、後上方、前上方、後下方へ誘導する（図 6-13）。

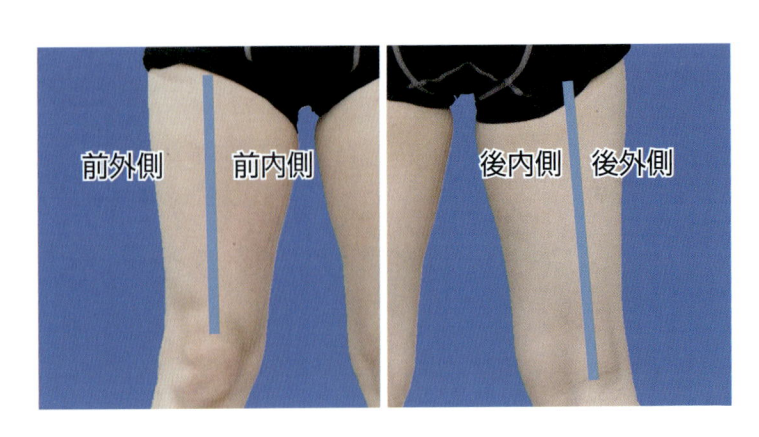

図 6-12 大腿部の皮膚の見方

前面と後面で，正中線で二分し，外側部と内側部に分ける．内外側と合わせて，4 つに分類してテーピングを行う．

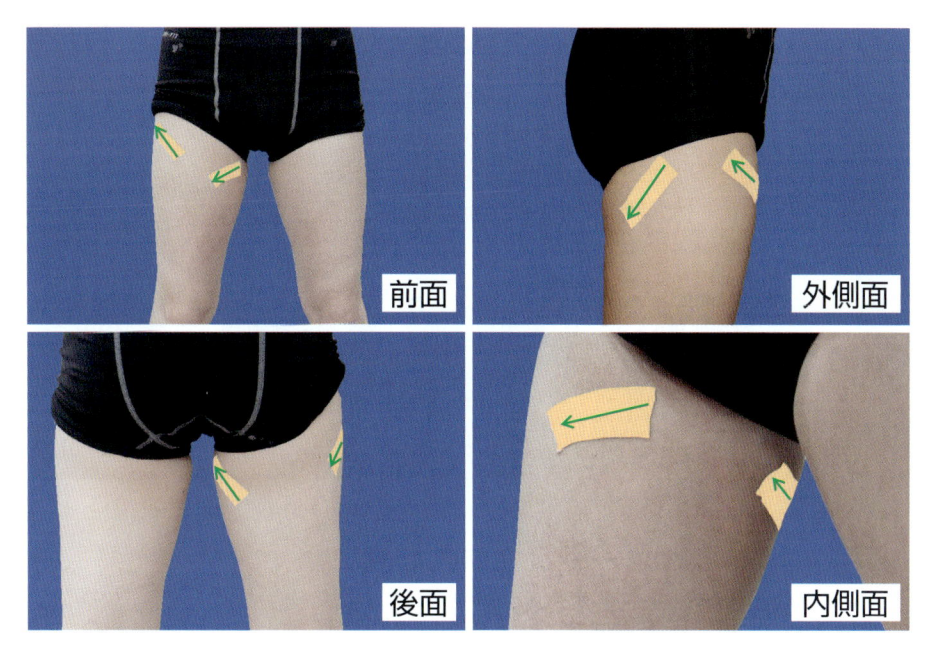

図 6-13　大腿外旋テーピングの施行方法（前後傾方向への施行）
　　　　　左上：前面　右上：外側面　左下：後面　右下：内側面
大腿外側部を後傾させ，内側部を前傾させる．
また，骨盤回旋テーピングを左回旋に施行すると，右股関節外旋はさらに拡大する．
骨盤回旋テーピングを右回旋にすれば，右股関節は固定される．

② 筋活動の促通および抑制

　筋活動を促通するテープでは、筋の停止部から起始部の方向に皮膚を誘導する。以下に、上腕二頭筋を例に筋活動促通のテーピングの貼付方法を例示する。

　上肢を下垂位にし、この肢位を開始肢位とする。まず、停止部にあたる橈骨粗面上の皮膚を遠位方向へ伸長させるように短いテープを貼付する（図 6-14a）。次に、停止部から少し離れた位置に、長いテープの端を貼付する（図 6-14b）。その後、皮膚を起始部方向へ誘導しながら、テープの逆端を貼付していく。最後に、起始部では皮膚の誘導を止めるために、起始部にあたる関節上結節付近の皮膚を弛緩させるように短いテープを逆方向に貼付する（図 6-14c、図 6-15）。

皮膚テーピングの理論

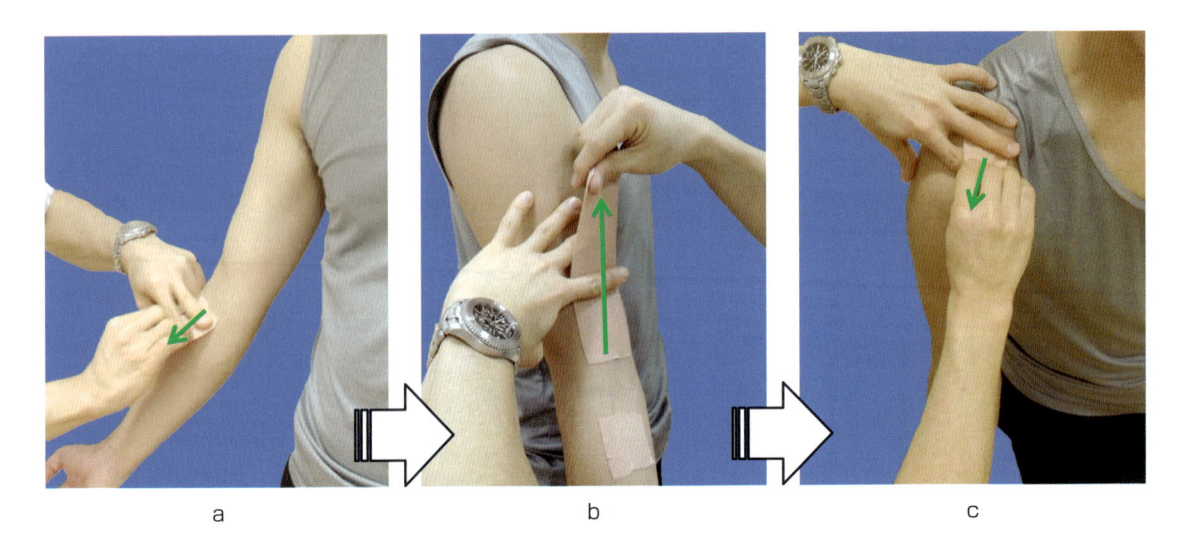

図6-14 筋活動促通テーピングの手順（上腕二頭筋）

a：停止部遠位に短いテープの端を貼付し，皮膚を停止部から離れる方向に誘導しながらテープの逆端まで貼付していく．
b：停止部から少し離れた位置に長いテープの端を貼付し，皮膚を起始部方向に誘導しながらテープの逆端まで貼付していく．
c：起始部近位に短いテープの端を貼付し，皮膚を起始部に誘導しながらテープの逆端まで貼付していく．

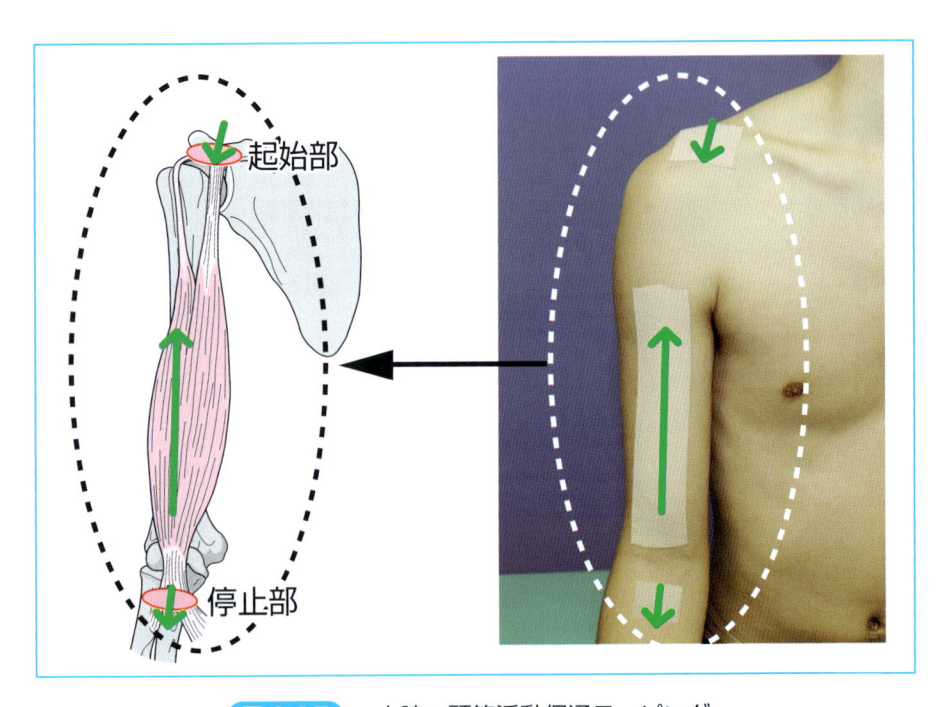

図6-15 上腕二頭筋活動促通テーピング

38

逆に、上腕二頭筋の筋活動を抑制させる場合、筋の移動方向と逆方向へ移動させることが重要である。まず、起始部にあたる関節上結節付近の皮膚を伸長させるように短いテープを貼付する。その後、筋の停止部の方向へ皮膚を誘導する。さらに、停止部にあたる橈骨粗面上の皮膚を弛緩させるように短いテープを逆方向に貼付して皮膚の誘導を止める（図6-16）。

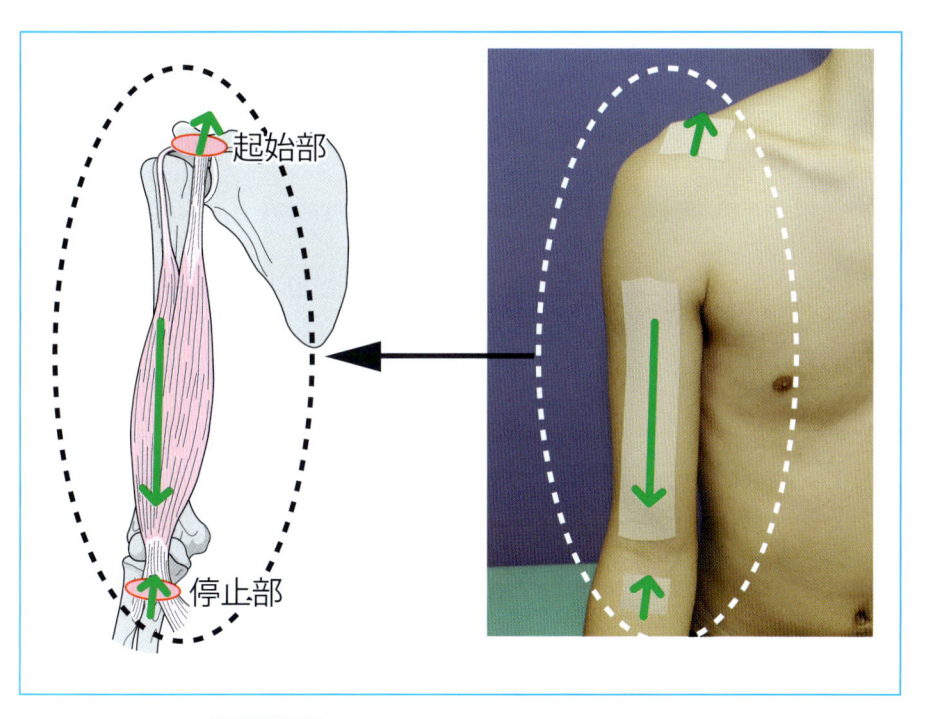

図6-16　上腕二頭筋活動抑制テーピング

7. テープの種類

　皮膚テーピングでは、運動に伴う皮膚の移動方向を誘導することや骨運動の制御、緊張線操作が多い。このため、使用するテープの種類としては、非伸縮性テープよりも伸縮性テープの方が目的にかなっている。通常、伸縮性テープには方向性があり、伸長させる方向は決まっている。しかし、方向性のないテープもあり、目的により使い分ける必要がある。皮膚への追従性が良いテープの方がより効果が得られやすい（図6-17）。

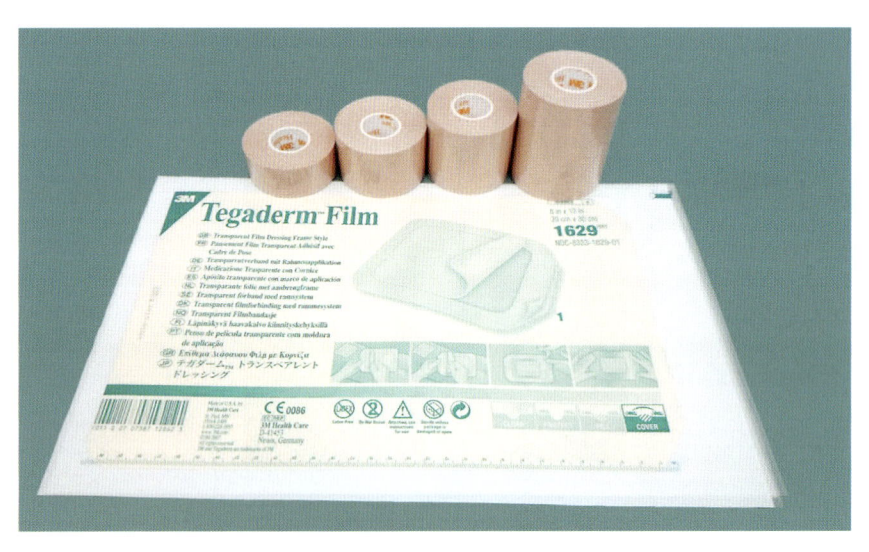

図6-17　テープの種類
3M社製3Mマルチポアスポーツライト（伸縮固定テープ）と
Tegaderm Film（創傷保護材）

8. 皮膚テーピングの注意点

　皮膚テーピングでは、皮膚のかぶれをできるだけ生じさせない工夫が必要である。アレルギー反応は、テープ裏面の粘着剤など対して免疫機能が過剰反応して炎症症状を生じさせる。皮膚刺激性の弱い様々なメーカーのテープを利用しパッチテストを行うことが望ましい。また、テーピングの貼付時間が長すぎると皮膚のかぶれやふやけを生じてしまう。テープを貼付している時間内に運動学習を行い、テープを貼らなくても症状が生じないようにすることが重要である。

　また、テープを剥がすときには、テープの貼られていない皮膚を押さえてゆっくりと行う。

　医療用創傷被覆材には皮膚刺激が少ないものが多く、運動の誘導に用いることができるものもある。ただし、伸ばした状態で貼付すると逆に刺激が大きくなってしまうため、注意して貼付することが必要である。皮膚を誘導した上に置くように貼付する。

皮膚テーピングの理論

第Ⅱ部
皮膚テーピングの実際

1章　関節可動域拡大および制限テーピング　　　P 46

2章　筋活動促通および抑制テーピング　　　　　P120

3章　姿勢制御テーピング　　　　　　　　　　　P134

4章　歩行制御テーピング　　　　　　　　　　　P152

1章
関節可動域拡大
および
制限テーピング

1. 脊　柱　　　　　　　　　　　　　　　　P46

2. 上　肢　　　　　　　　　　　　　　　　P62

3. 下　肢　　　　　　　　　　　　　　　　P87

1章　関節可動域拡大および制限テーピング

　本章では関節運動を拡大させるテーピングの実際について述べる。関節運動を制限させるテーピングに関しては、基本的には拡大させるテーピングの逆方向を施行する。このため本章では、関節運動を拡大させるテーピングを中心に述べる。関節運動を制限させるテーピングについては、特に注意すべき点がある場合に、その都度記載する。

1. 脊　柱

(1) 頸椎
① 屈曲
　頸椎の屈曲可動域が低下するのは圧倒的に上位頸椎に多く、特に頭位前方位では上部頸椎過伸展と屈曲制限を有していることが多い。これに伴い、上位頸椎高位での皮膚は頸椎後面から前面へ移動しやすく、加齢により耳の前方に縦方向の皺が形成されていることも多い（図 1-1）。

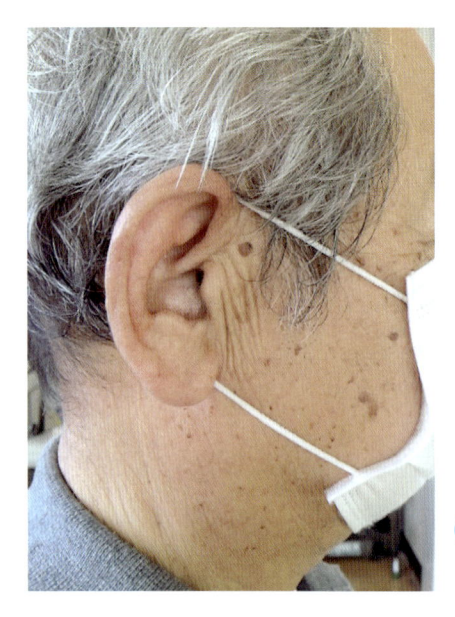

図 1-1　高齢者に見られる耳前方の皺
頭位前方位の症例に良く観察される．

このため、上位頸椎棘突起周辺の皮膚を弛緩させる誘導が適しているが、この部位では毛髪によりテープを貼付できない。ただし、耳の後方にテープを貼付できる場合もある（図 1-2a）。あるいは下顎に沿って後方へ皮膚を誘導する（図 1-2b）。両テーピングともに、上位頸椎棘突起周辺の皮膚を弛緩させ、頸椎屈曲方向に誘導する作用がある。

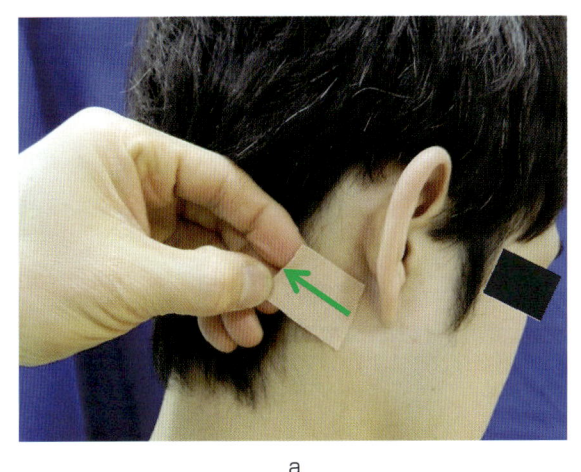

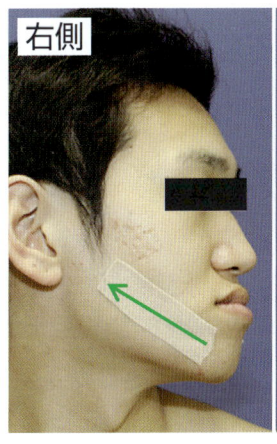

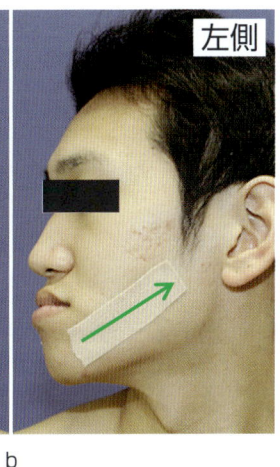

図 1-2　上位頸椎屈曲テーピング
a：耳の後方から上位頸椎棘突起の方向へ皮膚を誘導する．
b：下顎に沿って上位頸椎棘突起の方向へ皮膚を誘導する．

② 伸展

頸椎伸展が制限されるのは主として下位頸椎である。このため、頸椎伸展を拡大させるテーピングは、下位頸椎の棘突起周辺の皮膚を左右に伸長しながらテープを貼付する（図 1-3）。

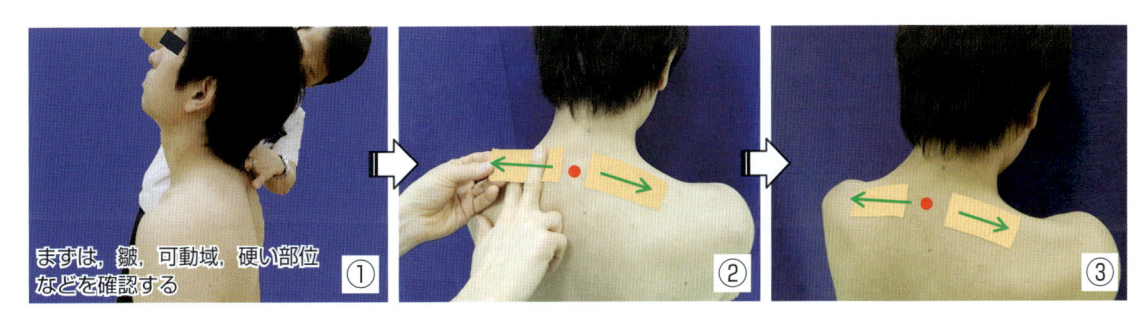

図 1-3　下位頸椎伸展テーピングの施行方法（後面突出部の伸長）
① 頸椎を伸展させ，可動性の少ない部位を確認する
（この時点でどの頸椎を操作するのかを決める）．
② 頸椎を軽度屈曲位にし，下位頸椎棘突起周辺の皮膚が左右に伸長するようにテープを貼付する．
③ 完成．
※●は誘導部位となる棘突起．

上位頸椎過伸展と下位頸椎屈曲が組み合わさった場合には、上位頸椎棘突起付近の皮膚が伸長され、下位頸椎棘突起付近の皮膚が弛緩している。そのため、下位頸椎から上位頸椎に向かって上方向へ皮膚を誘導するテーピングは上位頸椎の屈曲と下位頸椎の伸展の両方に有効である（図1-4）。

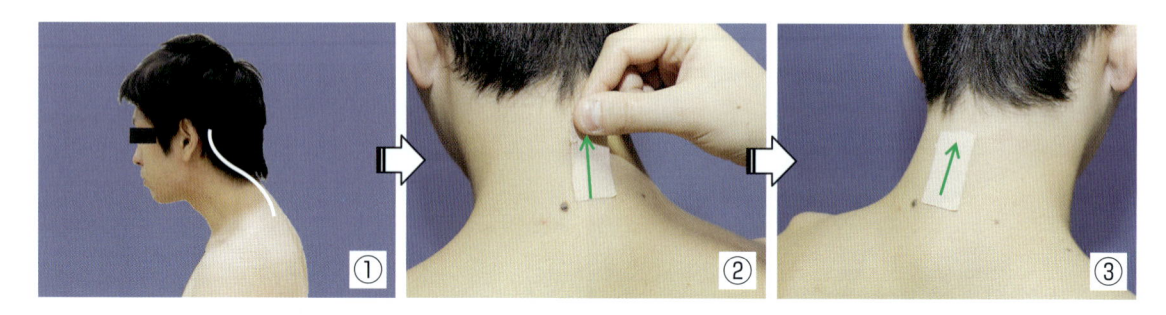

図1-4　上位頸椎屈曲－下位頸椎伸展テーピングの施行方法
① 頸椎の可動性やアライメントを確認し，誘導する部位を決める．
② 頸椎を軽度屈曲位にし，下位頸椎上皮膚を伸長させ，上位頸椎上の皮膚を弛緩させるようにテープを貼付する．
③ 完成．

③ 側屈

　頸椎を側屈する場合、側屈側と反対側の両方の皺を操作する。例えば右側屈を拡大させる場合、頸椎右側と右肩甲帯の間にできる皺を広げるように誘導する。また逆に左側は、左側屈時に左側にできるこの皺の方向に皮膚を誘導する。

　このため、左右の頭皮を側屈側と反対に移動させる（図1-5）。この部位もテーピングは困難であるので他動的に皮膚を誘導させる。また、右肩甲帯は前述の皺を広げる方向に、左肩甲帯は皺の方向へ皮膚を弛緩させるようにテープを貼付する（図1-6）。

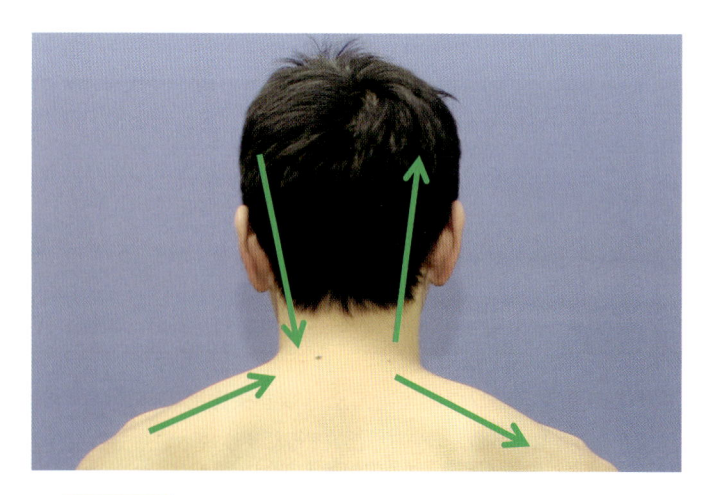

図1-5　頸椎右側屈可動域拡大のための皮膚誘導
頸椎右側と右肩甲帯の間にできる皺を伸長させる方向へ皮膚を誘導する．
また頸椎左側と左肩甲帯の間できる皺を弛緩させる方向へ皮膚を誘導する．

関節可動域拡大および制限テーピング

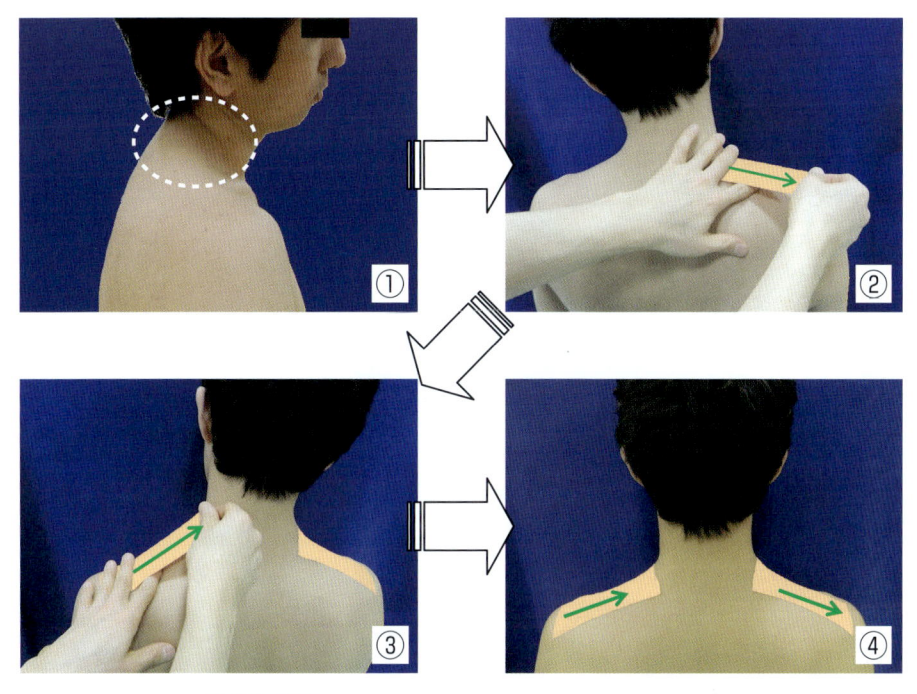

図 1-6 頸椎右側屈テーピングの施行方法

頸椎と肩甲帯の間にできる左右の皺を操作する.
① 頸椎を側屈させ，頸椎と肩甲帯の間にできる左右の皺を確認する.
② 軽度左側屈し，右側の頸椎と肩甲帯の間にできる皺を伸長させる方向に皮膚を誘導する.
③ 軽度右側屈し，左側の頸椎と肩甲帯の間にできる皺を弛緩させる方向に皮膚を誘導する.
④ 完成.

④ 回旋

　頸椎回旋時に生じる頸部後方の緊張線（SSTL）を観察する。通常、数本の緊張線が観察できる。この緊張線のうち最も深い線をさらに斜め上方へ移動させように操作する（図 1-7）。この部位は毛髪があるためテーピングは困難であるので、緊張線の延長線上で可動性が低下している皮膚部位を他動的に動かす。この誘導によって、頸椎回旋は拡大する。

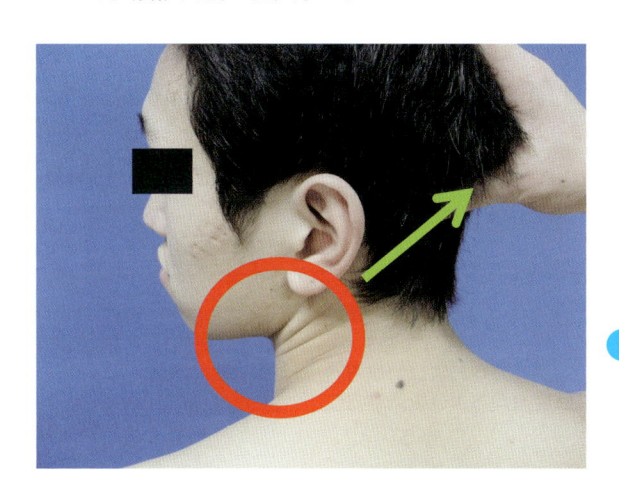

図 1-7 頸椎左回旋可動域拡大のための皮膚誘導

回旋時に頸部に形成される緊張線（SSTL）の方向に頭皮を誘導する.

また、胸椎回旋（後述）に準じて、矢状断より回旋側の皮膚を後傾方向、反対側を前傾方向へ誘導する（図1-8）。図1-8は頭皮を操作しているが、この部位もテーピングは困難であるので他動的に皮膚を誘導させる。頬上にテープを貼付することも効果的である（図1-9、図1-10）。この場合、回旋側後傾および反対側前傾の皮膚誘導を組み合わせて施行する。

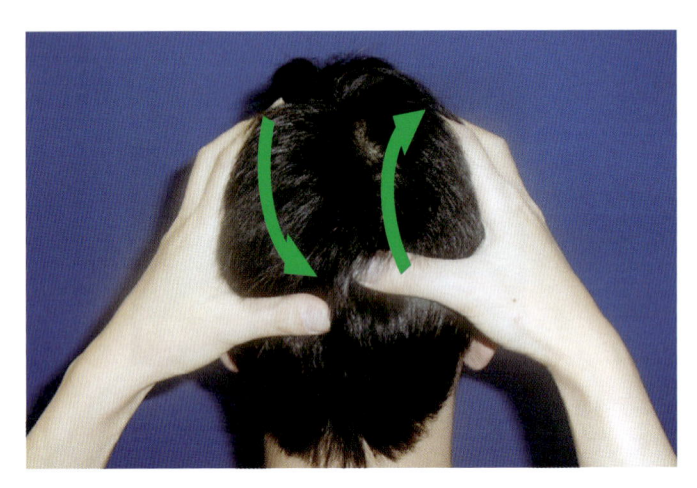

図 1-8　頸椎左回旋可動域拡大のための皮膚誘導
頭皮右側を前傾，左側を後傾方向へ軽く誘導する．

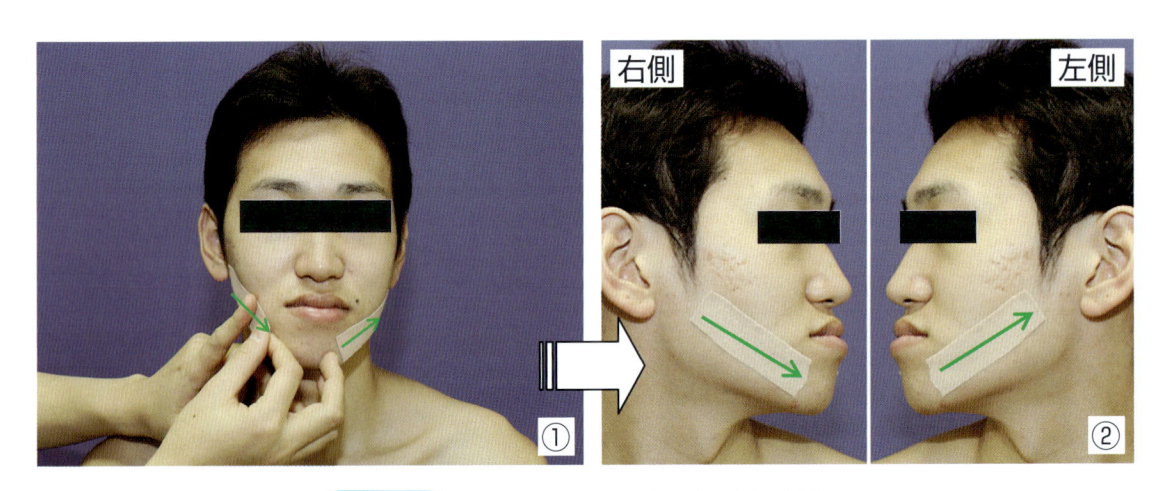

図 1-9　頸椎左回旋テーピングの施行方法
左回旋を拡大させる場合，下顎に沿って右側を前下方向，左側を後上方向へ貼付する．
① 軽度左回旋位にし，右側では回旋方向および前傾方向に皮膚を誘導し，左側では回旋方向および後傾方向に皮膚を誘導する．
② 完成．

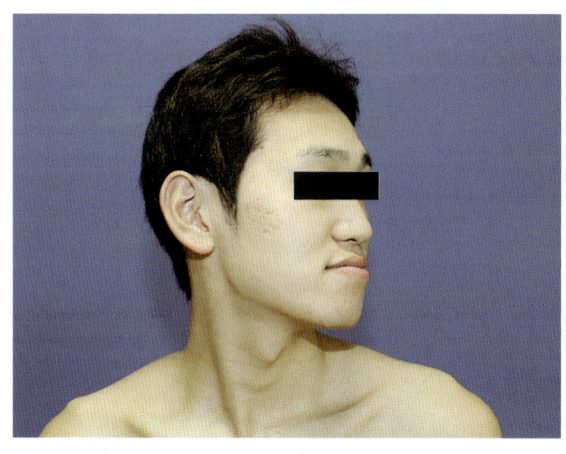

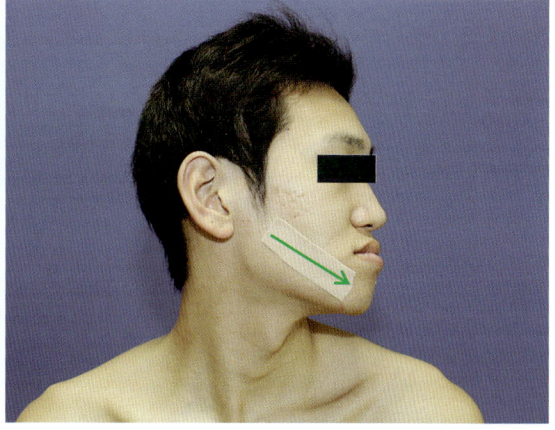

図 1-10　頸椎左回旋テーピングの効果
テーピングによって頸椎の左回旋が拡大する.

(2) 胸椎
① 屈曲

　胸椎弯曲をよく観察し、弯曲の小さい部位の棘突起上に皮膚を左右から弛緩させるように誘導する（図 1-11）。弯曲の小さい部位とは、通常胸椎に生じる後弯角度よりも小さく、また胸椎全体が屈曲する際に屈曲しにくい部位であり、曲率半径が大きい部位のことである。実際には屈曲位でのアライメントを観察する。このような特定部位の屈曲可動域を拡大させたい場合は、脊柱の他部位との関連性をよく観察する。さらに、屈曲可動域を拡大させるためには上下から皮膚を弛緩させるように誘導すれば、さらに屈曲しやすくなる（図 1-12、図 1-13）。

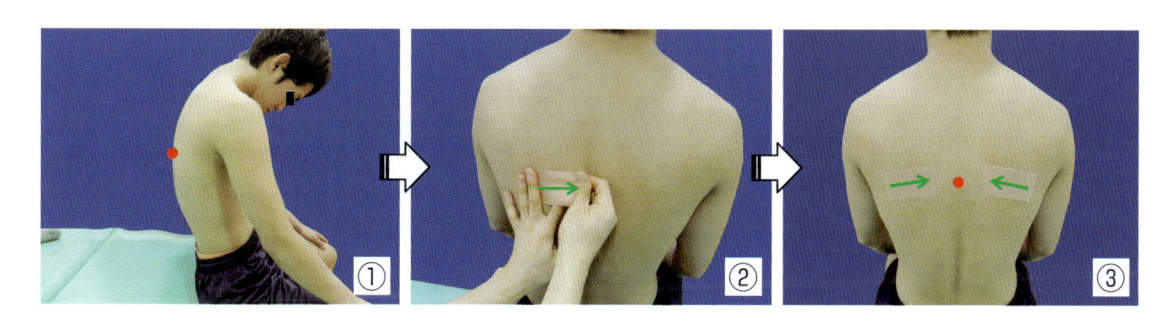

図 1-11　胸椎屈曲テーピングの施行方法（突出部の弛緩・左右方向）
屈曲すべき高位をよく観察し、その部位の棘突起に皮膚を集めるように施行する.
① 胸椎弯曲をよく観察し、弯曲の小さい部位の棘突起を確認する.
② 胸椎を軽度屈曲位にし、誘導する棘突起周辺の皮膚を左右から弛緩させるように誘導する.
③ 完成.
※●は誘導部位となる棘突起

関節可動域拡大および制限テーピング

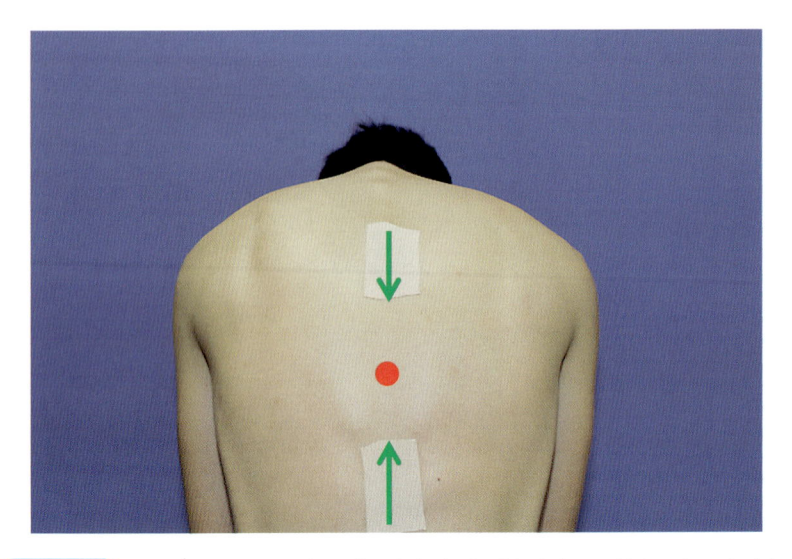

図1-12 胸椎屈曲テーピングの施行方法（突出部の弛緩・上下方向）

屈曲すべき高位をよく観察し，その部位の棘突起に皮膚を集めるように上下から誘導する．
※●は誘導部位となる棘突起

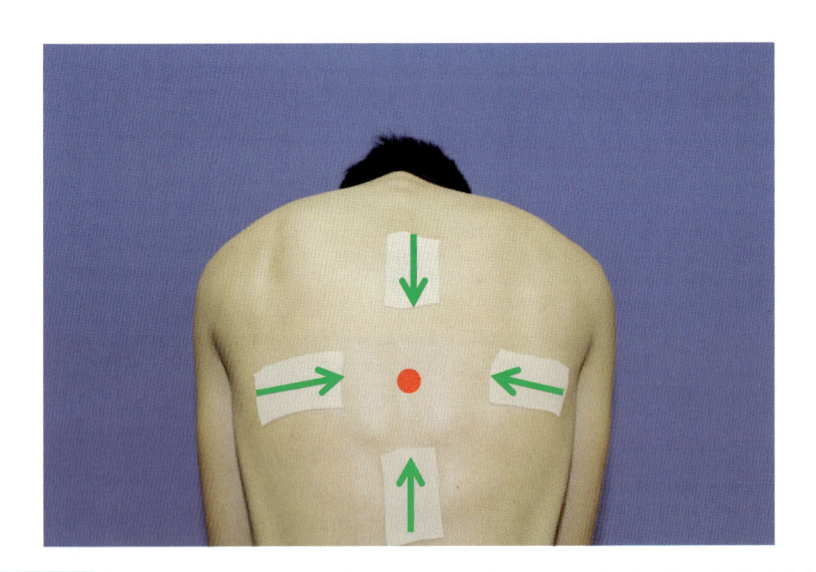

図1-13 胸椎屈曲テーピングの施行方法（突出部の弛緩・上下左右方向）

図1-11と図1-12を加えたもので，さらに効果が大きくなる．
※●は誘導部位となる棘突起

関節可動域拡大および制限テーピング

② 伸展

臨床上、胸椎伸展が要求される場面は多い。最も後弯が大きい部位に注目し、その部位の皮膚を左右に伸長して身体前面正中線方向へ誘導する（図 1-14）。また、上下方向に伸長する方法や（図 1-15）、上下左右すべての方向に貼付することも効果的である（図 1-16）。本テーピング施行後に胸椎伸展の自動運動を行うと、伸展可動性が拡大することが多い。胸椎伸展だけではなく、胸郭の拡大に関しても本テーピングでは吸気拡大に寄与する。胸椎伸展を複数個所で行いたい場合には複数のテーピングを施行する（図 1-17）。

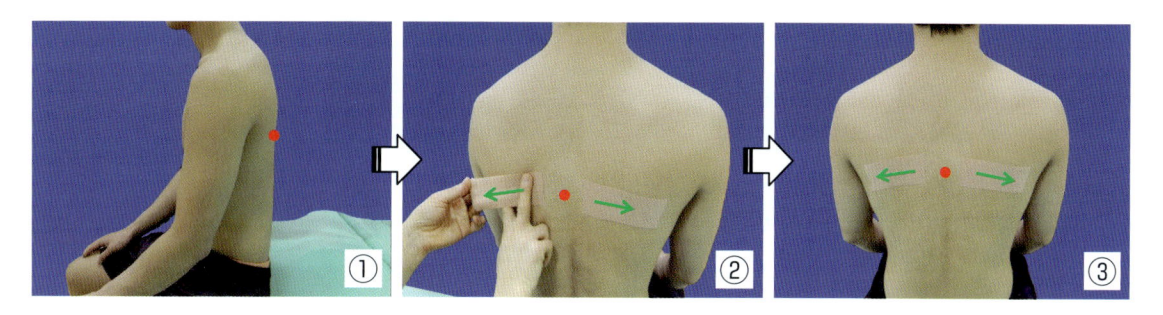

図 1-14　胸椎伸展テーピングの施行方法（突出部の伸長・左右方向）

伸展すべき高位をよく観察し，その部位の皮膚を外側に広げるように施行する．
① 胸椎弯曲をよく観察し，最も後弯が大きい部位を確認する．
② 胸椎を軽度屈曲位にし，誘導する棘突起周辺の皮膚を左右の外側に伸長させるように誘導する．
③ 完成．
※●は誘導部位となる棘突起

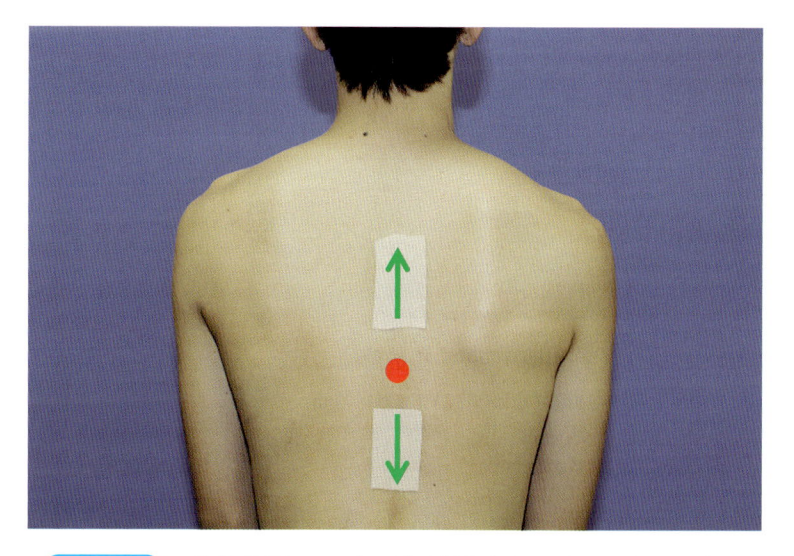

図 1-15　胸椎伸展テーピング（背突出部の伸長・上下方向）

伸展すべき高位をよく観察し，その部位の皮膚を上下に広げるように行う．
※●は誘導部位となる棘突起

関節可動域拡大および制限テーピング

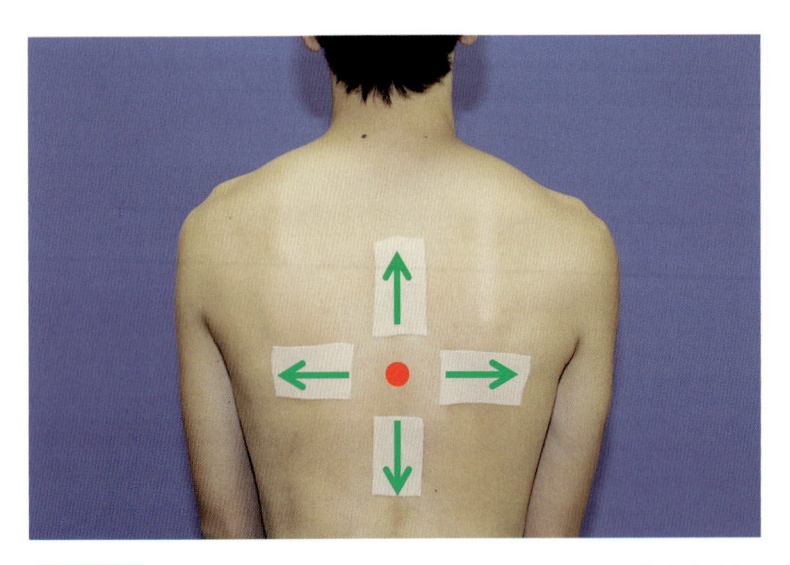

図 1-16　胸椎伸展テーピング（突出部の伸長・上下左右方向）
図 1-14 と図 1-15 を共に行うことで効果を増大させるもの.
※●は誘導部位となる棘突起

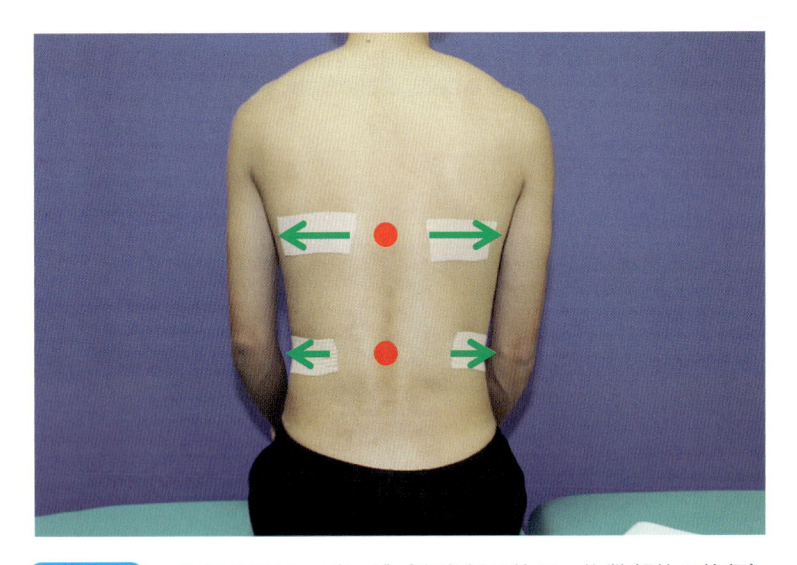

図 1-17　胸椎伸展テーピング（突出部の伸長・複数部位の施行）
胸椎伸展を複数個所で行いたい場合には複数のテーピングを施行する.
※●は誘導部位となる棘突起

関節可動域拡大および制限テーピング

③ **側屈**

　胸椎を側屈する場合、側屈側と反対側の両方の皺を操作する。例えば、左側屈を拡大させる場合、側屈時に形成される皺に着目する（図1-18）。そして、この左側の皺を上下方向へ伸長させるテーピングを施行する。また、右側では右側にできる皺の方向へ弛緩させるテーピングを施行する（図1-19）。

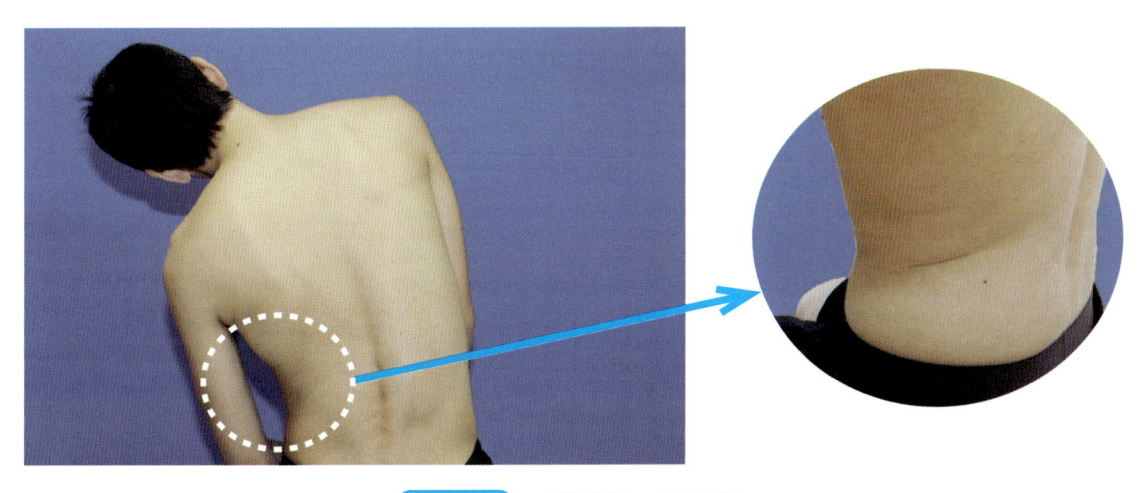

図1-18　側屈時にできる皺

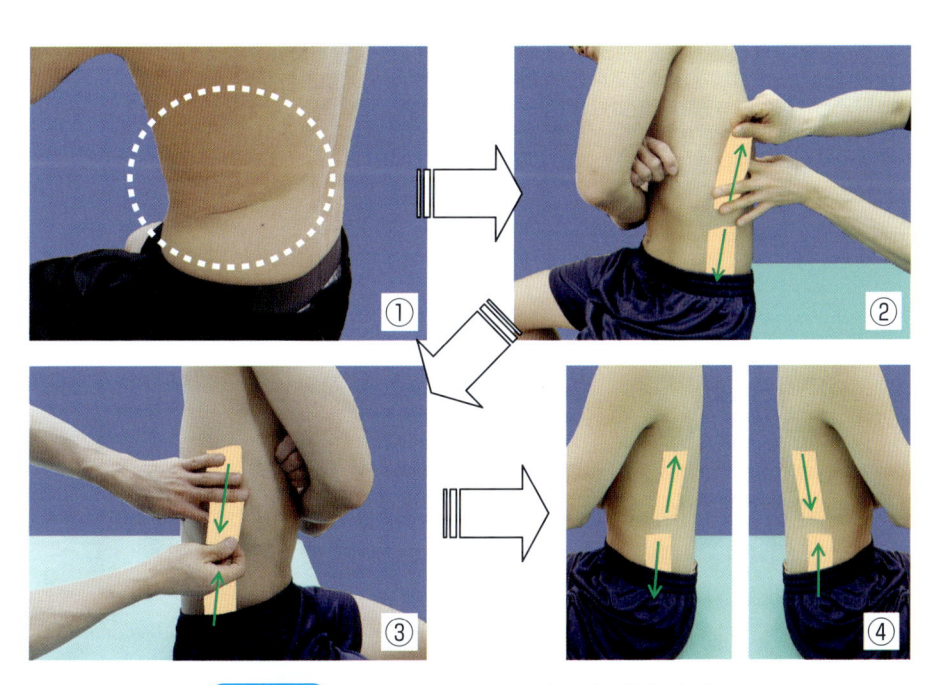

図1-19　胸椎左側屈テーピングの施行方法
　胸椎を側屈する場合，側屈側と反対側の両方の皺を操作する．
① 側屈時に形成される左右の皺を確認する．
② 軽度右側屈位にし，左側の皺を伸長させるようにテープを貼付する．
③ 軽度左側屈位にし，右側の皺を弛緩させるようにテープを貼付する．
④ 完成

関節可動域拡大および制限テーピング

④ 回旋

　右回旋を大きくしたい場合、胸郭全体に位置する皮膚を他動的に右側で後傾、左側で前傾させる（図 1-20）。この皮膚の運動が生じにくい高位を評価し、最も動きにくい高位に対してテーピングを施行する。回旋運動においても、動きの大きい椎体レベルと動きの小さい椎体レベルが相互補完的に可動性を代償しあっていることが多い。したがって、可動域を改善すべき椎体高位レベルと、逆に可動域を制限すべき部位を評価できれば、過剰運動部位の抑制が同時に行える。

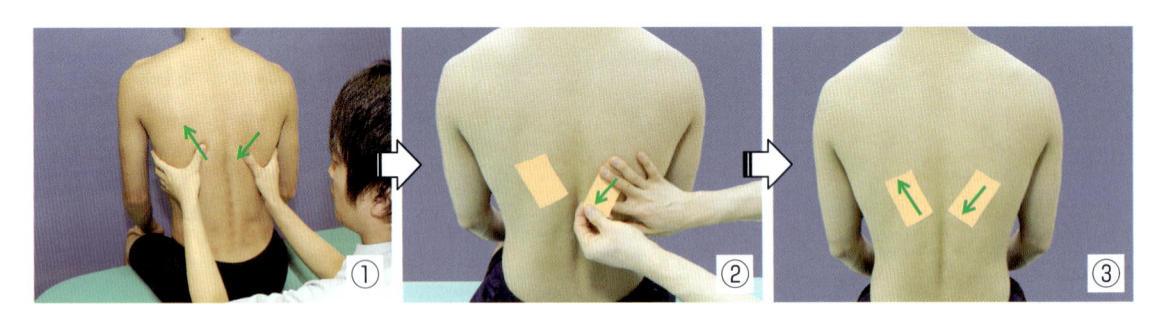

図 1-20 胸椎右回旋テーピングの施行方法（背面前後傾方向への施行）

右回旋を大きくしたい場合、胸椎右側の皮膚を後傾、左側の皮膚を前傾方向に誘導させる．
① 胸郭の様々な高位で他動的に皮膚を動かす．右回旋時には右後傾、左前傾方向に皮膚を誘導する．この皮膚の運動が生じにくい部位を評価し、最も動き難い部位に対してテーピングを施行する．
② 体幹を軽度右回旋位にし、右胸椎後面の皮膚を後傾、左胸椎後面の皮膚を前傾方向に誘導する．
③ 完成．

　また頸椎で述べたように、SSTLを操作する方法もある。例えば、胸椎の右回旋を拡大させる場合、後面にできる緊張線の延長線を左上方へ誘導する。また左回旋を拡大させる場合、緊張線の延長線を右上方へ誘導する。このように、皮膚の可動性を緊張線に沿って徒手で評価する。その後、緊張線に平行に上あるいは下の皮膚の可動性を再び評価する。緊張線に沿う方向で皮膚の可動性が最も失われている部位が誘導すべき部位である（図 1-21）。細いテープを用い、1本貼付した後に再度皮膚の可動性を評価し必要であれば再度テーピングを施行する。さらに、体幹前面にも貼付することで可動域はさらに拡大する（図 1-22、図 1-23）。このように、右回旋時、体幹左側後面は外側上方へ、左側前面は内側下方へ誘導するのは皮膚の生理的な移動方向に合致させるためである。換言すれば、身体左側では皮膚は前傾方向に移動することになる。

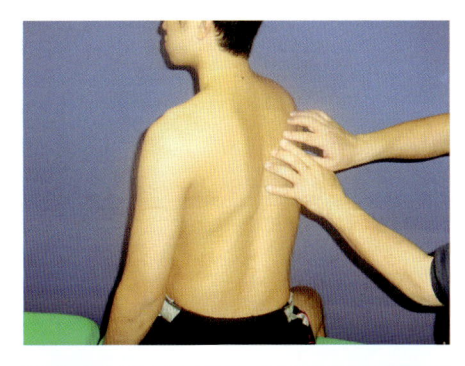

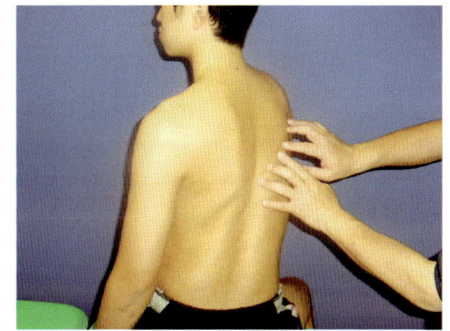

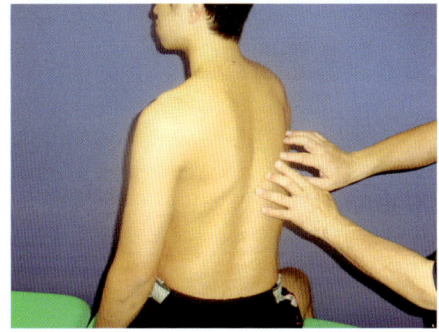

図1-21　胸椎回旋時の緊張線（SSTL）の評価

皮膚の可動性を緊張線に沿って徒手で評価する．その後，緊張線に平行に上あるいは下と皮膚の可動性を再び評価する．緊張線に沿う方向で皮膚の可動性が最も失われている部位が誘導すべき部位である．

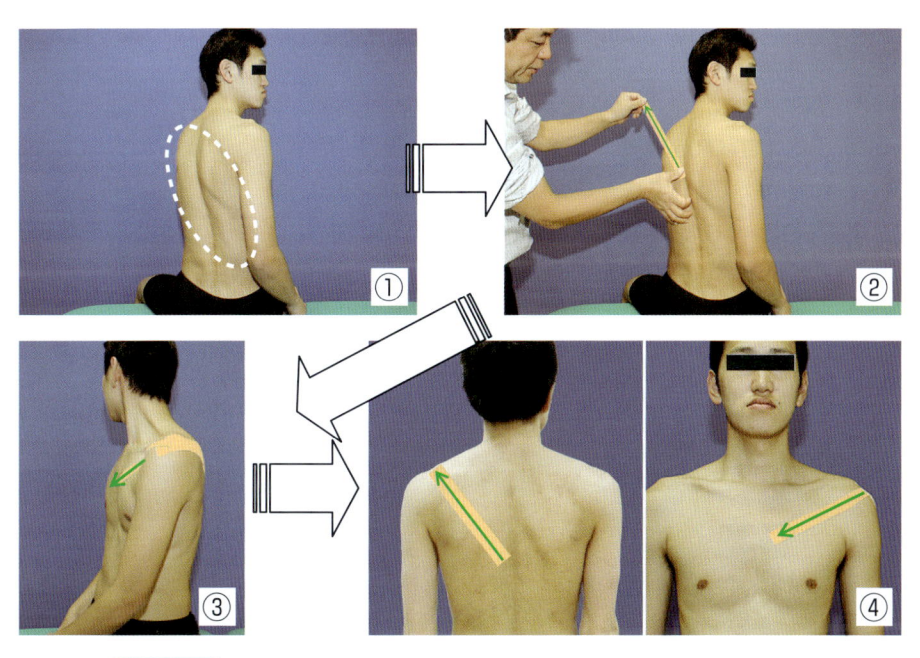

図1-22　胸椎右回旋テーピングの施行方法（SSTLの操作）

胸椎の右回旋を拡大させる場合，後面にできる緊張線の延長線を左上方へ誘導する．
① 体幹を右回旋させ，そのときに後面に形成される緊張線（SSTL）を確認する．この緊張線の延長線を左上方へ誘導し，周囲の皮膚と比較して，螺旋上の緊張線の走行が最も制限されている部位を評価する
② 体幹を軽度右回旋位にし，緊張線の延長線を左上方へ細いテープで誘導する．
③ さらに体幹前面では，軽度右回旋位で右下方（後面の緊張線から延長する方向）へ細いテープで誘導する．
④ 完成．

関節可動域拡大および制限テーピング

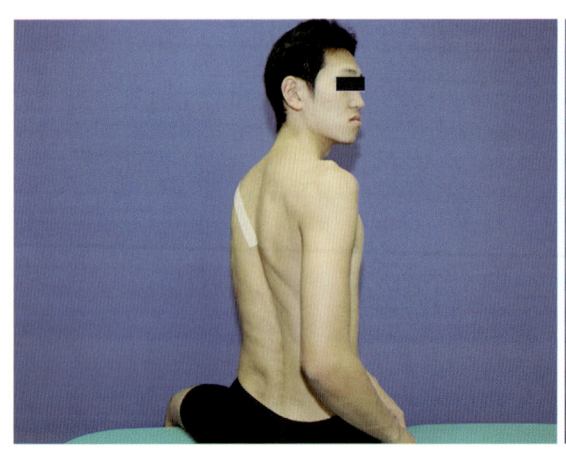

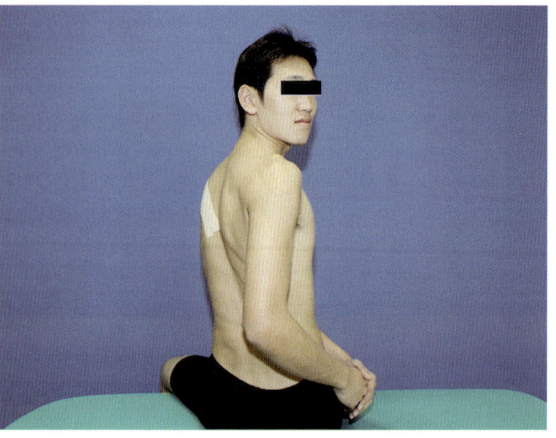

図 1-23 胸椎右回旋テーピングの効果
左写真：後面に貼付したテーピング後，回旋可動域が拡大する．
右写真：体幹前面にもテープ貼付することで回旋可動域はさらに拡大する．

(3) 腰椎
① 屈曲

　腰椎屈曲制限の部位を評価するため，腰椎屈曲時の矢状面でのアウトラインを観察し，屈曲可動域の小さい部位を評価する（図 1-24）。胸椎と同様，体幹背部では屈曲可動域の小さい部位の皮膚を棘突起方向へ誘導するテーピングは非常に有効である。腰椎屈曲に関しては腹部軟部組織により皺が大きくなる場合が多く，特に肥満者では顕著となる（図 1-25）。この皺を身体後部正中線方向へ誘導する。皺は数本観察されることが多く，最下部の臍部と恥骨の中央付近にできる皺は水平面で形成され，後方では高い位置になり，脊柱後方では腰椎下部から腰仙移行部に至ることが多い。

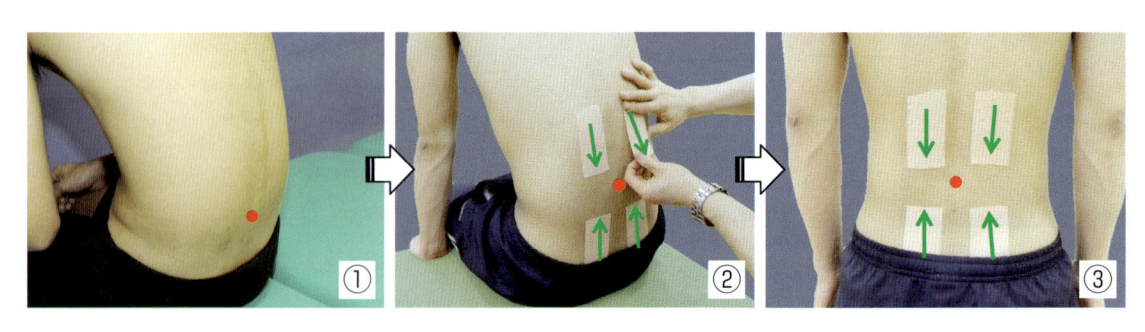

図 1-24 腰椎屈曲テーピングの施行方法（突出部の弛緩・上下方向）
① 腰椎を屈曲させ，屈曲可動域の小さい部位を評価する．
② 腰椎を軽度屈曲位にし，屈曲可動域の小さい部位の皮膚を棘突起方向へ誘導する．
③ 完成．
※●は誘導部位となる棘突起

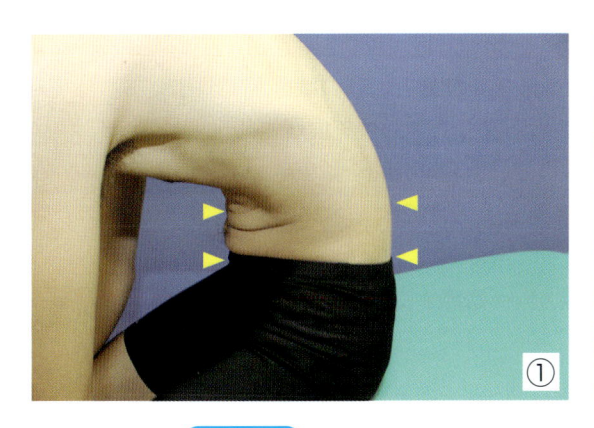

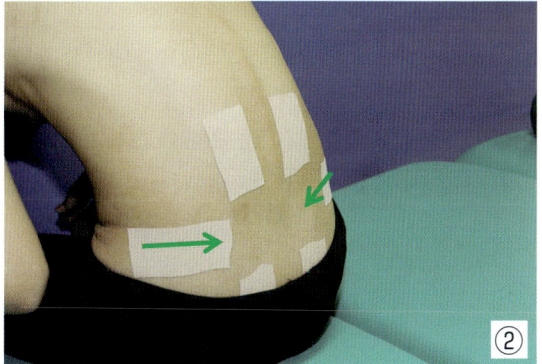

図 1-25　腰椎屈曲テーピングの施行方法（突出部の弛緩・左右方向）
① 腹部の皺とその反対側にできる制限部位を確認する．
② 腹部の皺の延長線を後方へ引っ張る方向へ貼付する．

　胸椎屈曲、腰椎伸展位を同時に有するいわゆる Kyphosis-lordosis-posture の場合（図 1-26a）、腰椎には本テーピング、胸椎に対しては棘突起から離れる方向へ皮膚を誘導する伸展テーピングを施行する。また、胸椎屈曲の最も大きい弯曲部位から腰椎に向け皮膚を下方へ誘導する方法も有効である（図 1-26b）。

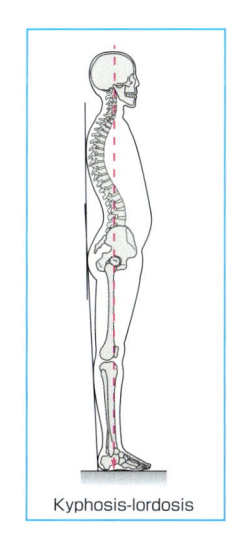

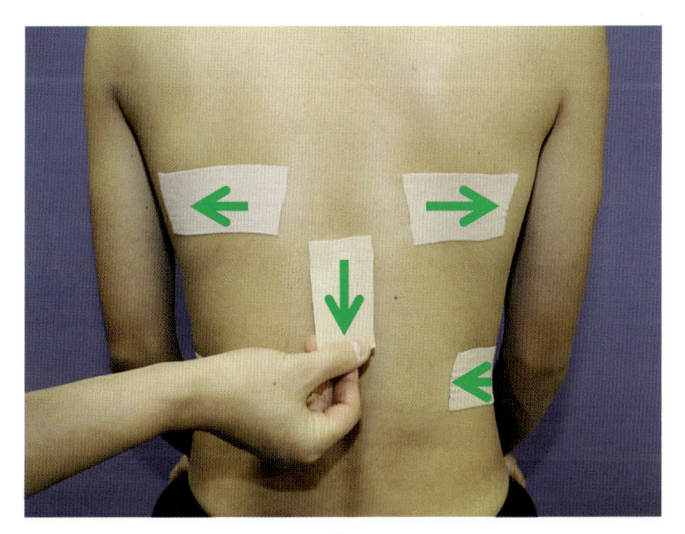

図 1-26　Kyphosis-lordosis に対するテーピング
a：Kyphosis-lordosis の姿勢（胸椎屈曲，腰椎伸展位を同時に有している）．
b：胸椎伸展ー腰椎屈曲を促すために，胸椎では皮膚に伸長を，腰椎では弛緩させるように下方向にテープを貼付する．

関節可動域拡大および制限テーピング

② 伸展

腰椎伸展角度を大きくしたい場合、伸展時に形成される皺を観察し、この皺を上下方向へ誘導する（図 1-27）。この誘導を行うにあたり、腰椎自体の皺を広げて、伸展可動域を拡大させる方法や皺の上下の皮膚を近づけて、伸展可動域を減少させることによって、事前にその効果を確認することができる（図 1-28）。特に疼痛がある場合にはテーピング貼付前に確認することが重要である。

また、伸展時に形成される皺全体を身体前面正中線方向へ誘導することも有効である。

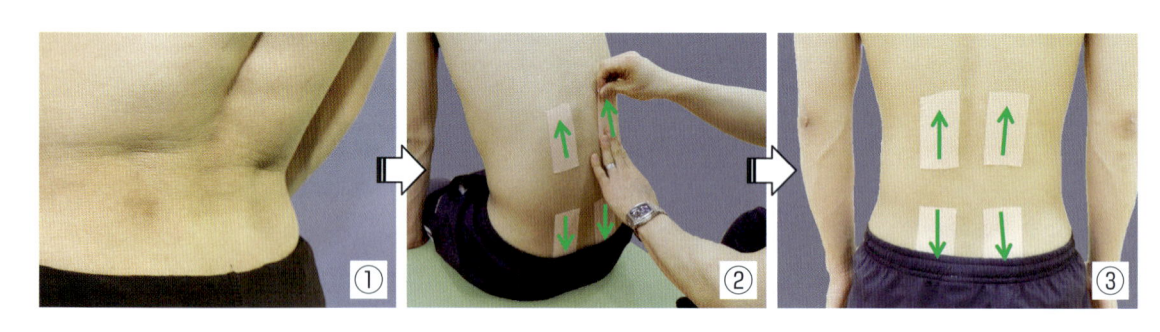

図 1-27　腰椎伸展テーピングの施行方法（突出部の伸長・上下方向）
① 腰椎伸展時に形成される皺を確認する．
② 軽度屈曲位にし，①で観察された皺が伸長させるように上下方向へ誘導する．
③ 完成．

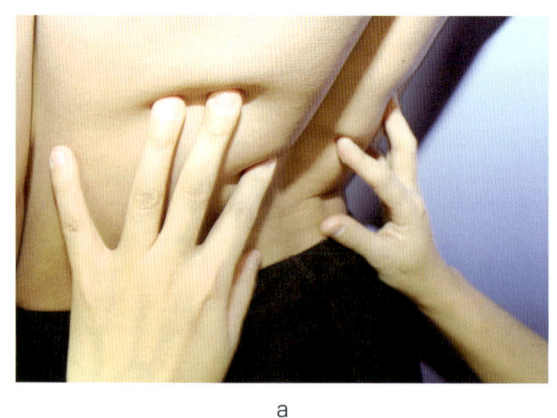

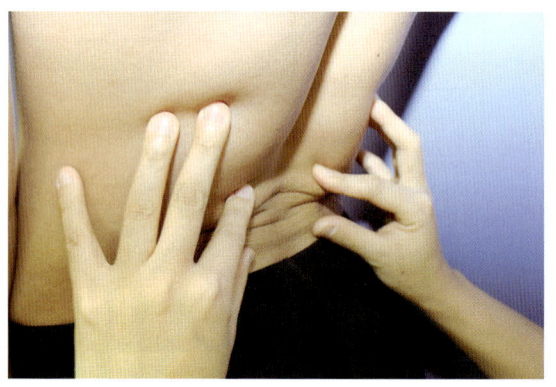

図 1-28　徒手誘導による腰椎伸展可動域の変化
a：皺を上下に広げると皺の部位の可動域が拡大する．
b：皺を上下から近づけると皺の部位の可動域が減少する．

③ 側屈

胸椎側屈と同様である。側屈時に形成される皺を観察し、この皺を上下方向へ伸長させるテーピングを行う（図 1-18、図 1-19）。また、側屈側から非側屈側方向へ水平方向に皮膚を誘導する方法も効果的である。

④ 回旋

腰椎回旋可動域は小さいため、臨床上可動域を拡大させることはほとんどない。逆に股関節可動性の低下により、腰椎可動性が過剰になり疼痛を有することが多い。このような場合、股関節の可動性拡大を誘導するとともに、腰椎では可動域を制限するテーピングを行う。例えば、腰椎左回旋時に疼痛が誘発されるのであれば、腰椎部位の右側皮膚を後傾方向へ、左側皮膚を前傾方向へ誘導して左回旋を制限させる（図 1-29）。

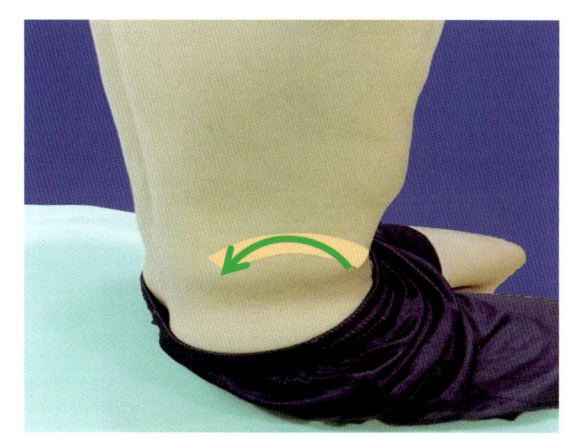

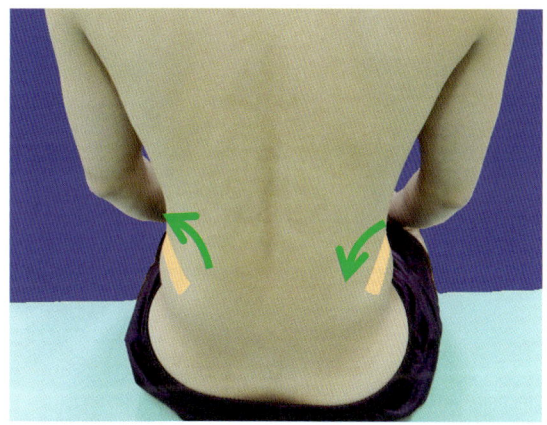

図 1-29　腰椎回旋時の疼痛を改善させるテーピング
腰椎回旋と逆方向へテーピングをする．
腰椎左回旋時に疼痛を誘発する場合，腰部の右側皮膚を後傾方向へ，左側皮膚を前傾方向へ誘導して左回旋を制限させる．

2. 上　肢

(1) 肩関節

① 屈曲

　肩関節屈曲時に形成される皺を観察し、この皺を伸長させる。上肢前面の皮膚を肘関節方向へ、肩峰より背部の皮膚を体幹下内方向へ誘導する。テープはいずれも上肢下垂位で貼付する（図2-1）。また、皺の方向を観察し、皺が最も伸ばされるように皺と直角方向へ伸長する。

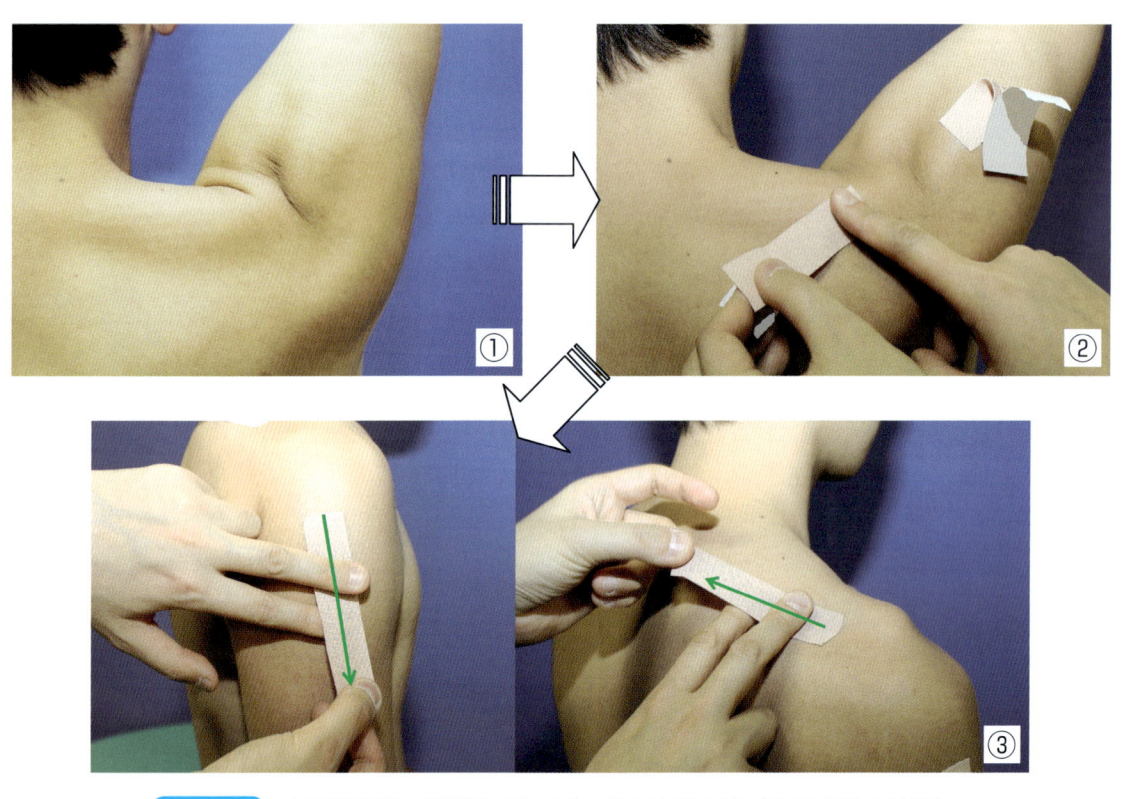

図2-1 肩関節屈曲（外転）テーピングの施行方法（上面の皺の伸長）
① 屈曲時に形成される皺を観察する．
② 皺と直角方向にテープの端を貼付する．
③ 上肢下垂位にし，皺を伸長する方向へ皮膚を誘導する．

　さらに可動域を拡大させたい場合、上肢下垂時に形成される腋窩の皺を弛緩させる方向に皮膚を誘導する。内側上顆と腋窩を結ぶ線上の皮膚を腋窩方向へ、体幹部皮膚も腋窩方向に向けて貼付する。この場合には上肢挙上位で貼付する（図2-2）。

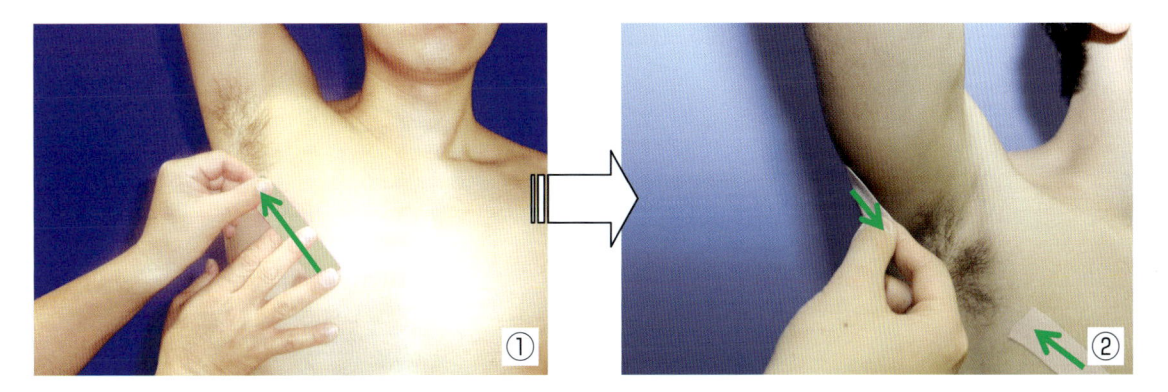

図2-2 肩関節屈曲（外転）テーピングの施行方法（腋窩の皺の弛緩）
① 挙上した状態のまま腋下の皺の方向に胸部の皮膚を誘導する．
② 挙上した状態のまま腋下の皺の方向に上腕側の皮膚も誘導する．

　また、肩関節屈曲運動に伴う肩甲胸郭関節、肩鎖関節、胸鎖関節の運動の大きさを考慮し、互いの運動の相互補完性を評価する。運動過剰（hypermobility）が生じている場合には、近隣関節に運動低下（hypomobility）していることが多く、皮膚にもその特徴が出現している。このような場合、運動制限部位に対しては可動性を大きく、運動過剰部位に対しては可動性が小さくなるようにテーピングを施行することも有効である。

② 伸展

　基本的には屈曲運動の反対の誘導を考えると良い。肩関節伸展時に形成される皺を観察し、この皺を伸長する（図2-3、図2-4）。加えて、伸展時に皮膚が伸長される部分をテーピングにより弛緩させる（図2-5）。屈曲時と同様に、肩甲胸郭関節運動、肩鎖関節、胸鎖関節の運動の大きさを考慮する。

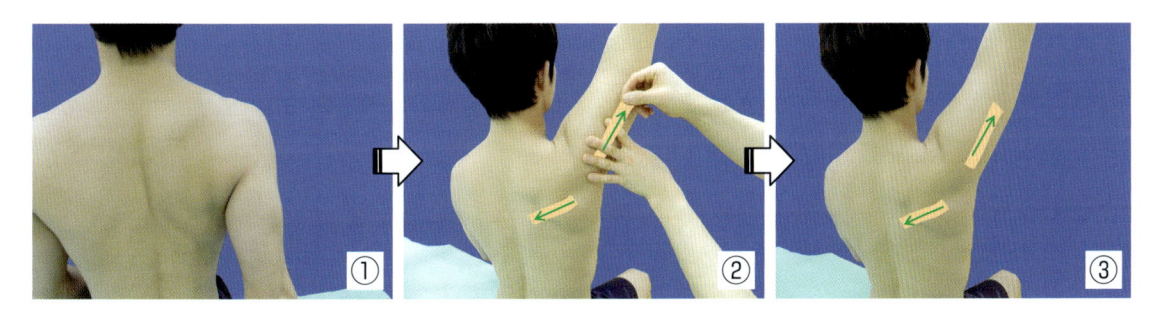

図2-3 肩関節伸展テーピングの施行方法（後面の皺の伸長）
① 伸展時に形成される皺を観察する．
② 上肢挙上位にし，皺を伸長する方向へ皮膚を誘導する．
③ 完成．

関節可動域拡大および制限テーピング

施行前　　　　　　　　　　　　　　　施行後

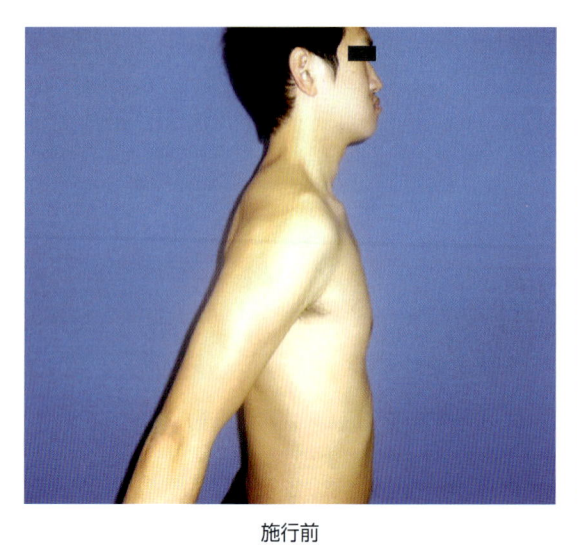

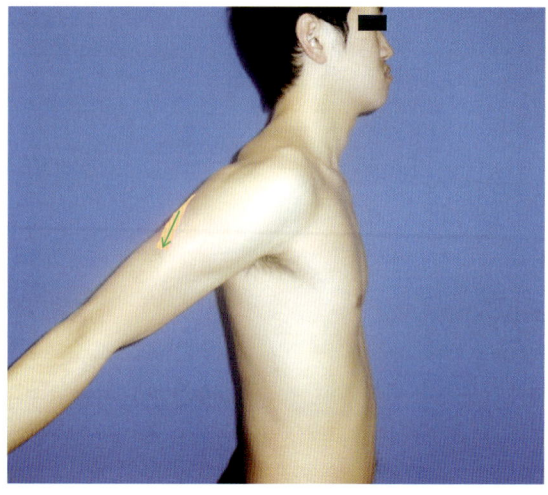

図2-4 肩関節伸展テーピングの効果

テーピングの施行によって伸展可動域が拡大する.

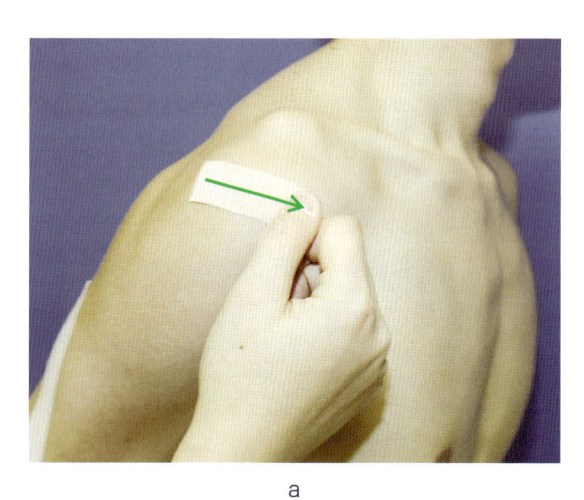

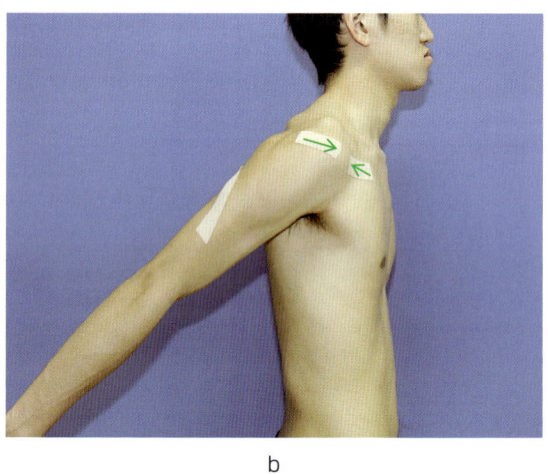

a　　　　　　　　　　　　　　　　　b

図2-5 肩関節伸展テーピングの施行方法（前面の皺の弛緩）

a：伸展時に皮膚が伸長される部分をテーピングにより弛緩させる.
b：さらに肩関節伸展可動域が拡大する.

また、反対側股関節を屈曲位にすることで肩関節伸展運動が行いやすい場合には胸腰筋膜の影響が考えられるため、腰部に対するアプローチも有効である。この場合、反対側胸腰筋膜の下縁部分に皮膚を集める方法で肩関節伸展運動は行いやすくなる（図 2-6）。

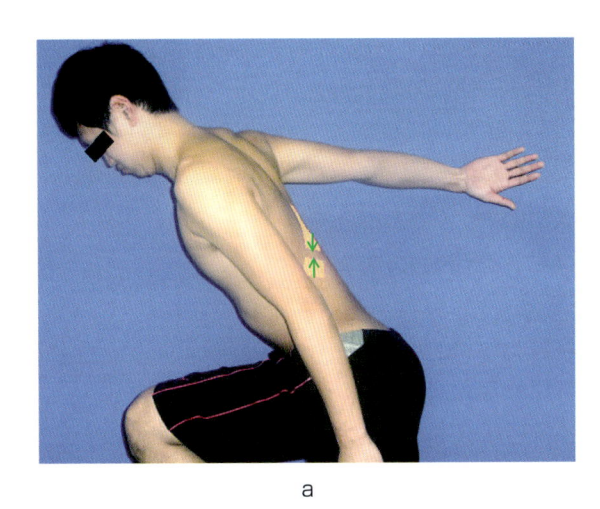

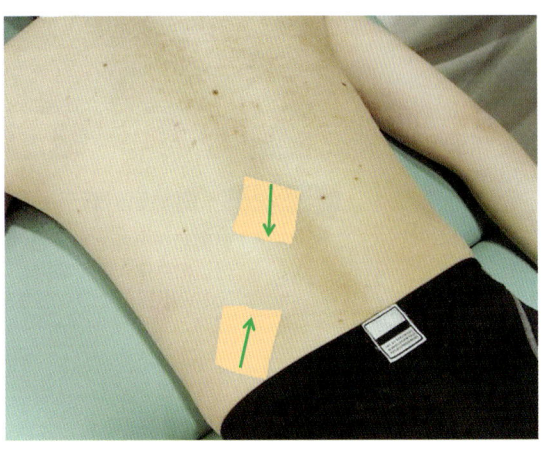

図 2-6　肩関節伸展テーピングの施行方法（広背筋の促通）
a：反対側股関節を屈曲位にすると肩関節伸展運動が行いやすい場合もある．
b：この場合，反対側の胸腰筋膜に緊張を与える（筋活動促通テーピング参照）．

③ 外転

　肩関節屈曲運動とほぼ同様の誘導を考えると良い（図 2-1、図 2-2）。肩関節外転時に形成される皺を観察し、この皺を伸長させる。肩峰から上腕骨外側上顆を結ぶラインを想定して、この線上の皮膚を肘関節方向へ誘導する。この際、テープが皺に入り込まないように注意する。また、内側上顆から腋窩方向への皮膚誘導も有効である。

　さらに、肩峰から数 cm 下方の外転時に上腕骨頭付近の身体表面が突出してくる部位の皮膚を前後に伸長する方法も有効である。これは前述の上肢側面のテープとほぼ垂直になる（図 2-7）。これは外転運動時の瞬間中心を上腕骨頭内に位置させるため、骨頭と三角筋で突出する部位を伸長することになる。この突出部を前後に伸長したテープの方向をそのまま腋下方向へ伸ばすと、腋下の凹部を緩ませることになる。このテープを加えると、さらに肩甲上腕関節は安定する。

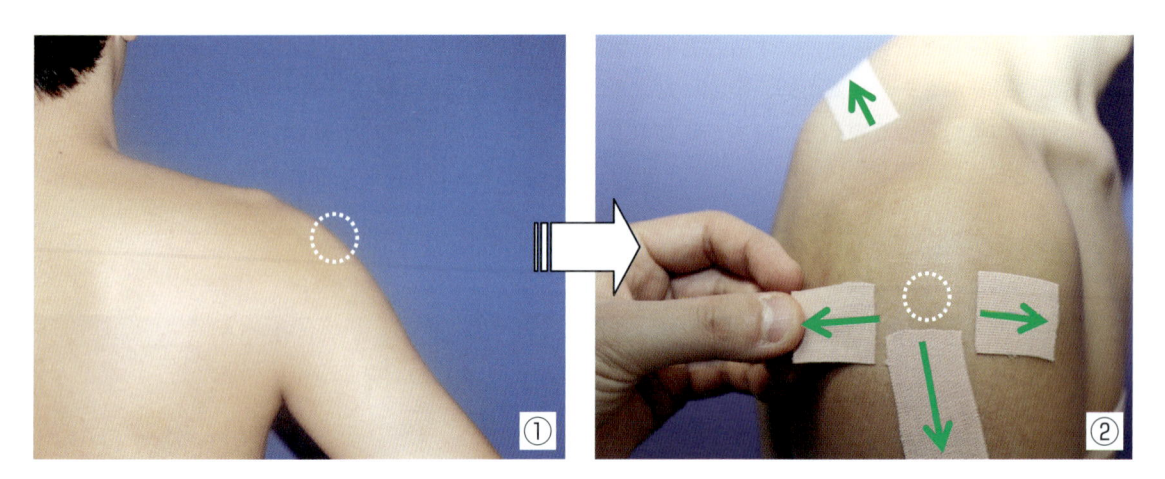

図 2-7 肩関節外転テーピングの施行方法（突出部の伸長）
① 肩関節を外転させると，肩峰から数 cm 下方の上腕骨頭付近の身体表面に突出してくる部位を確認する．
② この突出部位上の皮膚を前後左右に伸長する．

④ 内転

肩関節内転運動を誘導しなくてはならない臨床的場面はあまり無いと思われるが、基本的には外転方向と逆方向にテーピングを施行する。

⑤ 水平外転

水平外転時に肩関節後方に形成される皺を観察し、この皺を伸長する（図 2-8）。加えて、上腕骨頭が突出する前面の皮膚を弛緩させることも有効である。この場合上腕骨頭が前方に突出しやすくなるので、反復性肩関節脱臼など弛緩性の肩関節を有する場合には行わないようにする。

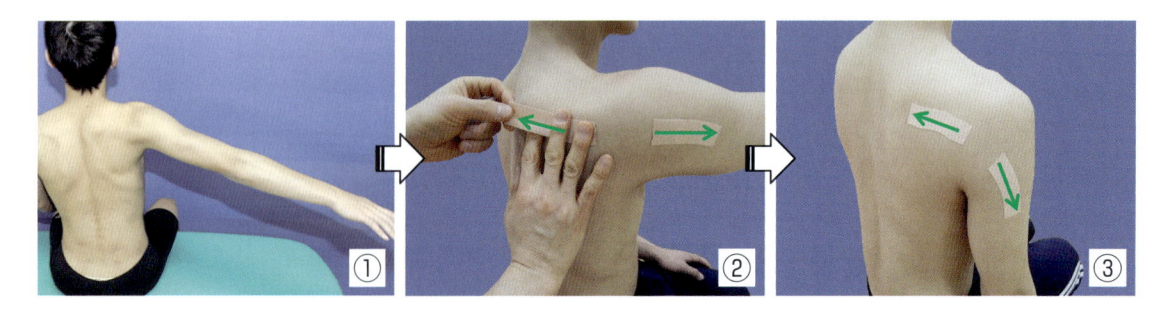

図 2-8 肩関節水平外転テーピングの施行方法（後面の皺の伸長）
① 水平外転時に形成される皺を確認する．
② 軽度水平内転位にし，皺を伸長する方向へ皮膚を誘導する．
③ 完成．

また、水平外転の拡大には指先へのテーピングは非常に有効である。その理由は水平外転運動の際に、皮膚が肩関節後方から手背側皮膚が末梢方向へ、手掌側から肩関節前方の皮膚が中枢側に移動し、指先で折り返し方向となる皮膚運動を補助するためである。具体的には、示指、中指、環指の3指に貼付する（図2-9）。水平外転を外転角度が大きい場合でさらに拡大させたいときには示指、外転角度が小さい状態で水平外転を拡大させたい場合には環指のみにテーピングを行う。

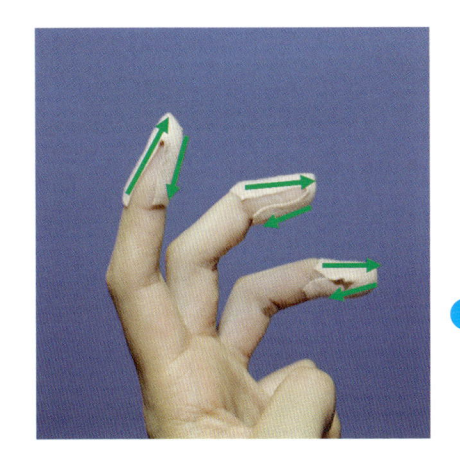

図 2-9　肩関節水平外転テーピングの施行方法（指先の皮膚の誘導）

上肢の手背側から手掌側へ向けて皮膚を移動させる．
テーピング後に手指屈伸運動を行わせる．

⑥ 水平内転

　水平内転時に肩関節内側に形成される皺を観察し、この皺を伸長する（図2-10）。加えて、上腕骨頭が突出する後面の皮膚を弛緩させることも有効である。最終可動域における身体表面突出部に対して皮膚を弛緩させる（図2-11）。また、前述した水平外転と反対方向の指先に対するテーピングも効果的である。

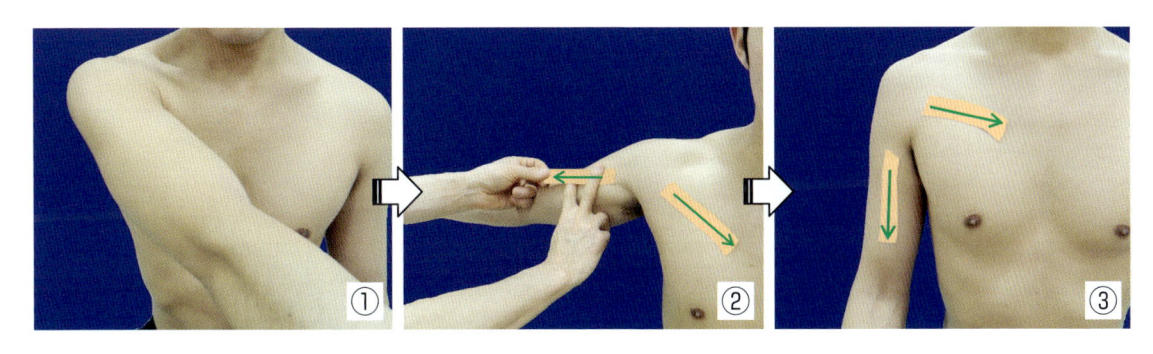

図 2-10　肩関節水平内転テーピングの施行方法（前面の皺の伸長）
① 水平内転時に形成される皺を確認する．
② 軽度水平外転位にし，皺を伸長する方向へ皮膚を誘導する．
③ 完成．

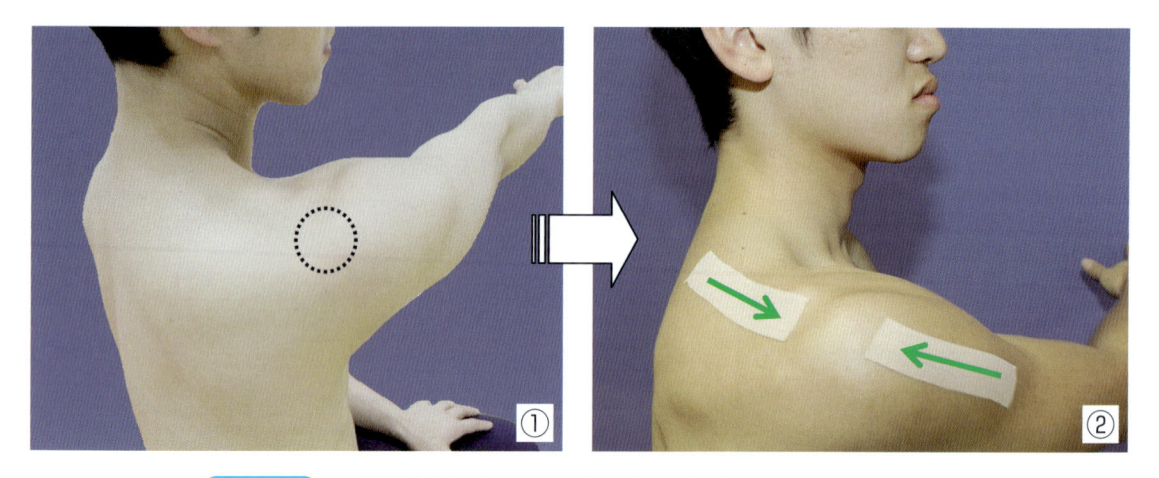

図 2-11 　肩関節水平内転テーピングの施行方法（突出部の弛緩）
① 水平内転の最終可動域における身体表面突出部を観察する．
② 軽度水平内転位にし，この突出部位に向かって皮膚が弛緩するように誘導する

⑦ 外旋

　肩関節の外旋時に生じる SSTL を観察し、これを外旋方向へ誘導させることが有効である。具体的には、まず肩関節外旋最終域で皮膚を手でつまみ螺旋状の SSTL を探索する。図 2-12 は肩関節外転位からの外旋最終域での SSTL を示したものである。この SSTL を外旋方向へ誘導する。図 2-13 と図 2-14 は、肩関節外旋テーピングの施行前後を比較したものである。

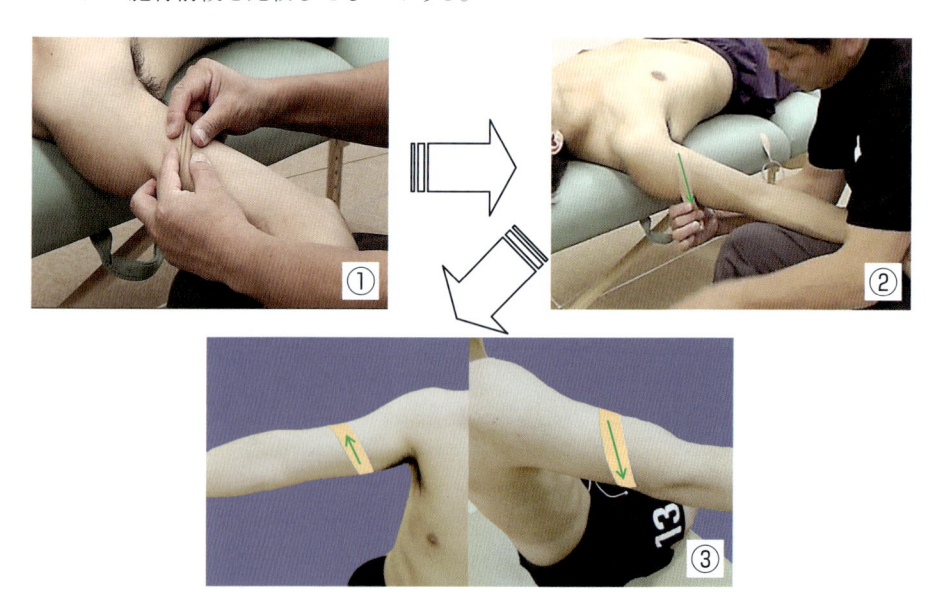

図 2-12 　肩関節外旋テーピングの施行方法（SSTL の操作）
① 肩関節外転位の外旋最終域での SSTL を探索する．
　条件は平行に長く走ることである．
② SSTL に沿って皮膚を外旋させる．
③ 完成．

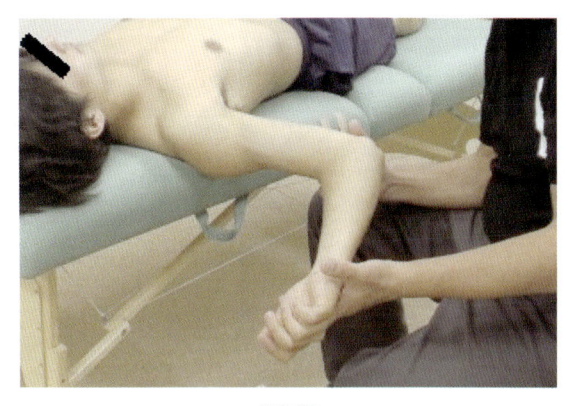

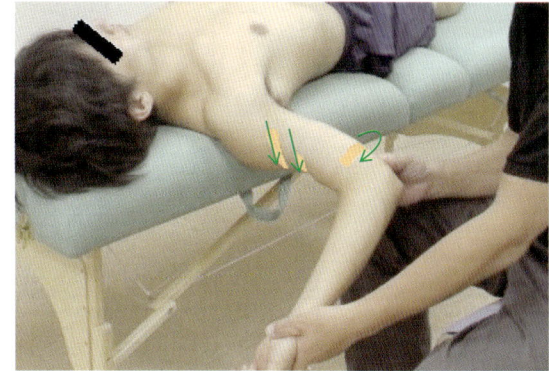

| 施行前 | 施行後 |

図2-13 肩関節外旋テーピングの効果（2nd plane）
図2-12のテーピング前後での外旋可動域の比較．

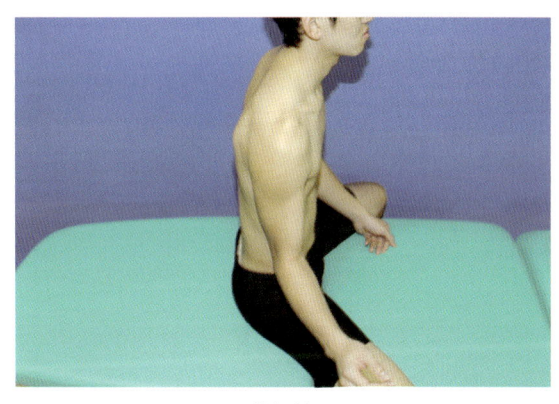

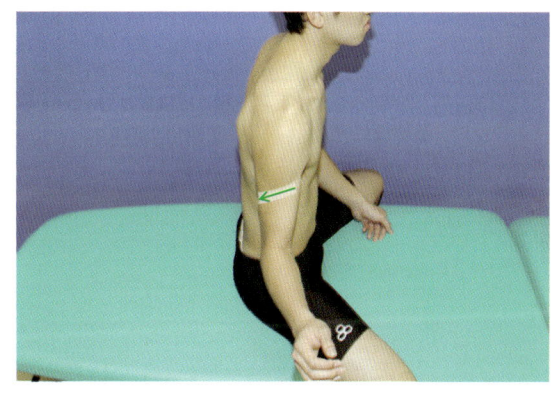

| 施行前 | 施行後 |

図2-14 肩関節外旋テーピングの効果（1st plane）
同様に1st planeでも外旋可動域は改善する．

　また体幹と同様に上腕を内外側に分けて、それぞれを前傾、後傾する方法も有効である。右肩関節外旋を大きくしたい場合、解剖学的立位姿勢で、肩関節前面から肘関節前面内外側上顆中間位置まで、後方では肩関節後面から肘頭までを結ぶ線を内側と外側の分かれる領域と考える。すなわち、上腕を前内側、前外側、後内側、後外側と4か所に分割し、それぞれを前下方、後上方、前上方、後下方へ誘導する（図2-15、図2-16）。

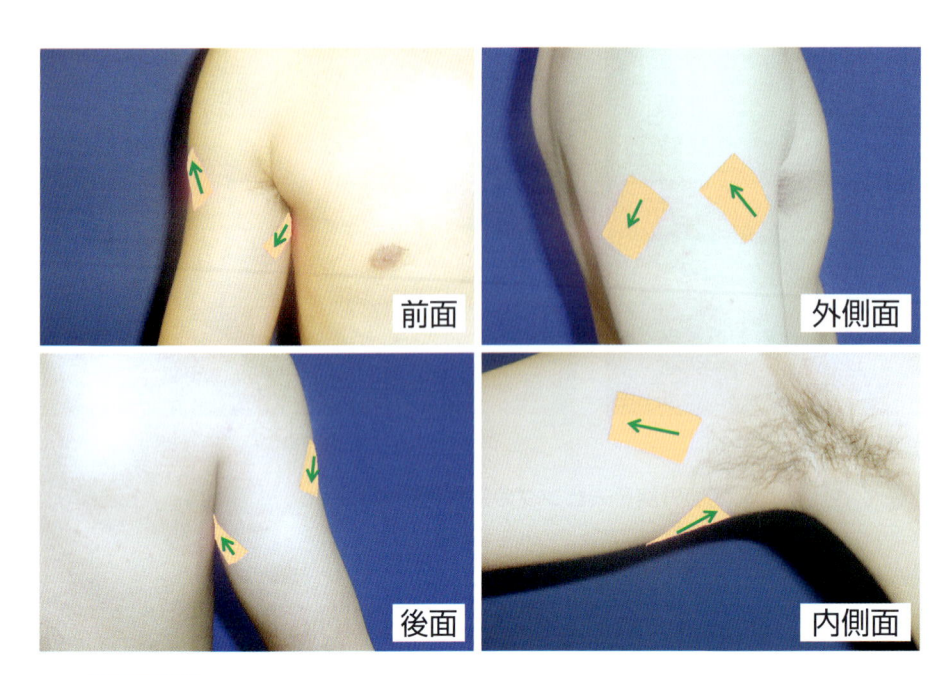

前面　外側面　後面　内側面

図2-15 肩関節外旋テーピングの施行方法（前傾後傾方向への操作）

体幹と同様に上腕を内外側に分けて，それぞれを前傾，後傾する方法も有効である．右肩関節外旋を大きくしたい場合，解剖学的立位姿勢で，肩関節前面から肘関節前面内外側上顆中間位置まで，後方では肩関節後面から肘頭までを結ぶ線を内側と外側の分かれる領域と考える．すなわち，上腕を前内側，前外側，後内側，後外側と4か所に分割し，それぞれを前下方，後上方，前上方，後下方へ誘導する．

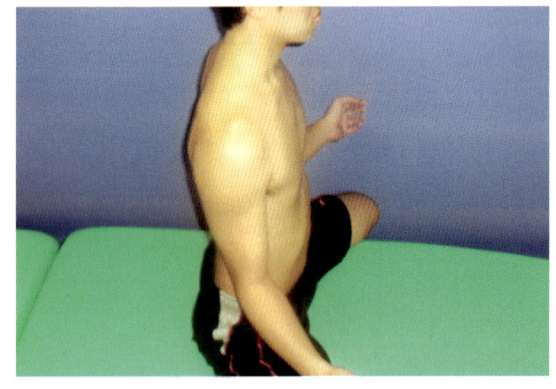

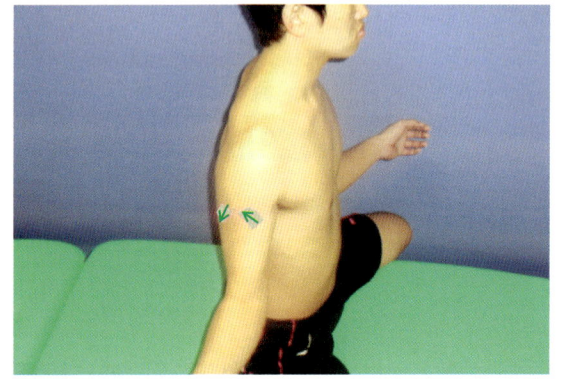

施行前　施行後

図2-16 肩関節外旋テーピングの効果（1st plane）

同様に1st planeでも外旋可動域は改善する．

関節可動域拡大および制限テーピング

⑧ 内旋

肩関節の内旋時に生じるSSTLを観察し、これを内旋方向へ誘導させることが有効である。具体的には、まず肩関節内旋最終域で皮膚を手でつまみ、螺旋状のSSTLを探索する。図2-17は肩関節外転位からの内旋最終域でのSSTLを示したものである。このSSTLを内旋方向へ誘導する。図2-18は肩関節内旋テーピングの施行前後を比較したものである。

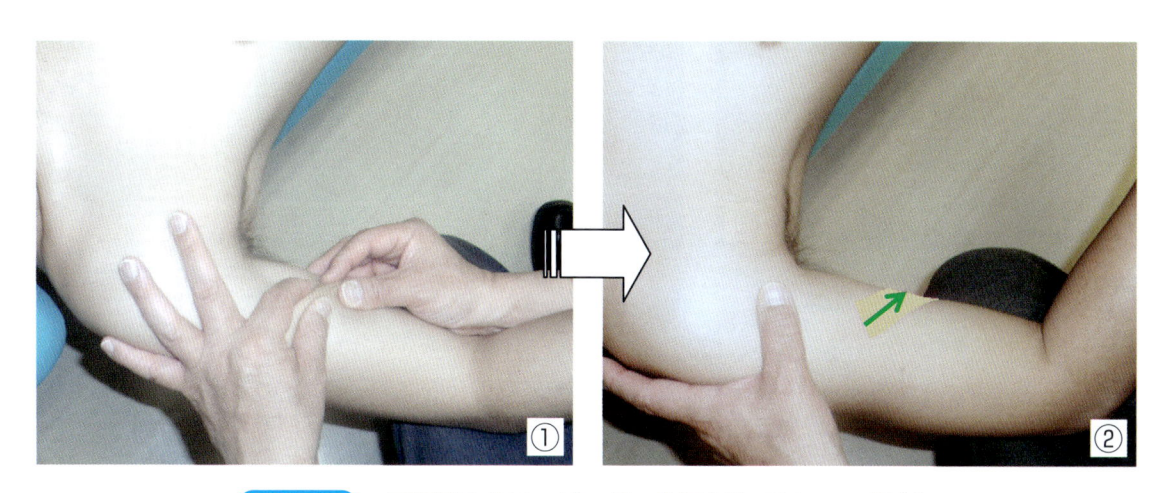

図2-17 肩関節内旋テーピングの施行方法（SSTLの操作）
① 肩関節内旋最終域でのSSTLを探索する.
　条件は平行に長く走ることである.
② SSTLに沿って皮膚を内旋させる.

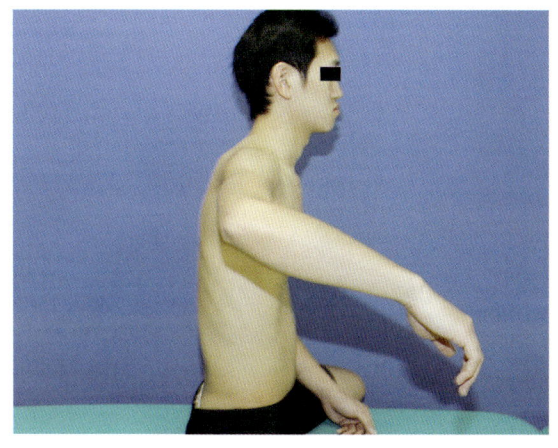

施行前　　　　　　施行後

図2-18 肩関節内旋テーピングの効果（2nd plane）
SSTLを内旋方向へ誘導することで可動域が拡大する.

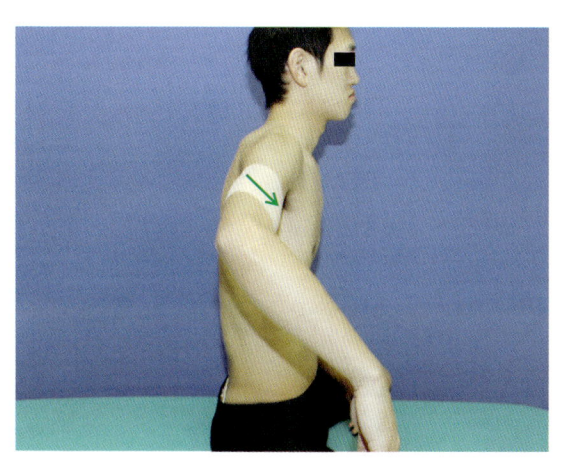

また上腕を4部位に分類し、肩関節外旋誘導とは逆の方向に誘導する方法もある。すなわち、上腕を前内側、前外側、後内側、後外側と4か所に分割し、それぞれを後上方、前下方、後下方、前上方へ誘導する方法である（図2-19、図2-20）。

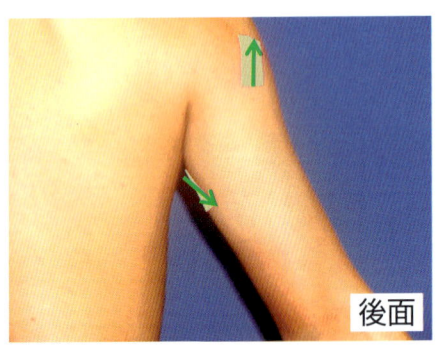

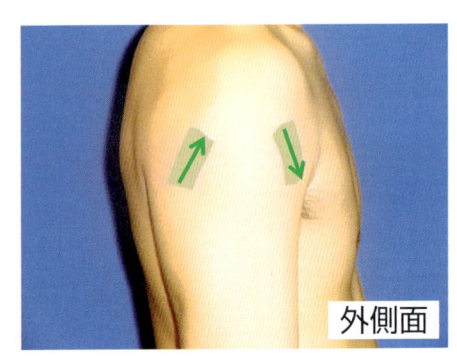

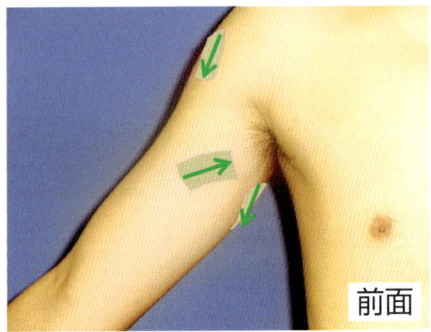

後面

外側面

前面

図 2-19 肩関節内旋テーピングの施行方法（前傾後傾方向への操作）

上腕を4部位に分類し，肩関節外旋誘導の逆に行う方法もある．すなわち，上腕を前内側，前外側，後内側，後外側と4か所に分割し，それぞれを後上方，前下方，後下方，前上方へ誘導する方法である．

関節可動域拡大および制限テーピング

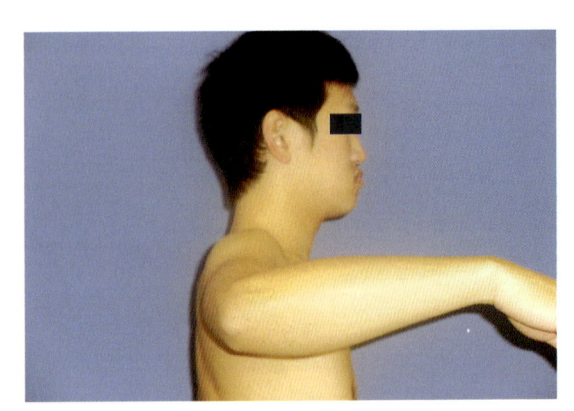

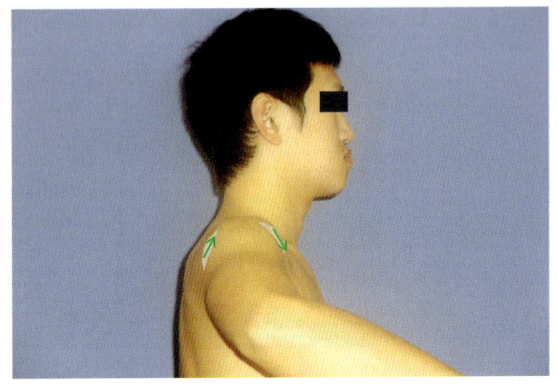

施行前　　　　　　　　　　　施行後

図 2-20 肩関節内旋テーピングの効果（2nd plane）

(2) 胸鎖関節、肩鎖関節

① 水平外転

肩関節の水平外転時、胸鎖関節では鎖骨の前方端が前方へ突出してくる。このため、この突出部位を弛緩させるテーピングによって、胸鎖関節の可動性は拡大し、見かけ上の肩関節水平外転運動も拡大する（図 2-21、図 2-22、図 2-23）。

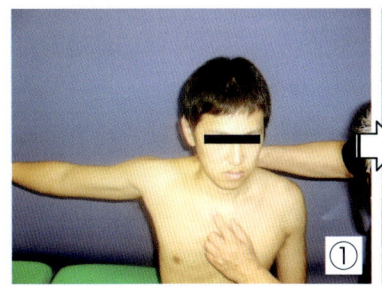

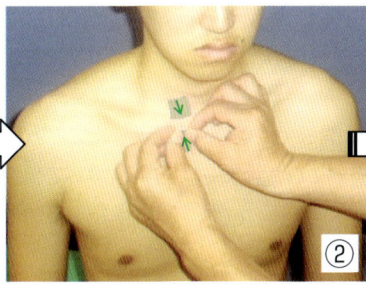

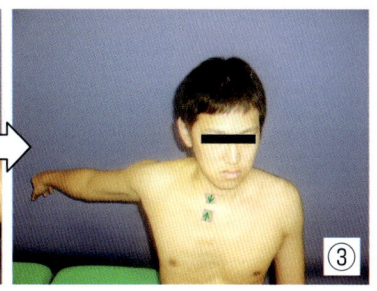

図 2-21　胸鎖関節での水平外転テーピングの施行方法

鎖骨胸骨端前方部分の皮膚を弛緩させ見かけ上の水平外転角度を大きくしたもの．
① 肩関節を水平外転させ，胸鎖関節での鎖骨前方端が前方へ突出してくることを確認する．
② 肩関節を軽度水平外転位にし，突出部を弛緩させるように皮膚を誘導する．
③ 完成．

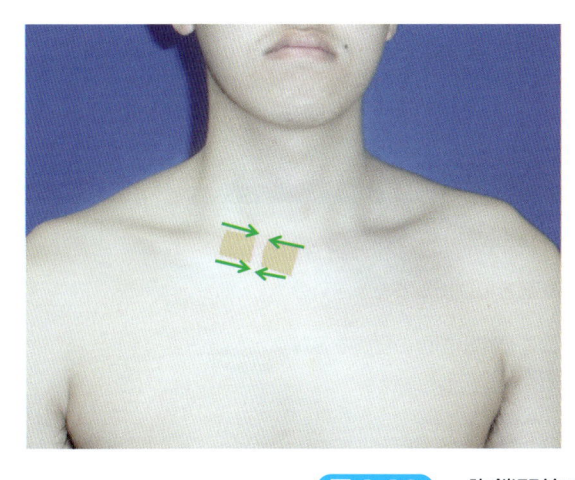

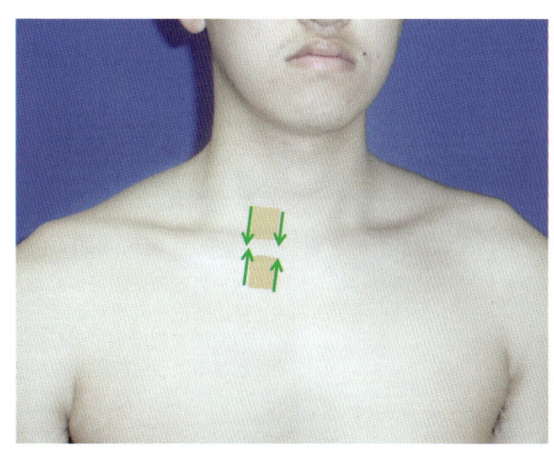

図 2-22　胸鎖関節での水平外転の操作部位

鎖骨の胸骨端の突出部位上の皮膚を弛緩させれば水平外転が大きくなる．図と逆に伸長すれば水平内転が大きくなる．

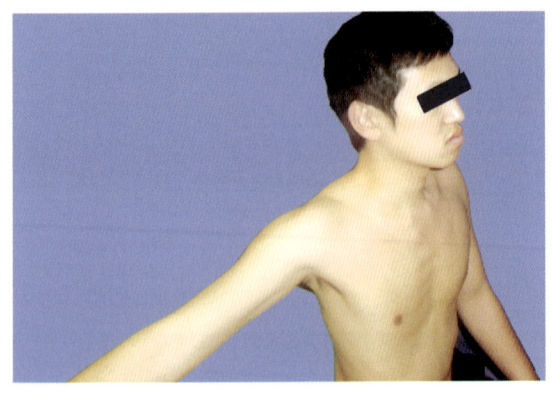

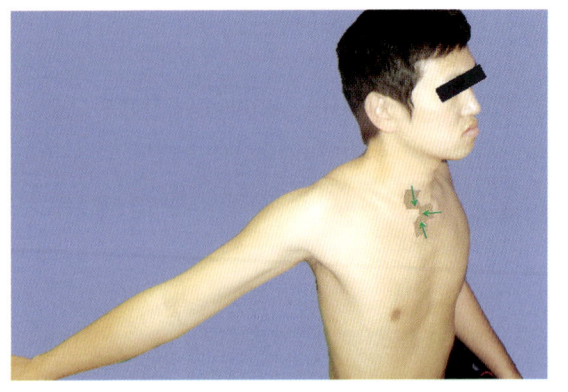

施行前　　　　　　　　　　　　　　施行後

図 2-23　胸鎖関節での水平外転テーピングの施行前後の比較

右鎖骨胸骨端に3本のテープを用い，すべて鎖骨胸骨端に近づけている．

また肩鎖関節では、同運動時に鎖骨肩峰端上部が前方に突出してくる。このため、この突出部位の皮膚を弛緩させるように前方方向へテープを貼付すると、見かけ上の水平外転角度の拡大が可能である（図 2-24）。胸鎖関節、肩鎖関節の誘導のみでも、見かけ上の水平外転角度はかなり大きくなる（図 2-25）。

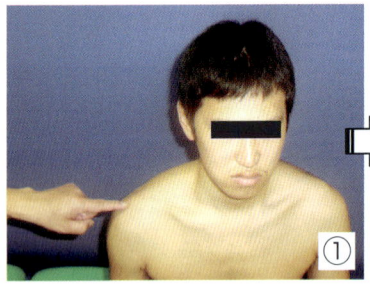

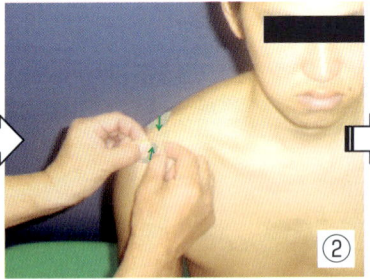

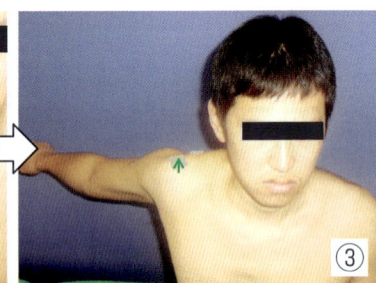

図 2-24　肩鎖関節での水平外転テーピングの施行方法

① 水平外転時に鎖骨肩峰端上部が前方に突出してくる．この突出部位を確認する．
② 肩関節を軽度水平外転位にし，この突出部位の皮膚を弛緩させるように前後方向から近づける．
③ 完成．

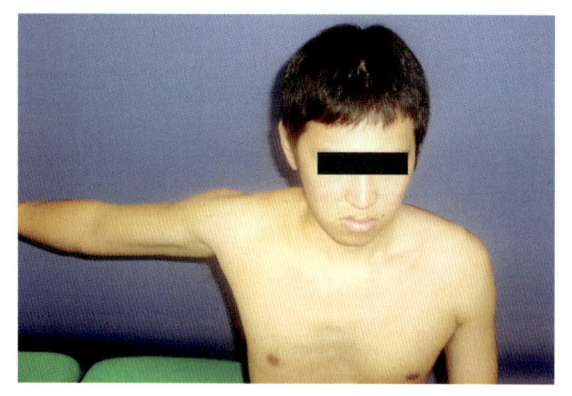

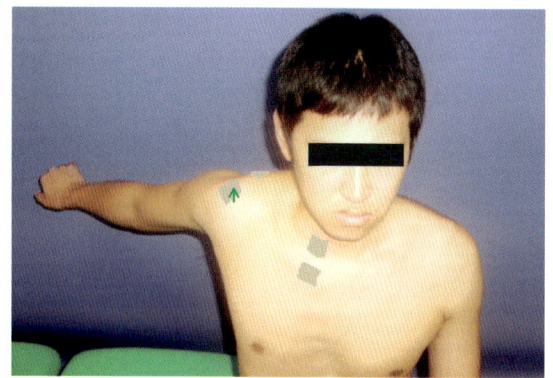

施行前　　　　　　　　　　　　　　　　施行後

図 2-25　胸鎖関節, 肩鎖関節両方のテーピングの効果

胸鎖関節, 肩鎖関節両方のテーピングを施行するだけで, 見かけ上の水平外転角度は拡大する.

② 水平内転

　肩関節の水平内転時、胸鎖関節では鎖骨の前方端が後方に移動する。このため、同部位皮膚を上下に伸長させるテーピングによって、胸鎖関節の可動性は拡大し、見かけ上の肩関節水平内転運動も拡大する（図 2-26、図 2-27）。

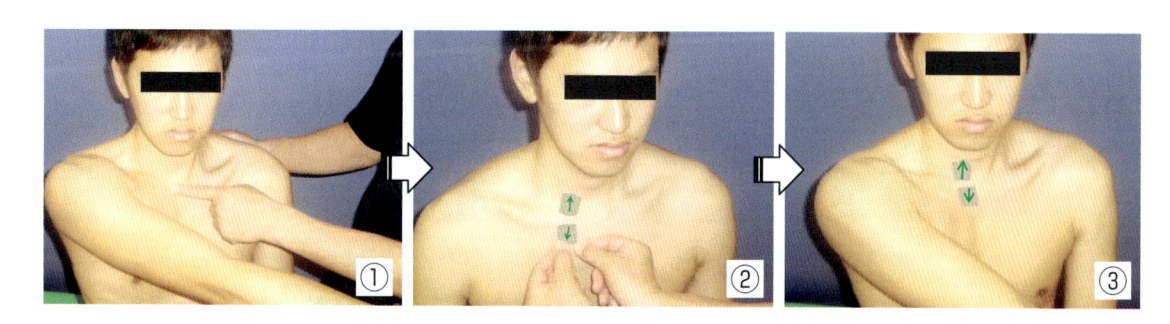

図 2-26　胸鎖関節での水平内転テーピングの施行方法

① 肩関節を水平内転させ, 胸鎖関節での鎖骨前方端が後方へ移動することを確認する.
② 肩関節を軽度水平外転位にし, 突出部を伸長させるように皮膚を誘導する.
③ 完成.

関節可動域拡大および制限テーピング

施行前　　　　　　　　　　　　　　施行後

図 2-27 胸鎖関節での水平内転テーピングの施行による効果
見かけ上の水平外転内転角度は拡大する.

　また肩鎖関節では、同運動時に鎖骨肩峰端上部が後方に移動する。このため、同部位皮膚が伸長するようにテープを貼付すると、見かけ上の水平内転角度の拡大が可能である（図 2-28、図 2-29）。

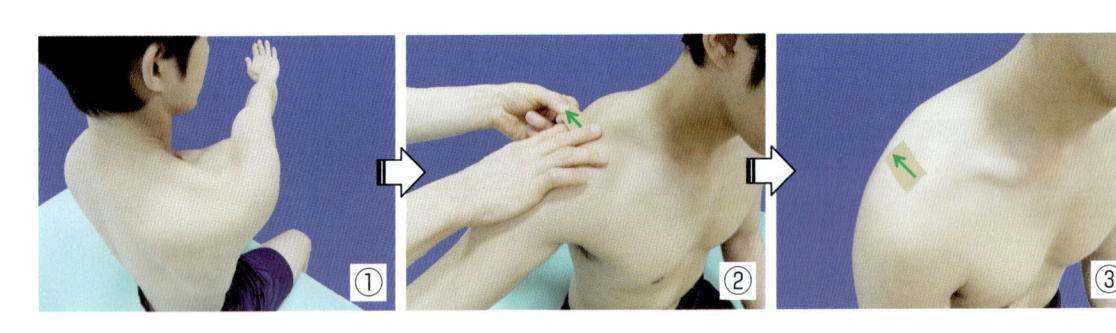

図 2-28 肩鎖関節での水平内転テーピングの施行方法
① 水平内転時に鎖骨肩峰端上部が後方に移動することを確認する.
② 肩関節を軽度水平外転位にし，この突出部位の皮膚を伸長させるように後方方向へテープを貼付する.
③ 完成.

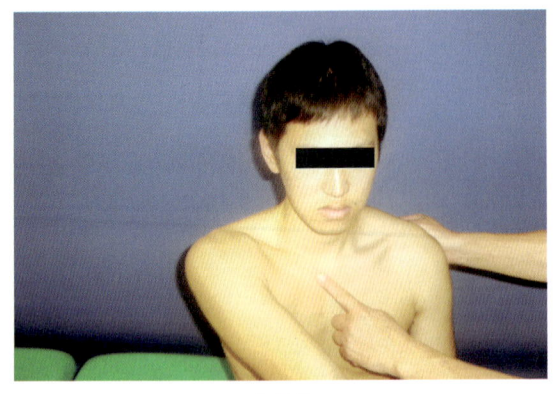

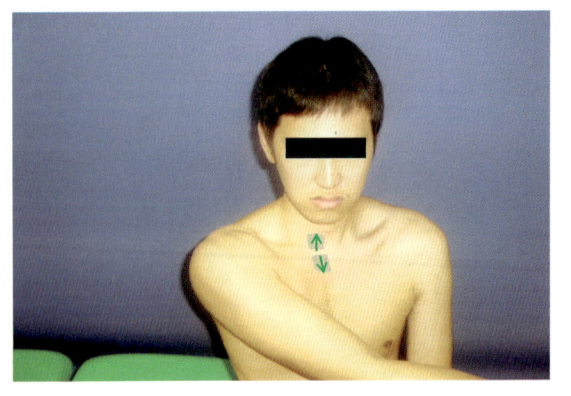

関節可動域拡大および制限テーピング

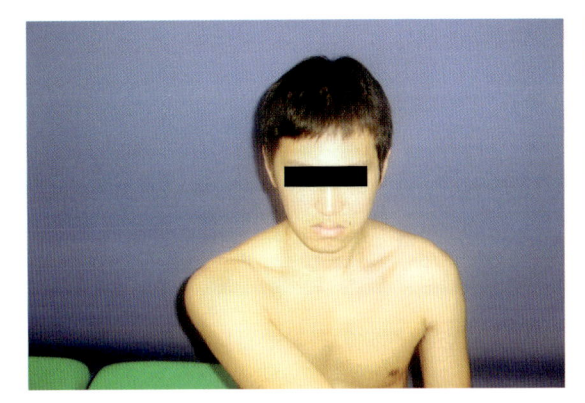

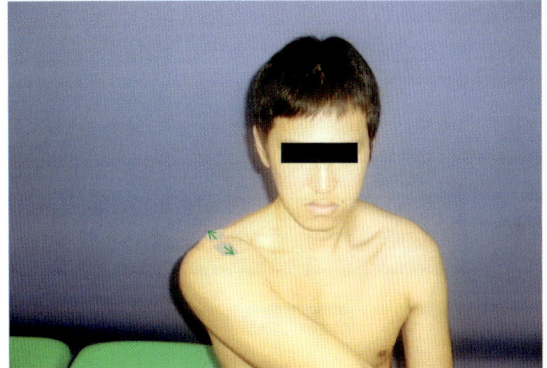

施行前　　　　　　　　　　　　　　　施行後

図 2-29　肩鎖関節での水平内転テーピングの施行による効果
見かけ上の水平外転内転角度は拡大する．

(3) 肘関節
① 屈曲

肘関節屈曲時に肘窩に形成される皺を観察し、この皺を離す方向へ皮膚を誘導する（図 2-30）。また、肘頭に伸展時に生じる皺に向かって上腕、前腕から皮膚を肘頭方向へ誘導する（図 2-31）。

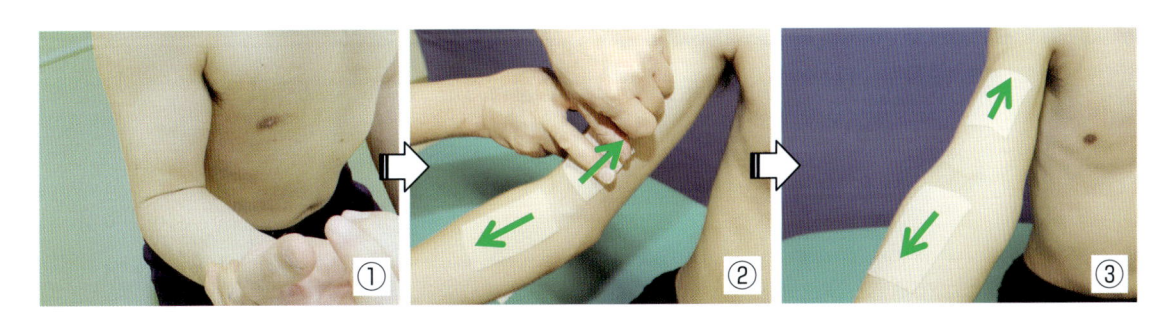

図 2-30　肘関節屈曲テーピングの施行方法（肘窩の皺の伸長）
① 肘関節屈曲時に肘窩に形成される皺を観察する．
② ①の肢位から肘関節を伸展させ，この皺を離す方向へ皮膚を誘導する．
③ 完成．

関節可動域拡大および制限テーピング

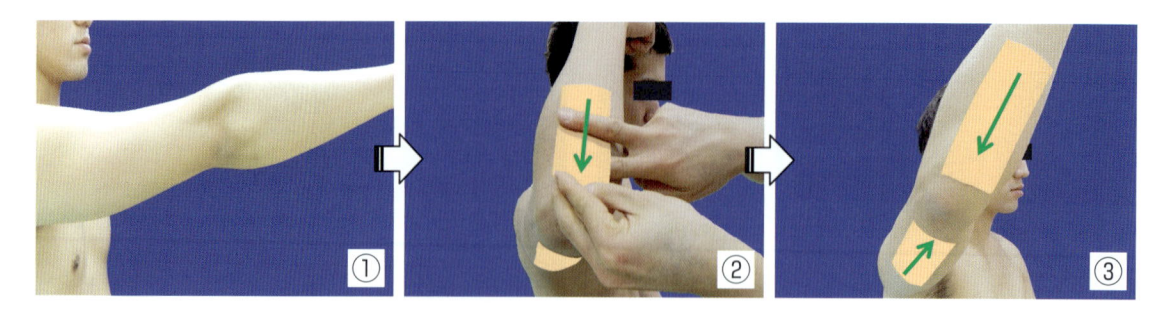

図 2-31 肘関節屈曲テーピングの施行方法（肘頭の皺の弛緩）
① 肘関節伸展時に肘頭に形成される皺を観察する．
② 肘関節を軽度屈曲位にし，この皺を弛緩させる方向へ皮膚を誘導する．
③ 完成．

② **伸展**

肘頭からそれぞれ、手関節、肩関節方向へ皮膚を誘導する（図 2-32）。さらに、肘窩に向かって上腕および前腕から皮膚を誘導する（図 2-33）。

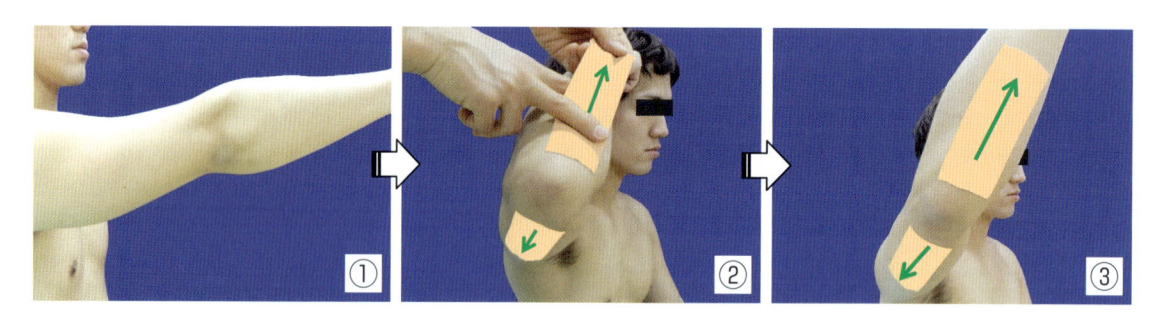

図 2-32 肘関節伸展テーピングの施行方法（肘頭の皺の伸長）
① 肘関節伸展時に肘頭に形成される皺を観察する．
② 肘関節を軽度屈曲位にし，この皺を伸長させる方向へ皮膚を誘導する．
③ 完成．

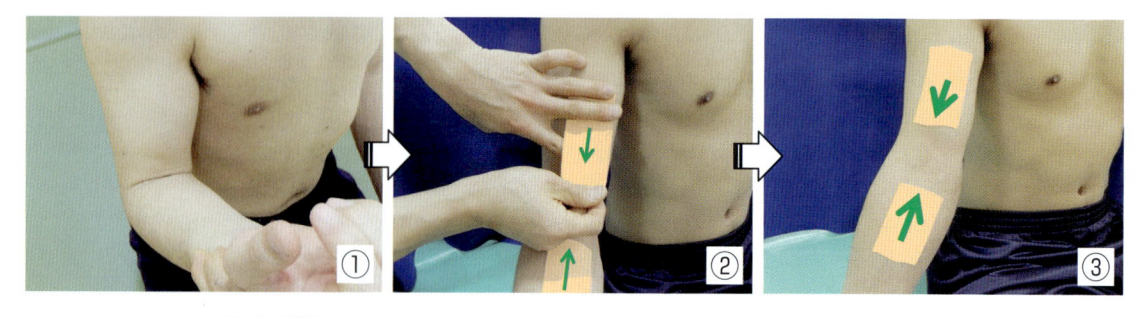

図 2-33 肘関節伸展テーピングの施行方法（肘窩の皺の弛緩）
① 肘関節屈曲時に肘窩に形成される皺を観察する．
② ①の肢位から肘関節を伸展させ，この皺を弛緩させる方向へ皮膚を誘導する．
③ 完成．

(4) 前腕
① 回外

前腕最大回外時に形成される緊張線（SSTL）の方向を探索する（図 2-34）。手関節と肘関節の間で、この SSTL の動きの小さい部位を他動的に皮膚を誘導する触診で確認する。SSTL に平行に手関節から肘関節付近まで探索的に評価する。最も動きの悪い SSTL に沿って、末梢方向へ誘導する（図 2-35、図 2-36）。

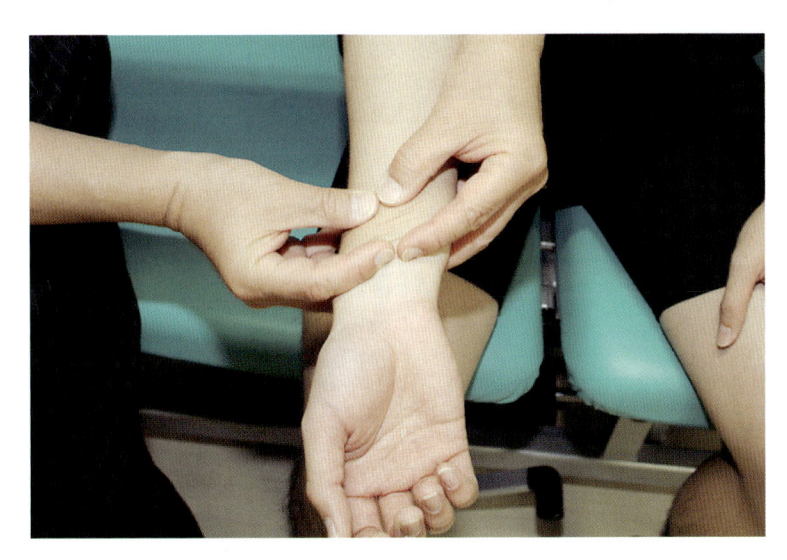

図 2-34 前腕回外時の緊張線（SSTL）の観察
前腕回外時の SSTL は近位尺側から遠位橈側の方向にある．手関節と肘関節の間でこの SSTL の動きの悪い部位を触診する．

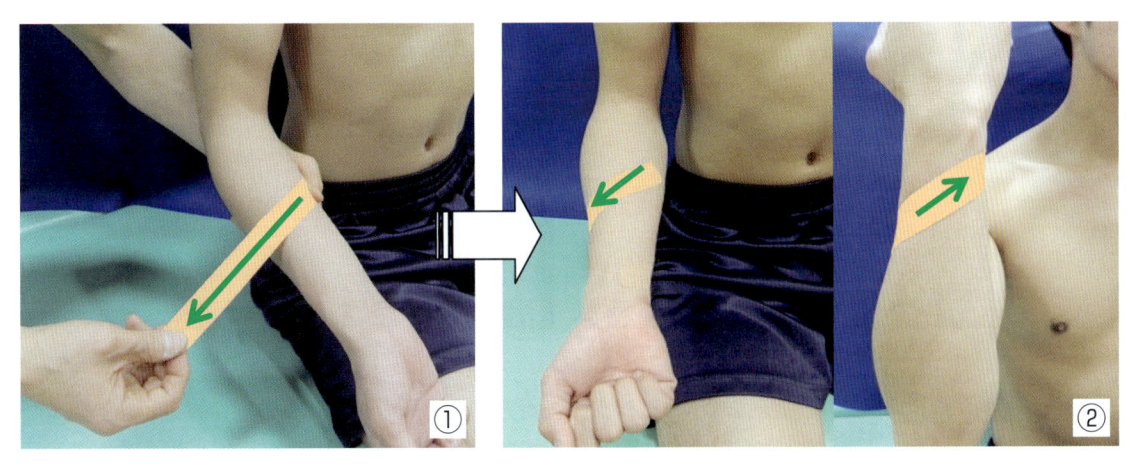

図 2-35 前腕回外テーピングの施行方法（SSTL の操作）
① 前腕回外位にし，SSTL の動きの悪い部位に回外テーピングを施す．
② 完成．

関節可動域拡大および制限テーピング

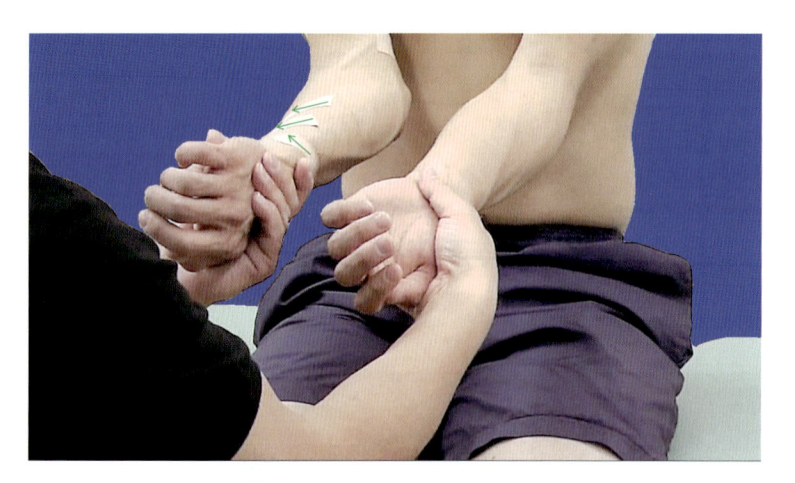

図 2-36 前腕回外テーピングの効果
テーピング後，回外可動域が拡大した．

　さらに上腕と同様に、前腕も正中線から内外側に分類し、それぞれを前後傾することで回内外運動を誘導する。腹側の肘関節中央から手関節中央にかけて、背側の肘頭から手関節中央にかけて内外側に、すなわち、前腕を前内側、前外側、後内側、後外側と4か所に分割し、それぞれを前下方、後上方、前上方、後下方へ誘導する（図2-37）。

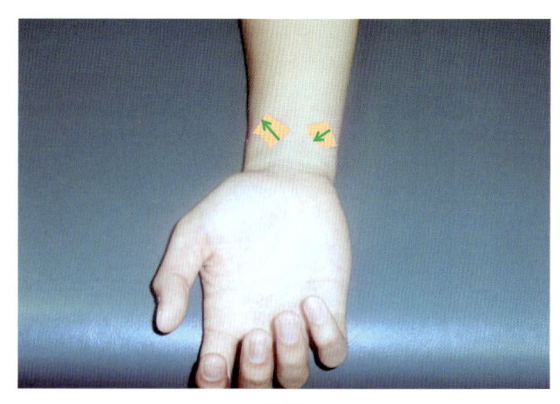

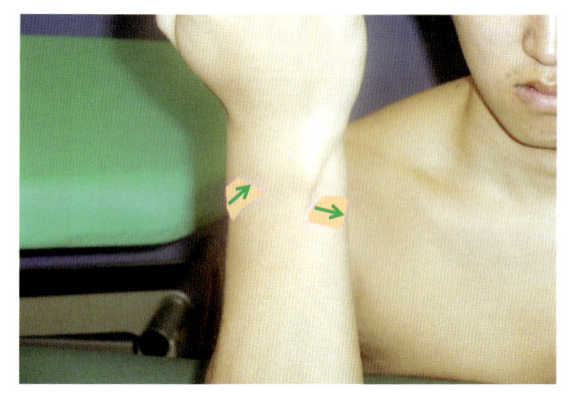

腹側　　　　　　　　　　　背側

図 2-37 前腕回外テーピングの施行方法（前傾後傾方向への操作）
上腕と同様に，前腕も正中線から内外側に分類し，それぞれを前後傾することで回内外運動を誘導する．腹側では肘関節中央から手関節中央にかけて，背側では肘頭から手関節中央にかけて内外側にすなわち，前腕を前内側，前外側，後内側，後外側と4か所に分割し，それぞれを前下方，後上方，前上方，後下方へ誘導する．

② 回内

前腕最大回内時に形成される緊張線（SSTL）の方向を探索する（図2-38）。手関節と肘関節の間でこのSSTLの動きの悪い部位を触診する。そして、最も動きの悪いSSTLに沿って、末梢方向へ誘導する（図2-39）。

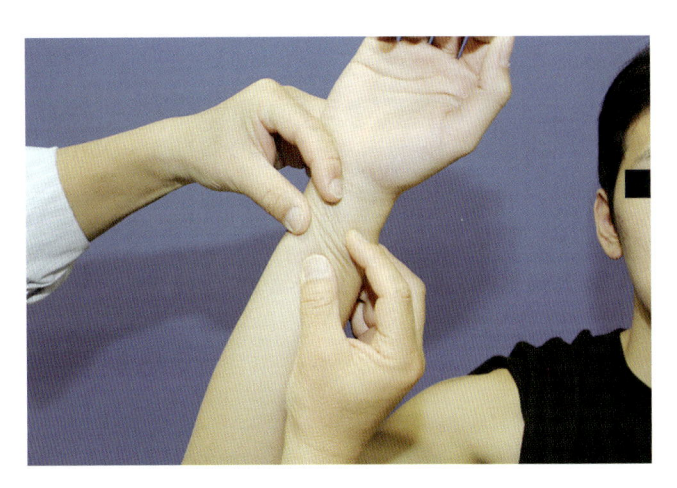

図2-38　前腕回内時の緊張線（SSTL）の観察

前腕回内時のSSTLは近位橈側から遠位尺側の方向にある．手関節と肘関節の間でこのSSTLの動きの悪い部位を触診する．

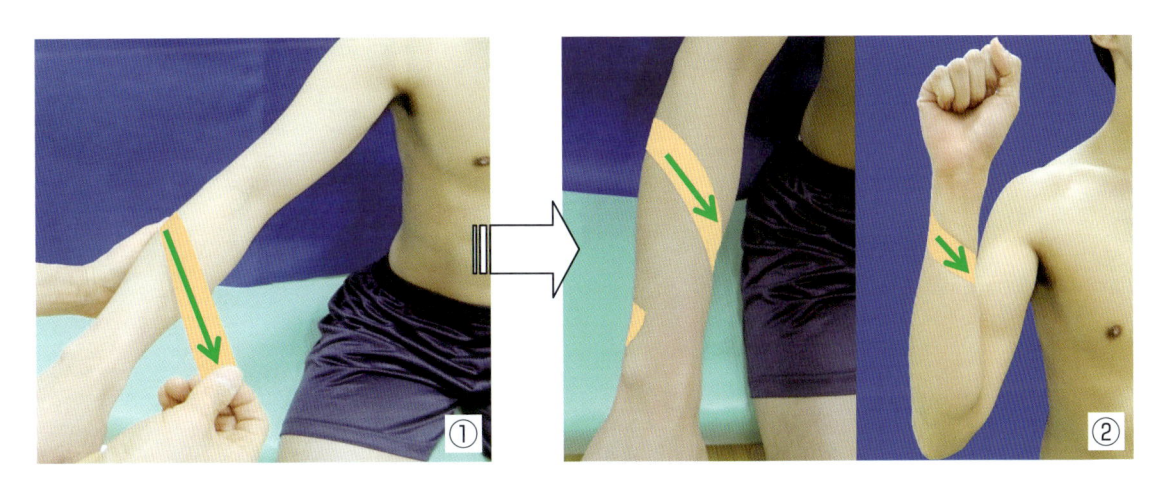

図2-39　前腕回内テーピングの施行方法（SSTLの操作）

① 前腕回内位にし，SSTLの動きの悪い部位に回外テーピングを施す．
② 完成．

関節可動域拡大および制限テーピング

また前腕を4部位に分類し、前腕回外とは逆の方向に誘導する方法もある。すなわち、前腕を前内側、前外側、後内側、後外側と4か所に分割し、それぞれを後上方、前下方、後下方、前上方へ誘導する方法である（図2-40）。

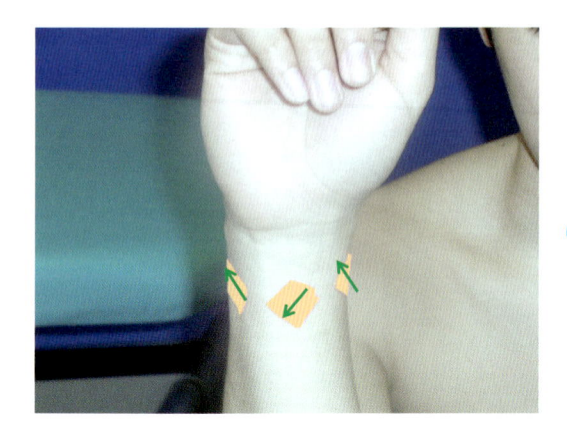

図2-40 前腕回内テーピングの施行方法（前傾後傾方向への操作）

前腕を4部位に分類し，前腕回外の逆に行う方法もある．すなわち，前腕を前内側，前外側，後内側，後外側と4か所に分割し，それぞれを後上方，前下方，後下方，前上方へ誘導する方法である．

(5) 手関節
① 背屈

手関節背屈時には、橈骨手根関節および手根中央関節付近に皺ができる。この両方の皺を引き離す方向に皮膚を誘導する（図2-41）。橈側の皺を引き離すと橈側の背屈が、尺側の皺を引き離すと尺側の背屈が拡大する。さらに、手掌部側では掌屈時にできる皺の方向に向かって、手掌部および前腕腹側から皮膚を誘導する（図2-42）。

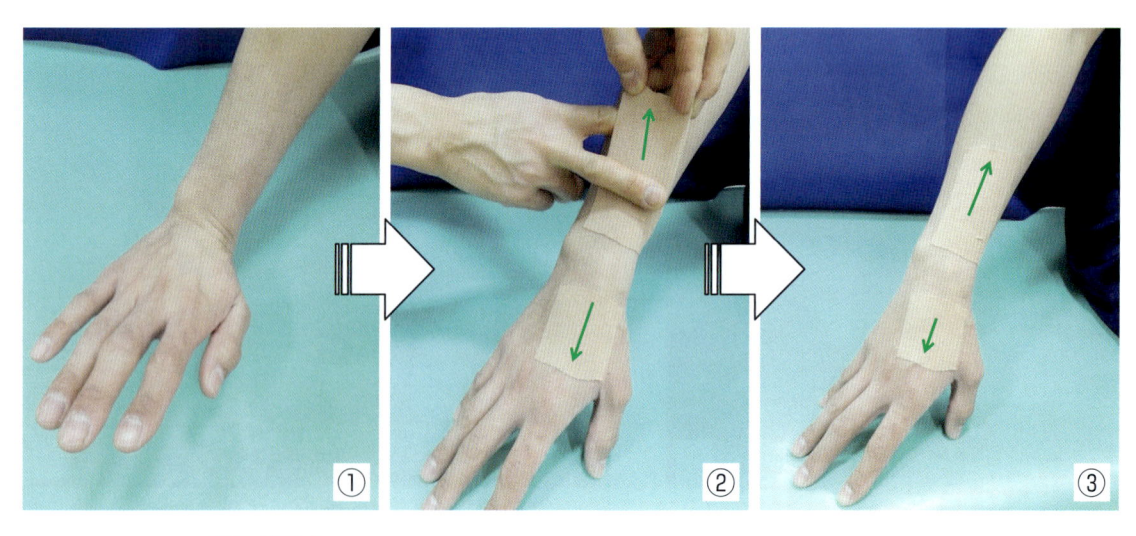

図2-41 手関節背屈テーピングの施行方法（手背の皺の伸長）
① 手関節背屈時には橈骨手根関節および手根中央関節付近に皺ができる．
② 手関節を軽度掌屈位にし，①の皺を伸長させる方向に皮膚を誘導する（橈側の皺を引き離すと橈側の背屈が，尺側の皺を引き離すと尺側の背屈が拡大する）．
③ 完成．

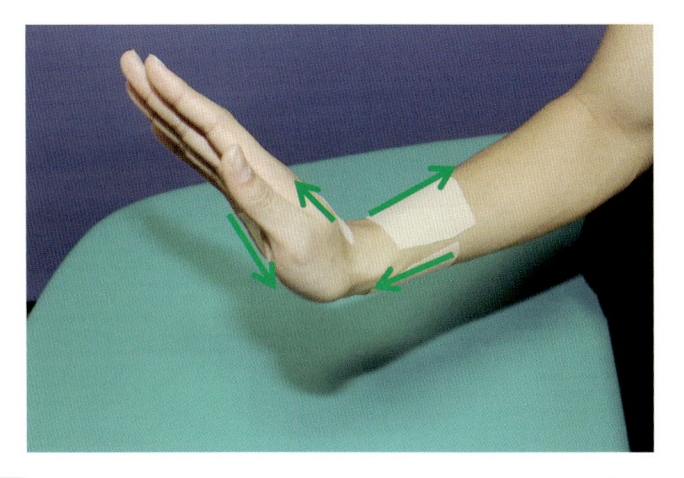

図 2-42 手関節背屈テーピングの施行方法（手背の皺の伸長と手掌の皺を弛緩）
さらに背屈の可動域を拡大させたい場合，
掌屈時に手掌にできる皺を弛緩させる．

② 掌屈

　掌屈時に手関節にできる皺を引き離す方向へ皮膚を誘導する（図 2-43）。また、背屈時に生じる皺の方向へ手背部および前腕背側部から皮膚を誘導する（図 2-44）。

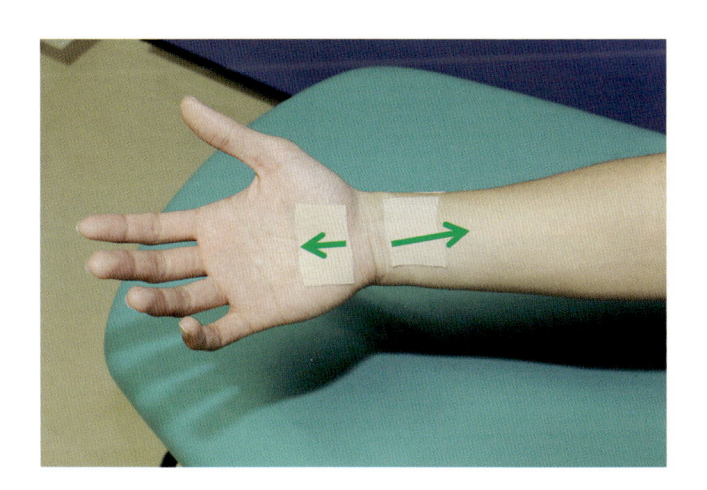

図 2-43 手関節掌屈テーピングの施行方法（手掌の皺の伸長）
① 手関節掌屈時に手関節に形成される皺を確認する．
② 手関節を軽度背屈位にし，この皺を伸長させる方向に皮膚を誘導する．
③ 完成．

関節可動域拡大および制限テーピング

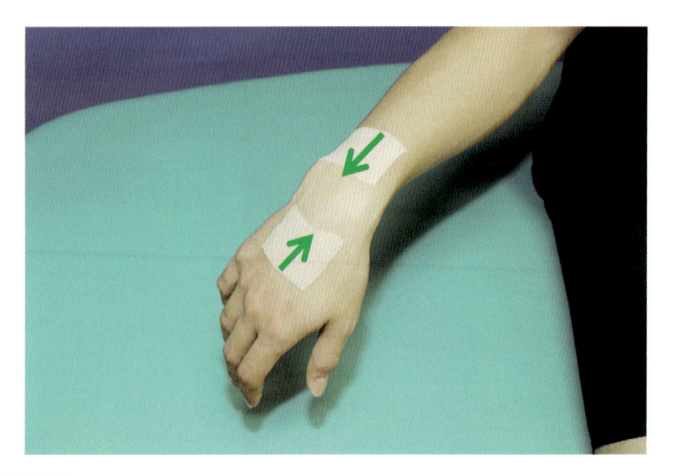

図 2-44 手関節掌屈テーピングの施行方法（手背の突出部の弛緩）
さらに掌屈の可動域を拡大させたい場合，掌屈時に隆起する部分に皮膚を集めて弛緩させる．

③ 橈屈

橈屈時にできる皺（橈骨と母指間）を引き離す方向へ皮膚を誘導する（図2-45）。さらに尺屈時にできる皺（尺骨と小指間に生じるもの）の方向に向かって皮膚を誘導する（図2-46）。

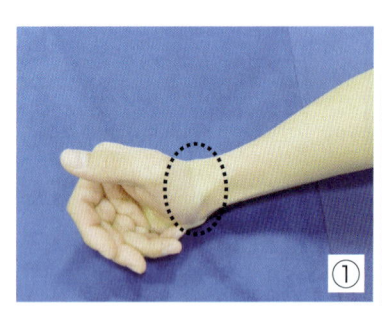

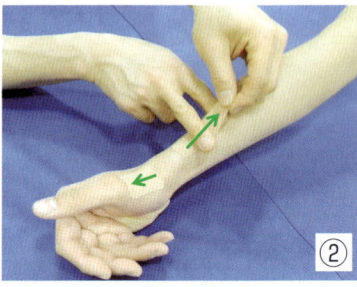

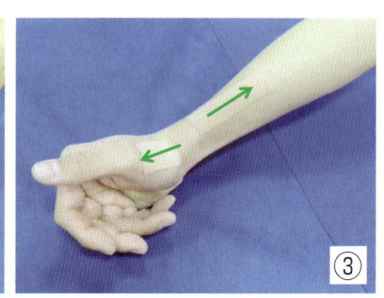

図 2-45 手関節橈屈テーピングの施行方法（橈側の皺の伸長）
① 手関節橈屈時に形成される皺（橈骨と母指間）を確認する．
② 手関節を軽度尺屈位にし，この皺を伸長させる方向へ皮膚を誘導する．
③ 完成．

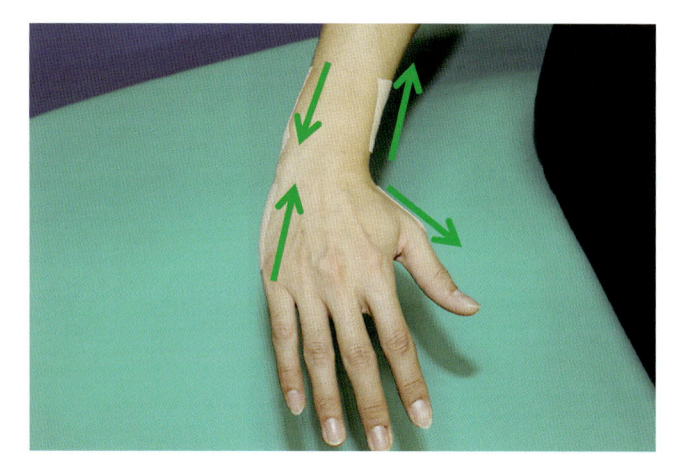

図 2-46 手関節橈屈テーピングの施行方法（橈側の皺の伸長と尺側の皺の弛緩）
さらに橈屈の可動域を拡大させたい場合，橈側の皺を伸長すると同時に尺側の皺を弛緩させる．

④ 尺屈

橈屈と逆方向へ，尺屈時にできる皺を引き離す方向へ皮膚を誘導する。さらに橈屈時にできる皺の方向に向かって皮膚を誘導する（図 2-47）。橈側、尺側両方に施行すると効果が大きくなる（図 2-48）。

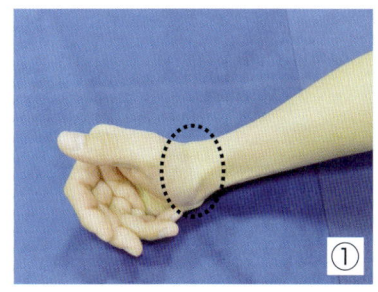

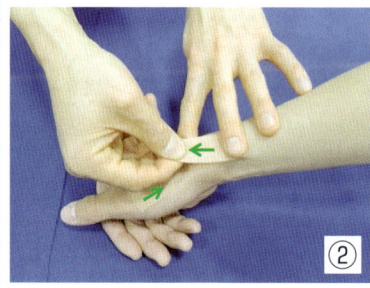

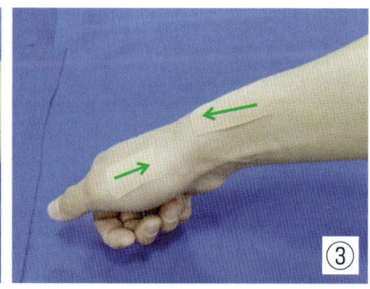

図 2-47 手関節尺屈テーピングの施行方法（橈側の皺の弛緩）
① 手関節橈屈時に形成される皺を確認する．
② 手関節を軽度尺屈位にし，この皺を弛緩させる方向へ皮膚を誘導する．
③ 完成．

関節可動域拡大および制限テーピング

85

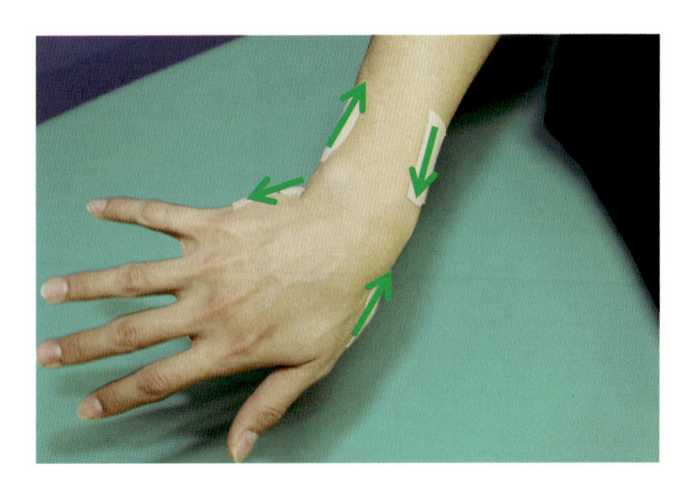

図 2-48　手関節尺屈テーピングの施行方法（橈側の皺の弛緩と尺側の皺の伸長）

さらに尺屈の可動域を拡大したい場合，橈側の皺を弛緩すると同時に尺側の皺を伸長させる．

関節可動域拡大および制限テーピング

3. 下　肢

(1) 股関節
① 屈曲

　股関節屈曲時に鼠径部に形成される皺を観察し、この皺を伸長させる。純粋な屈曲では皺は上前腸骨棘付近で深く形成される（図 3-1）が、屈曲に内転が加わると鼠径部全体に皺が形成される。したがって、皺を広げる際にどの方向への屈曲なのか、また鼠径部の皺が長いため、特に広がりにくい部位を触診することが重要である。鼠径部全体に皺が形成されるとき、腹部の皮膚は腹斜筋の走行に沿う形で反対側の肋骨弓方向へ誘導すると良い（図 3-2）。大腿部の皮膚は皺全体を広げる場合には、遠位外側方向へ誘導する。さらに、殿溝に向かって皮膚を誘導することも効果的である（図 3-3）。これらのテーピングによって股関節屈曲可動域は拡大する（図 3-4）。

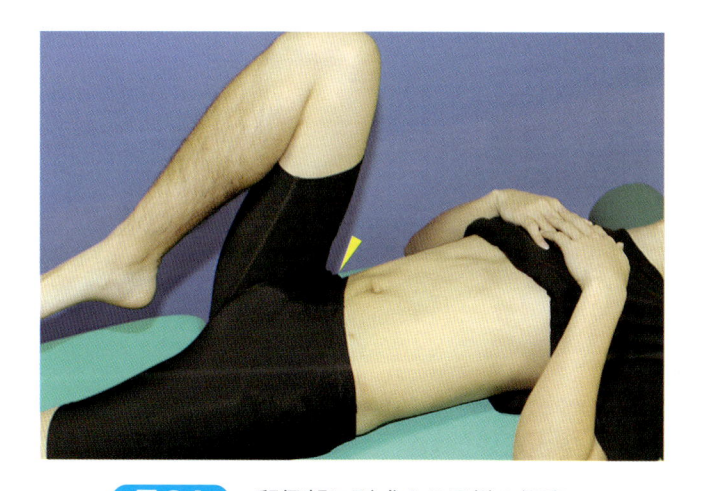

図 3-1　鼠径部に形成される皺の観察
屈曲では腸骨稜よりになるが，屈曲に内転が加わると皺は鼠径部全体に形成される．

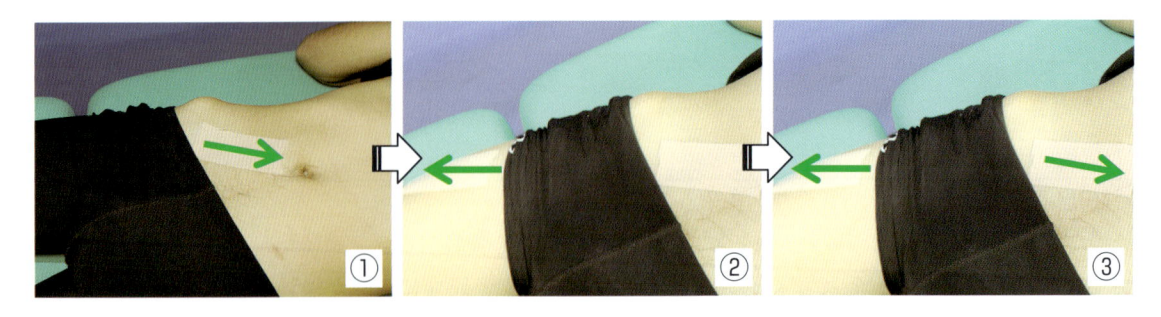

図 3-2 股関節屈曲テーピングの施行方法（鼠径部の皺の伸長）

図は屈曲に内転が加わった場合の例である．
① 股関節を下垂位にし，腹部の皮膚は腹斜筋の走行に沿う形で反対側の肋骨弓方向へ皮膚を誘導する．
② 大腿部の皮膚は皺全体を伸長するように遠位外側方向へ皮膚を誘導する．
③ 完成．

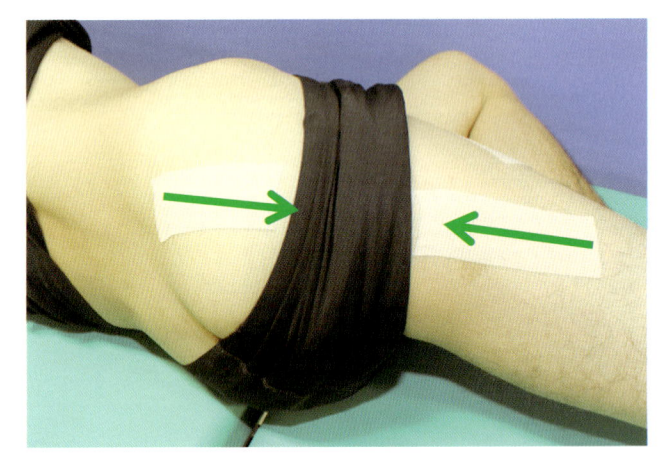

図 3-3 股関節屈曲テーピングの施行方法（殿溝の皺の弛緩）

さらに屈曲可動域を拡大したい場合，殿溝の皺を弛緩させる．

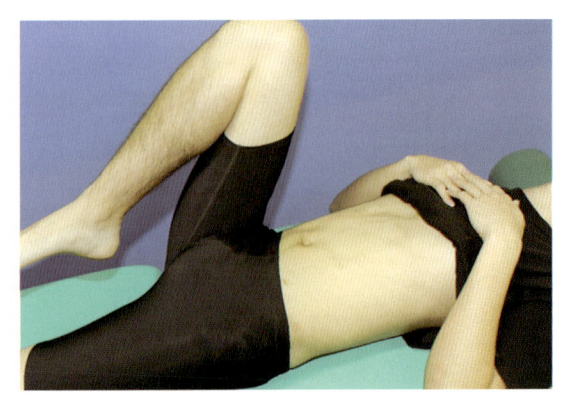

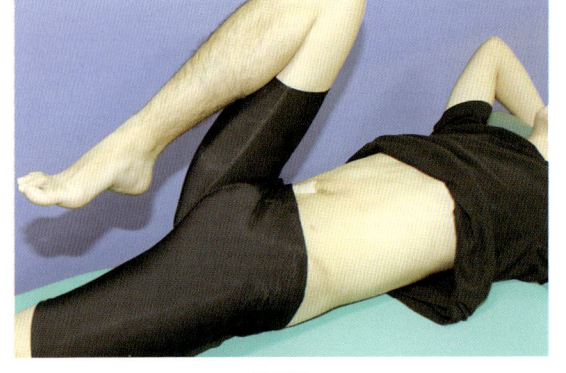

施行前　　　　　　　　　　　　施行後

図 3-4 股関節屈曲テーピングの効果

関節可動域拡大および制限テーピング

さらに屈曲を拡大したい場合には、鼠径部の皺の遠位に沿い、鼠径部より遠位に位置する大腿骨頭上皮膚を左右に伸長する機械的刺激を加える（図3-5a）。殿溝のすぐ遠位の皮膚を弛緩させることも効果的である（図3-5b）。同様に膝蓋骨上部の皮膚を弛緩させること（図3-5a）、膝窩線上部の皮膚を伸長すること（図3-5b）も股関節屈曲には効果的である。大腿骨近位は大腿前面が伸長され、後面が弛緩することにより後方に移動し、大腿骨遠位は大腿前面が弛緩し後面が伸長されていることにより前方移動が生じやすくなる（図3-6）。

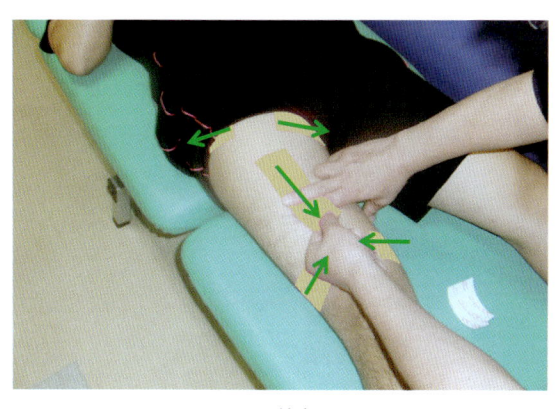

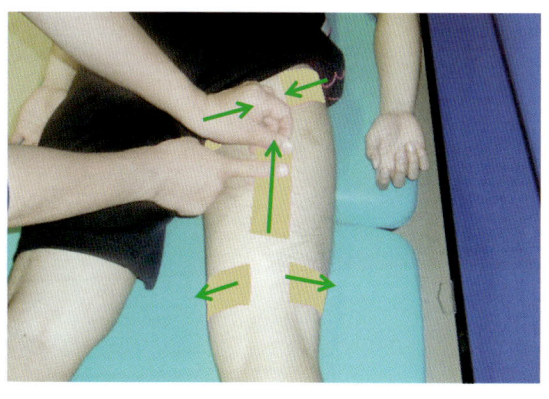

a：前方　　　　　　　　　　　　　　b：後方

図3-5　その他の股関節屈曲テーピング

a：さらに屈曲を拡大したい場合には，鼠径部の皺の遠位に沿い，鼠径部より遠位に位置する大腿骨頭上皮膚を左右に伸長する機械的刺激を加える．同様に膝蓋骨上部の皮膚を弛緩させることも股関節屈曲には効果的である．
b：殿溝のすぐ遠位の皮膚を弛緩させることも効果的である．同様に膝窩線上部の皮膚を伸長することも股関節屈曲には効果的である．

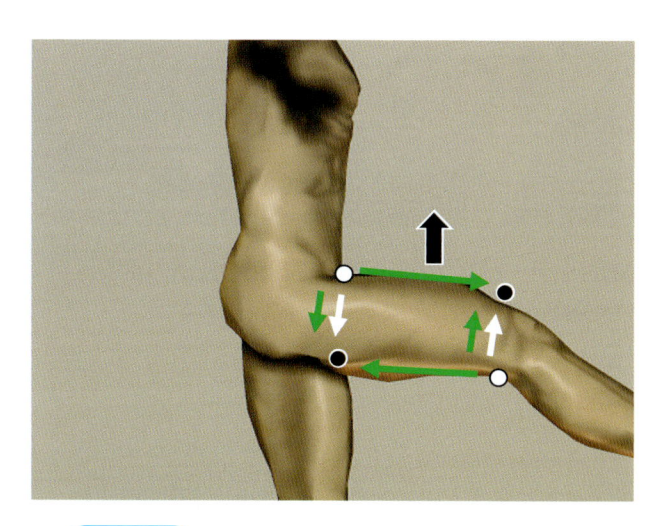

図3-6　股関節屈曲可動域拡大のシェーマ

白丸は皮膚を伸長すべき部位であり黒丸は皮膚を弛緩すべき部位である．これにより大腿部近位は後方へ，大腿部遠位は前方へ動きやすくなる．
緑矢印：皮膚の移動
白矢印：骨の移動

また、股関節にアプローチする方法として、足底面のテーピングも有効である。足尖部から踵方向へのテーピングで股関節屈曲が誘導できる（図 3-7）。母趾に対する背側から腹側方向へのテーピングも有効である（図 3-8）。

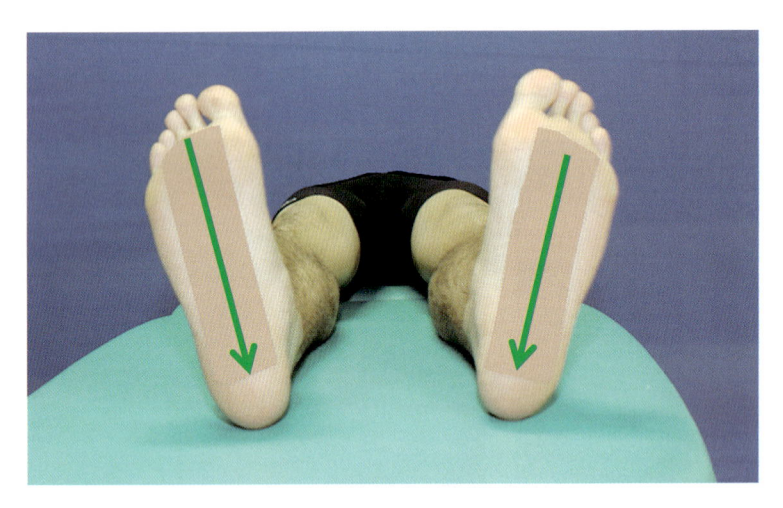

図 3-7　下肢全体へのアプローチ
足底に行う下肢屈曲テーピング.

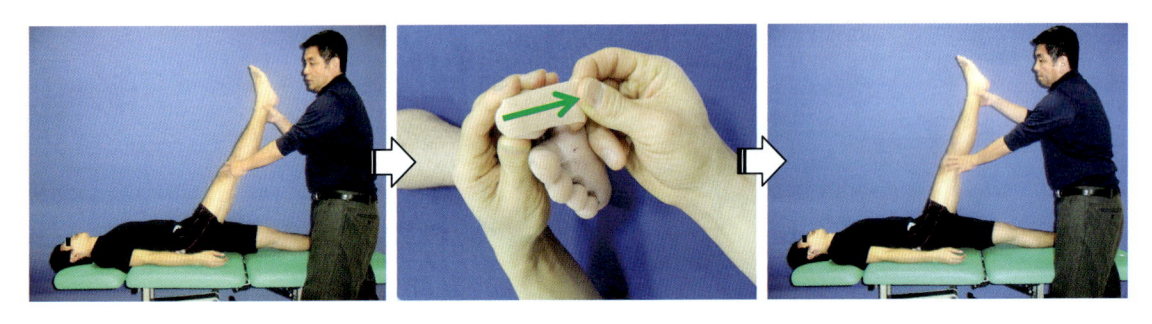

図 3-8　股関節屈曲テーピングの施行方法（母趾の皮膚の誘導）
母趾に背側から腹側へのテーピングをすることも有効である.

② 伸展

伸展では殿溝を基準にする。殿溝を上下に離す方向に皮膚を誘導すると伸展は拡大する（図 3-9）。例えば歩行立脚終期のように、骨盤回旋を伴う場合は、殿溝の内外側で皺の形成が異なることに留意する。骨盤回旋が大きいと、殿溝内側の皺の形成も大きくなる。また鼠径部の皺に関しては、腹部、大腿部両方から皮膚を皺の方向に誘導することも効果的である。

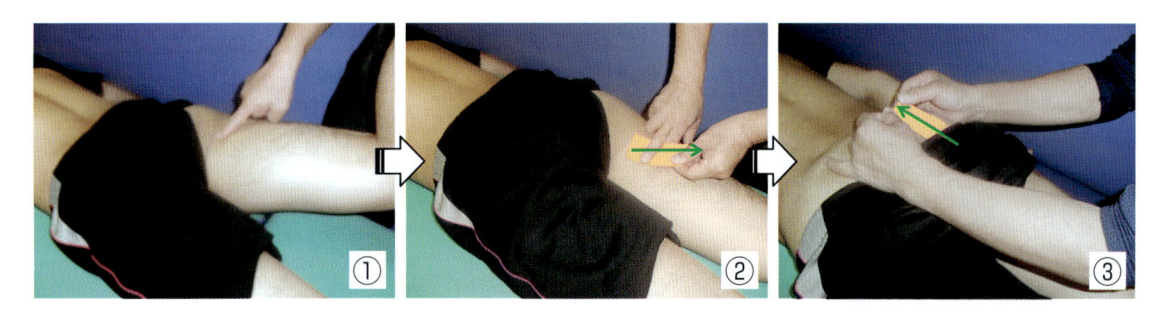

> **図 3-9** 股関節伸展テーピングの施行方法（殿溝の伸長）
> ① 殿溝の方向を確認する.
> ② 殿溝より下部は下方向へ皮膚を誘導する.
> ③ 殿溝より上部は上方向へ皮膚を誘導する.

　さらに強調したい場合には、殿溝遠位に沿って皮膚を左右に伸長する。鼠径部のすぐ遠位の皮膚を弛緩させることも効果的である。同様に膝蓋骨上部の皮膚を伸長すること、膝窩線上部の皮膚を弛緩させることも効果的である。

　屈曲と同様に股関節にアプローチする方法として足裏のテーピングも有効である。踵から足尖方向へのテーピングで股関節伸展が誘導可能である（図3-10）。母趾の腹側から背側方向へのテーピングも有効である（図3-11）。

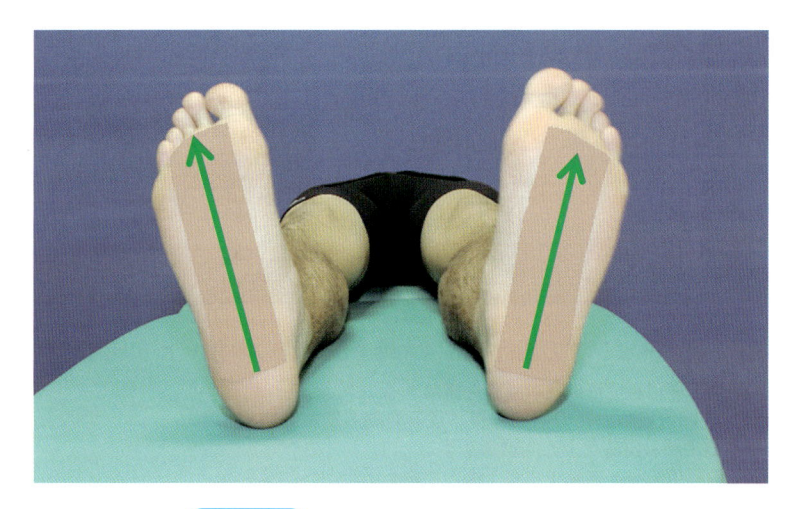

> **図 3-10** 下肢全体へのアプローチ
> 足底に行う下肢伸展テーピング.

関節可動域拡大および制限テーピング

91

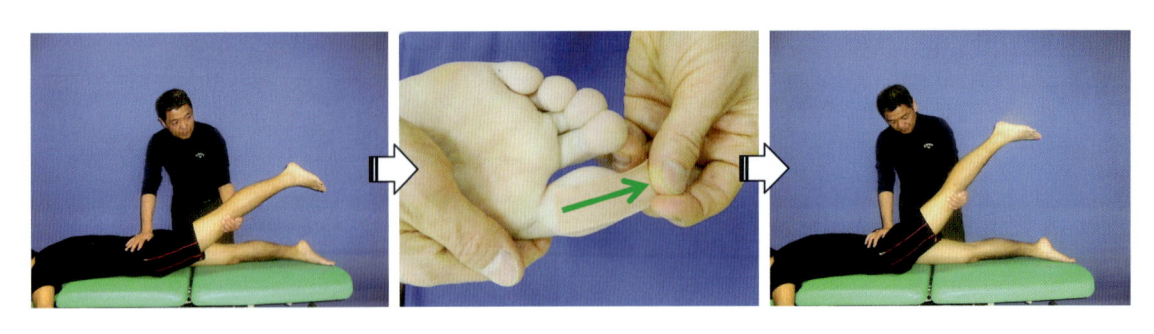

図 3-11　股関節伸展テーピングの施行方法（母趾の皮膚の誘導）
母趾に腹側から背側へのテーピングをすることも有効である．

③ 外転

　外転時には大転子付近に皺が形成される．したがって，外転を促す場合には，大転子より上部の皮膚を上方向へ，下部の皮膚を下方向へ誘導する（図 3-12）．大転子直上の皮膚を前後に伸長することも効果的であり（図 3-13、図 3-14、図 3-15）、鼠径部内側皮膚の弛緩、大腿骨外側上顆上皮膚の弛緩、内側上顆上皮膚の伸長も有効である（図 3-16）．また，大腿内側部の皮膚を上方（会陰方向）に誘導することも有効である．

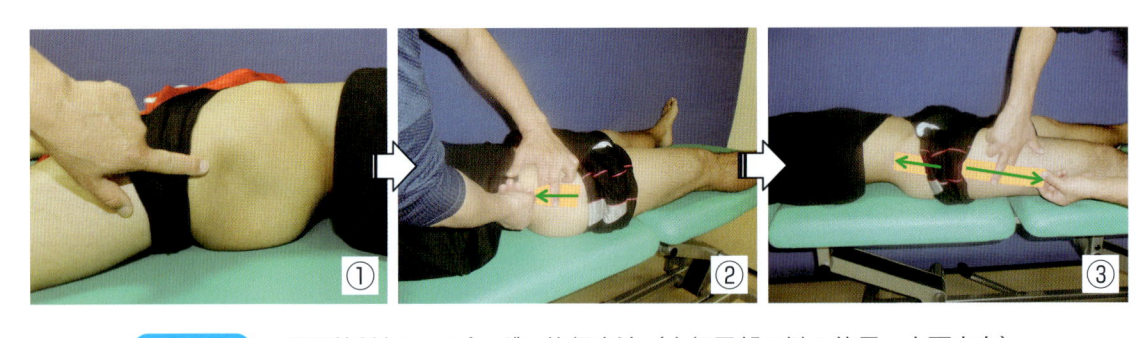

図 3-12　股関節外転テーピングの施行方法（大転子部の皺の伸長・上下方向）
① 外転時に大転子付近に形成される皺を確認する．
② 股関節を内転位にし，この皺を伸長させる方向へ皮膚を誘導する．
　大転子より上部の皮膚を上方向誘導する．
③ 股関節を内転位にし，大転子より下部の皮膚を下方向へ誘導する．

関節可動域拡大および制限テーピング

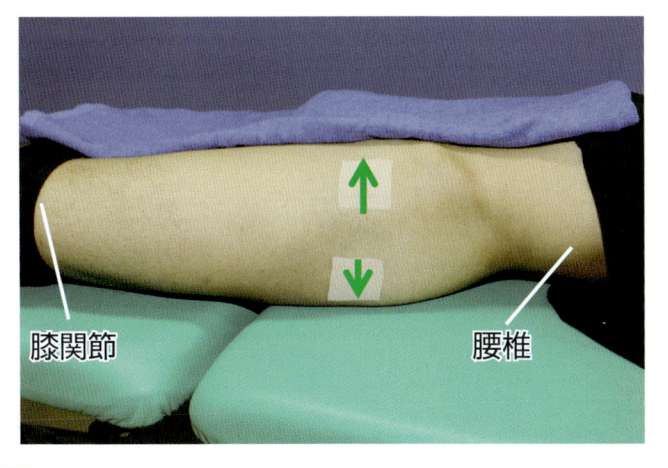

図 3-13　股関節外転テーピングの施行方法（大転子部の皺の伸長・前後方向）

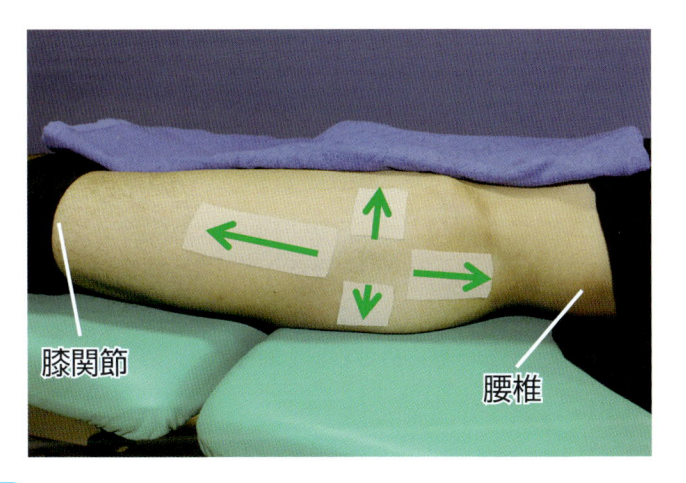

図 3-14　股関節外転テーピングの施行方法（大転子部の皺の伸長・上下前後方向）

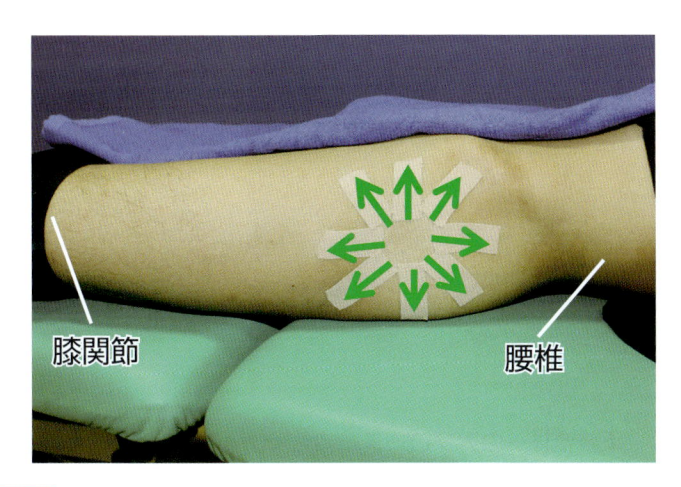

図 3-15　股関節外転テーピングの施行方法（大転子部の皺の伸長・多方向）

関節可動域拡大および制限テーピング

93

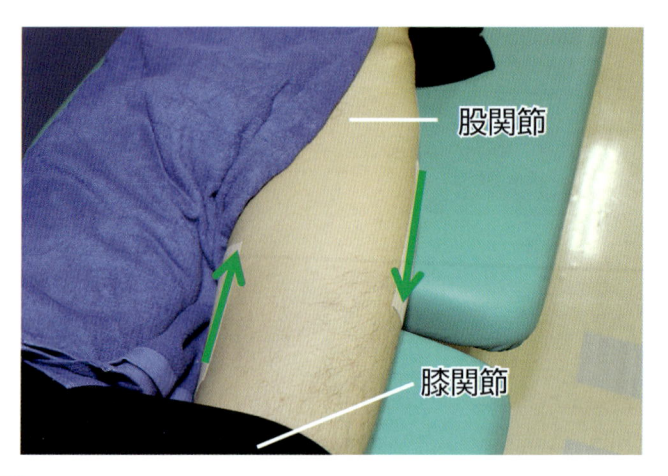

図3-16 股関節外転テーピングの施行方法（大腿内側部および外側部への施行）
大腿内側部の皮膚を近位へ，大腿外側部を遠位へ誘導する方法も有効である．

　また、股関節にアプローチする方法として足裏のテーピングも有効である。下肢外側に位置する皮膚を下方へ、下肢内側に位置する皮膚を上方へ誘導することが股関節外転運動の誘導に有効であるため、応用として足底部に内側方向へ短いテープを貼付することも有効である（図3-17）。テーピングの走行は腓骨筋と後脛骨筋の走行に沿った形で貼付するが荷重する面にかかれば十分であり、足関節をまたがないように行う。下肢外転テーピングは歩行時に下肢の外側移動を制御するため立位では安定性に寄与する。

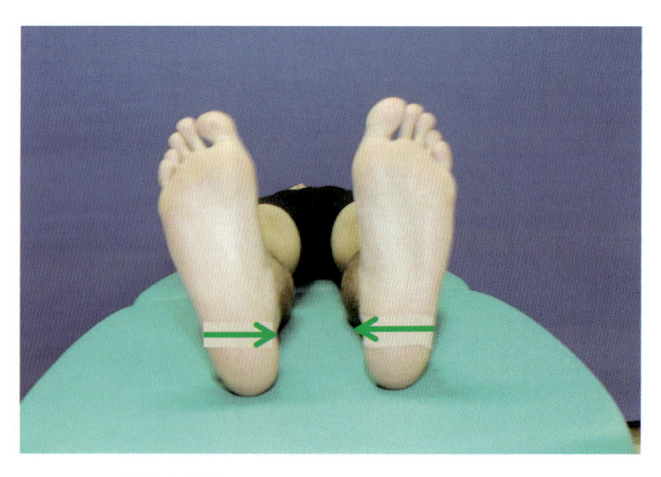

図3-17 下肢全体へのアプローチ
足底に行う下肢外転テーピング．

④ 内転

内転時には会陰部に皺が形成される。したがって、外転時の逆に大腿内側の皮膚を下方へ誘導する（図 3-18）。大腿外側の皮膚の上方誘導や大転子上の皮膚を弛緩させる方法も有効である（図 3-19、図 3-20、図 3-21）。

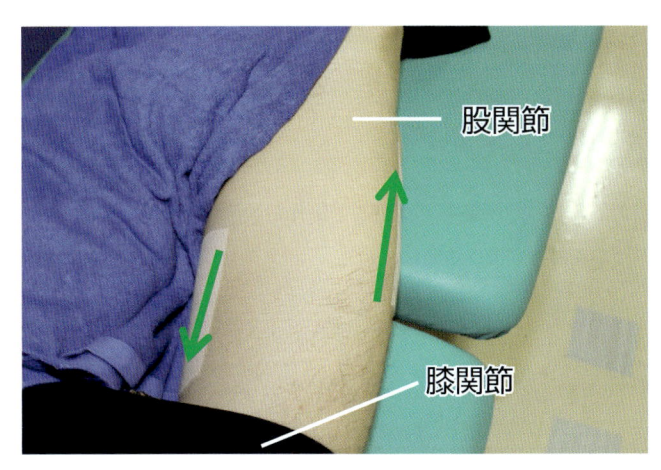

図 3-18　股関節内転テーピングの施行方法（大腿内側部および外側部への施行）
大腿内側部の皮膚を遠位へ誘導し，大腿外側部を近位へ誘導する．

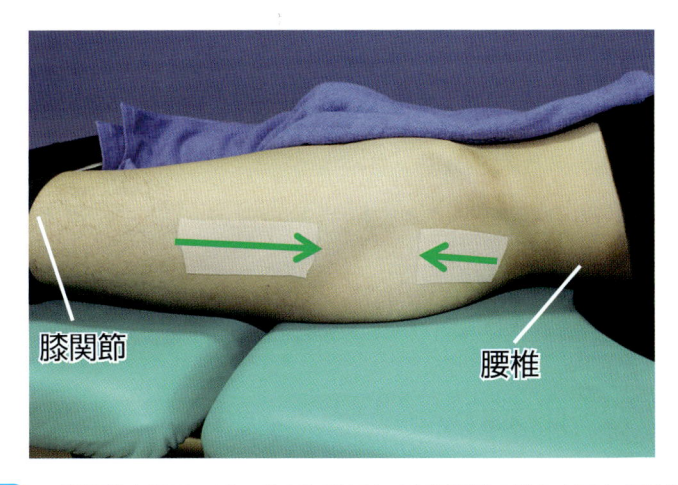

図 3-19　股関節内転テーピングの施行方法（大転子部の皺を上下から弛緩させる）

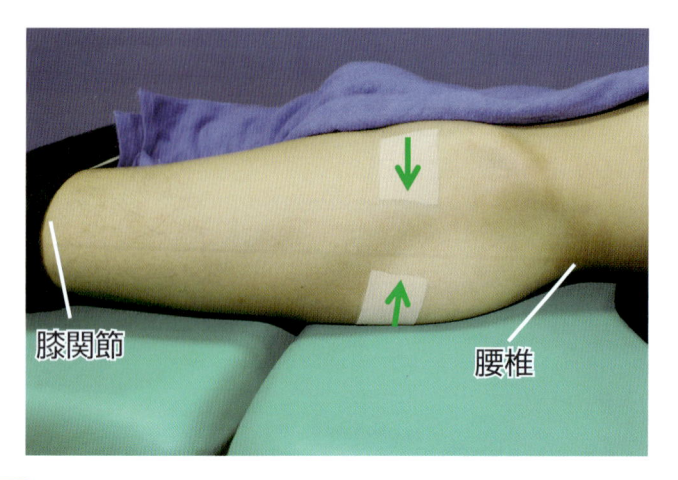

図 3-20 股関節内転テーピングの施行方法（大転子部の皺を前後から弛緩させる）
大腿内側部の皮膚を遠位へ誘導し，
大腿外側部を近位へ誘導する．

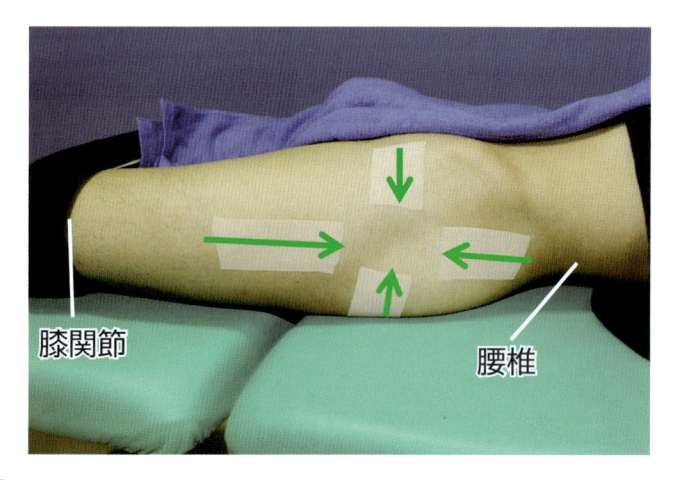

図 3-21 股関節内転テーピングの施行方法（大転子部の皺を上下前後から弛緩させる）
図 3-19 と図 3-20 を組み合わせたもの．

　また、股関節にアプローチする方法として足裏のテーピングも有効である。貼付方法は外転時と逆となる（図 3-22）。

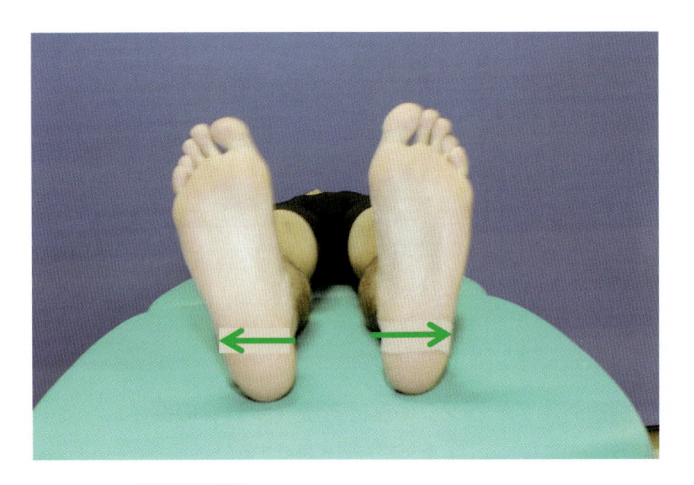

図 3-22 下肢全体へのアプローチ
足底に行う下肢内転テーピング．

⑤ 外旋

股関節回旋運動は骨盤と大腿部の相対的回旋である。骨盤を前方回旋させ、大腿部を回旋しないようにテーピングを行えば股関節は外旋する。また、骨盤を固定し大腿部を外旋方向へ誘導しても股関節は外旋する。

大腿部外旋時に形成される緊張線（SSTL）を探索し（図 3-23）、この緊張線を外旋方向近位に誘導すると股関節外旋は拡大する（図 3-24）。また、骨盤前方回旋位を促すために、上前腸骨棘上の皮膚を下内方へ誘導する（図 3-25）。

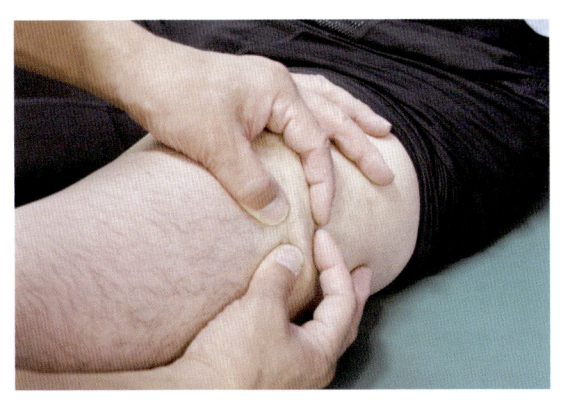

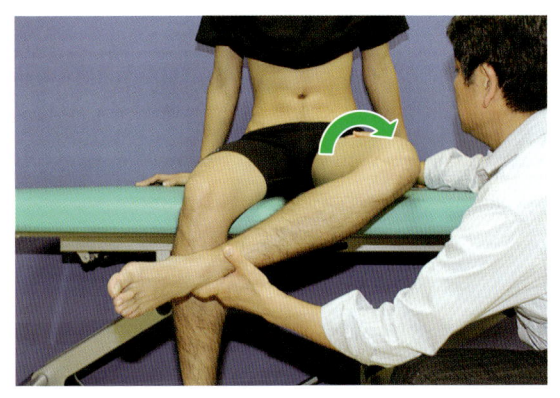

a　　　　　　　　　　　　b

図 3-23 緊張線（SSTL）の確認
a：関節外旋時の緊張線の方向を確認する．股関節外旋運動時にできる緊張線は鼠径部皺と同じ方向にできる．
b：この緊張線を外旋方向に誘導した際に外旋可動域が大きくなることを確認する．

関節可動域拡大および制限テーピング

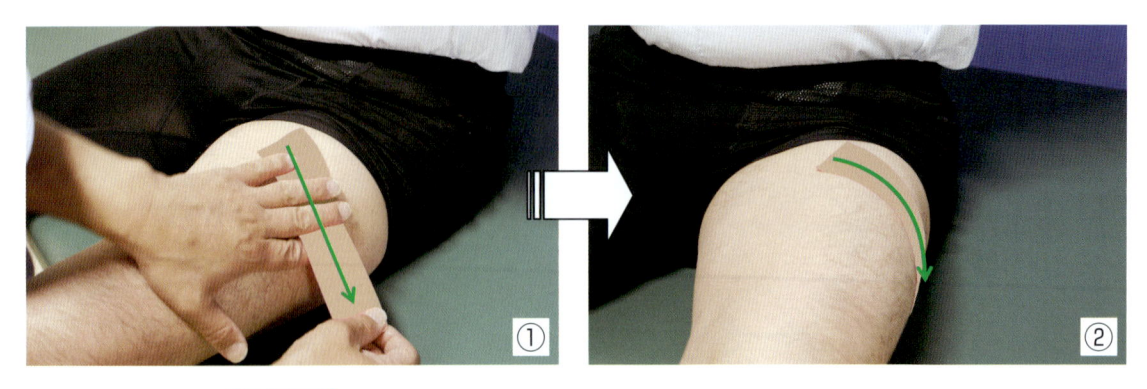

図 3-24 股関節外旋テーピングの施行方法（SSTL の操作）
① 股関節外旋位にし，SSTL を外旋方向へ誘導する．
② 完成．

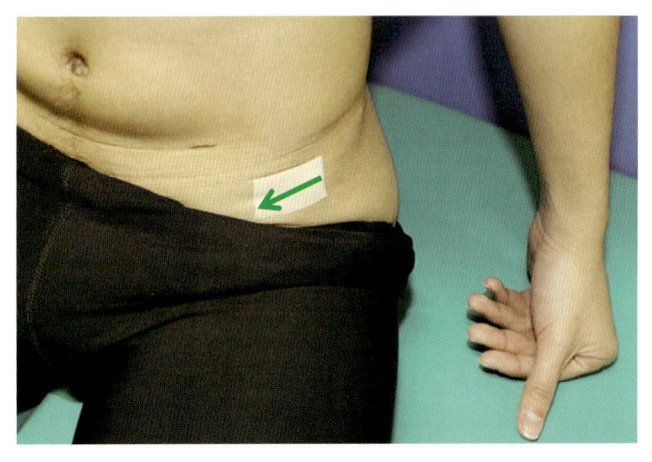

図 3-25 股関節外旋テーピングの施行方法（骨盤操作）
上前腸骨棘を下内方向へ誘導する．

関節可動域拡大および制限テーピング

　また、大腿部を外旋させるにはさらに有効な方法がある。大腿部を図 3-26 のように前面と後面で正中線で二分し、外側部と内側部に分ける。この外側部を後傾させ、内側部を前傾させるように皮膚を誘導する方法である。すなわち、大腿部を前内側、前外側、後内側、後外側と4部位に分割し、それぞれの部位を前下方、後上方、前上方、後下方へ誘導する（図 3-27）。

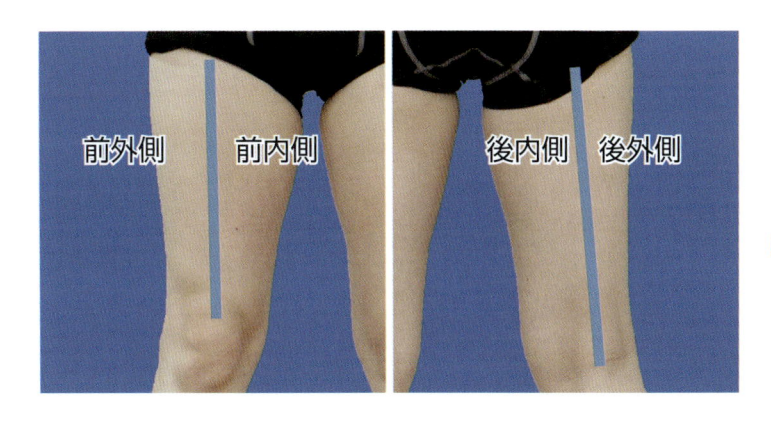

図 3-26 大腿部の皮膚の見方

前面と後面で，正中線で二分し，外側部と内側部に分ける．内外側と合わせて，4つに分類してテーピングを行う．

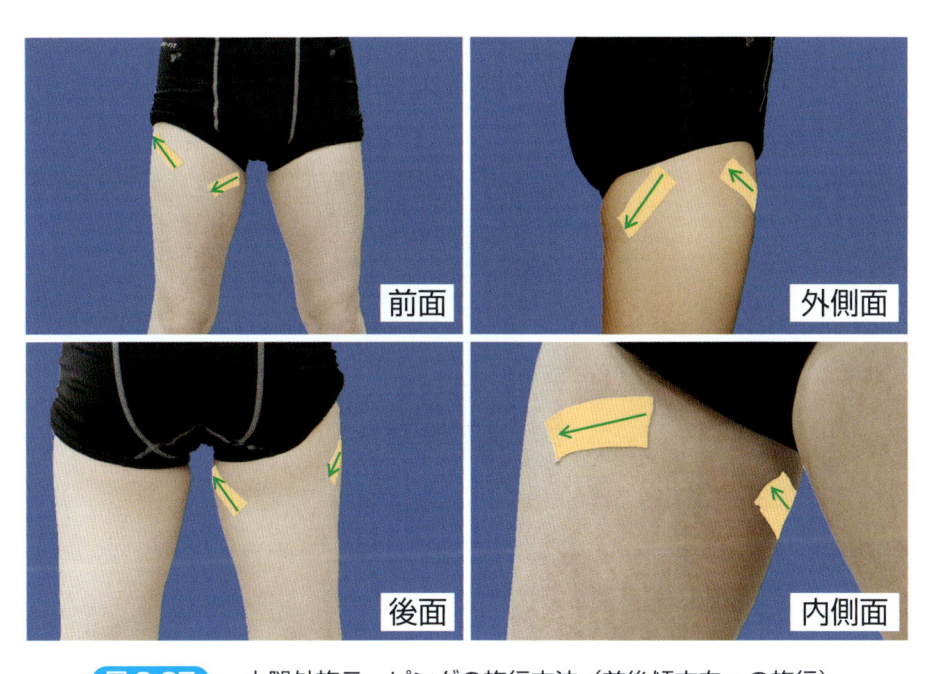

図 3-27 大腿外旋テーピングの施行方法（前後傾方向への施行）

左上：前面　右上：外側面　左下：後面　右下：内側面

大腿外側部を後傾させ，内側部を前傾させる．
また，骨盤回旋テーピングを左回旋方向に施行すると，右股関節外旋はさらに拡大する．
骨盤回旋テーピングを右回旋にすれば，右股関節は固定される．

⑥ 内旋

　大腿部内旋時に形成される緊張線（SSTL）を探索し（図3-28）、この緊張線を内旋方向に誘導すると股関節内旋は拡大する（図3-29）。また、骨盤後方回旋位を促すために上前腸骨棘上の皮膚を上外方へ誘導する（図3-30）。内旋可動域をさらに拡大させるには、大腿部皮膚外側を前傾させ、内側を後傾させる。すなわち、大腿部を前内側、前外側、後内側、後外側と4か所に分割し、それぞれを後上方、前下方、後下方、前上方へ誘導する方法である（図3-31）。

関節可動域拡大および制限テーピング

99

a   b

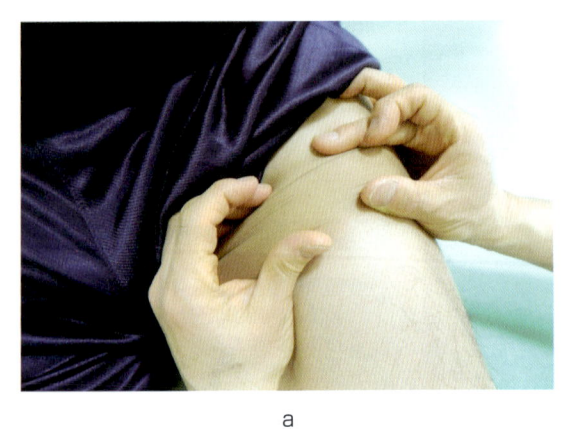

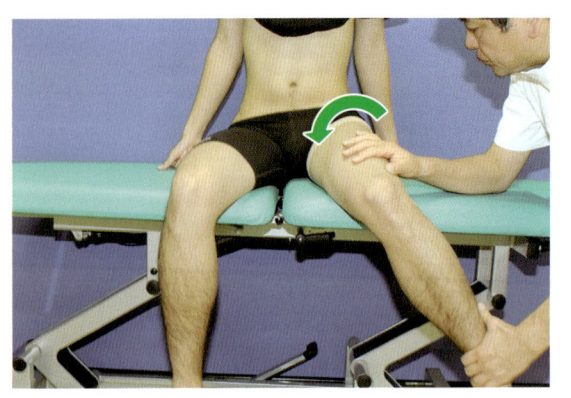

図 3-28 緊張線（SSTL）の確認

a：関節内旋時の緊張線の方向を確認する．
b：この緊張線を内旋方向に誘導した際に内旋可動域が大きくなることを確認する．

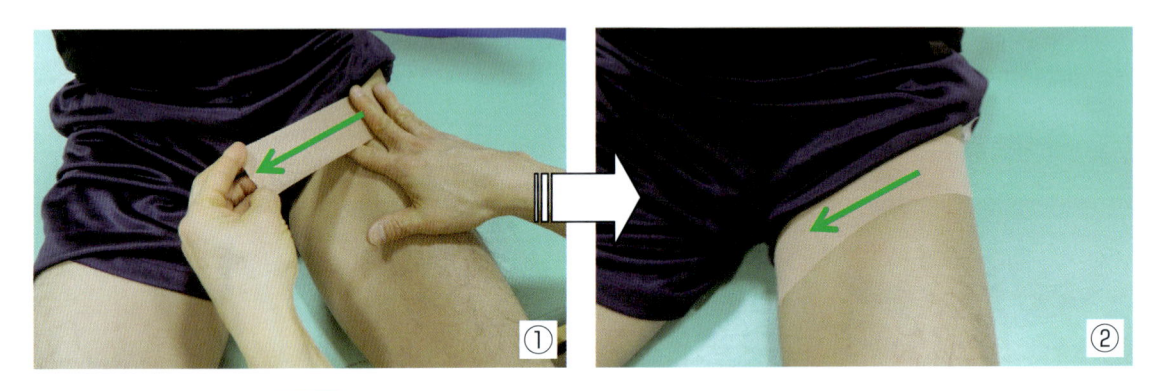

① ②

図 3-29 股関節内旋テーピングの施行方法（SSTL の操作）

① 股関節内旋位にし，SSTL を内旋方向へ誘導する．
② 完成．

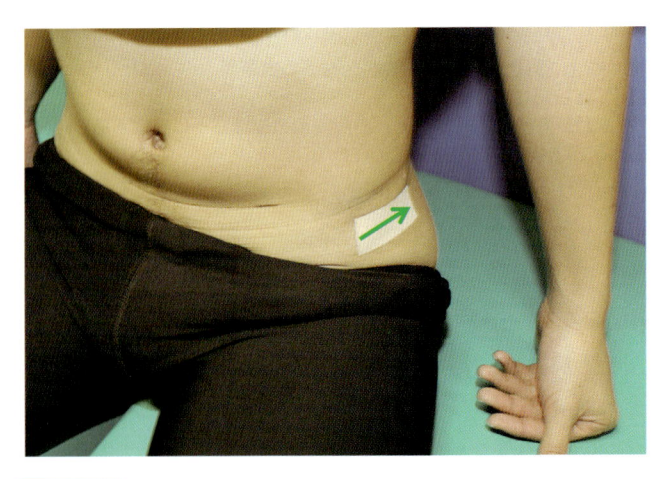

図 3-30 股関節内旋テーピングの施行方法（骨盤操作）

上前腸骨棘上皮膚を後上方向へ誘導する．

関節可動域拡大および制限テーピング

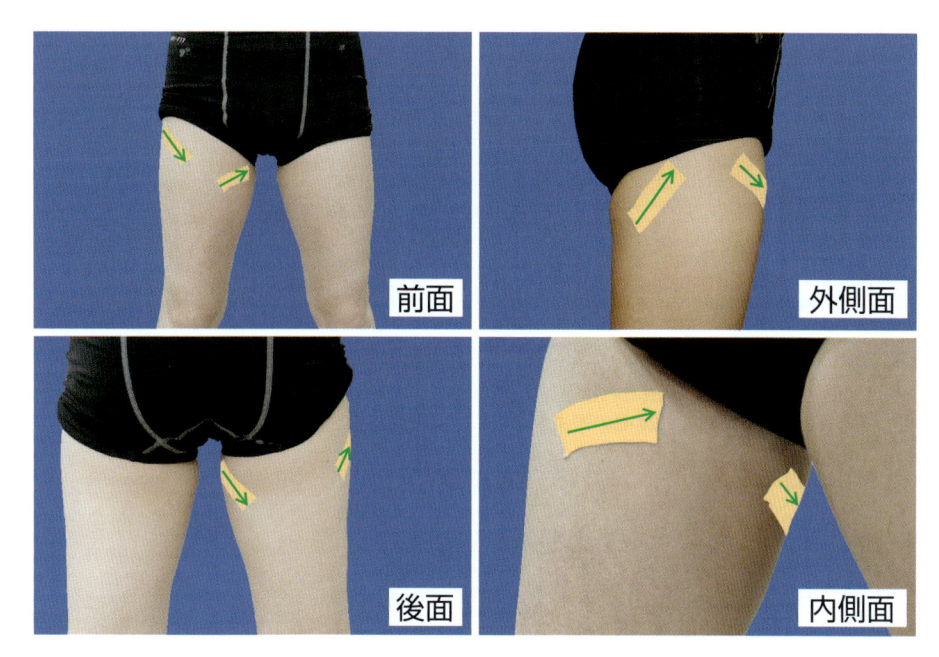

図 3-31 大腿内旋テーピングの施行方法（前後傾方向への施行）
左上：前面　右上：外側面　左下：後面　右下：内側面
大腿外側部を前傾させ，内側部を後傾させる．
また，骨盤回旋テーピングを右回旋方向に施行すると，右股関節内旋はさらに拡大する．
骨盤回旋テーピングを左回旋にすれば，右股関節は固定される．

(2) 膝関節
① 屈曲

　膝関節屈曲時に膝窩部に形成される皺を大腿部では近位に、下腿部では遠位に誘導する（図3-32）。さらに、膝蓋靱帯に向かい、大腿および下腿から皮膚を弛緩させる方向へ誘導する（図3-33、図3-34）。股関節と同時に屈曲する際には、大腿前面を下方へ、大腿後面を上方へ同時に誘導する。また、足関節背屈と同時に膝関節を屈曲させる場合には、下腿前面皮膚を上方へ、下腿後面皮膚を下方へ誘導する。下腿骨近位は下腿前面が弛緩され、後面が伸長することにより前方に移動し、下腿骨遠位は下腿前面が伸長し、後面が弛緩されていることにより後方移動が生じやすくなる（図3-35）。

関節可動域拡大および制限テーピング

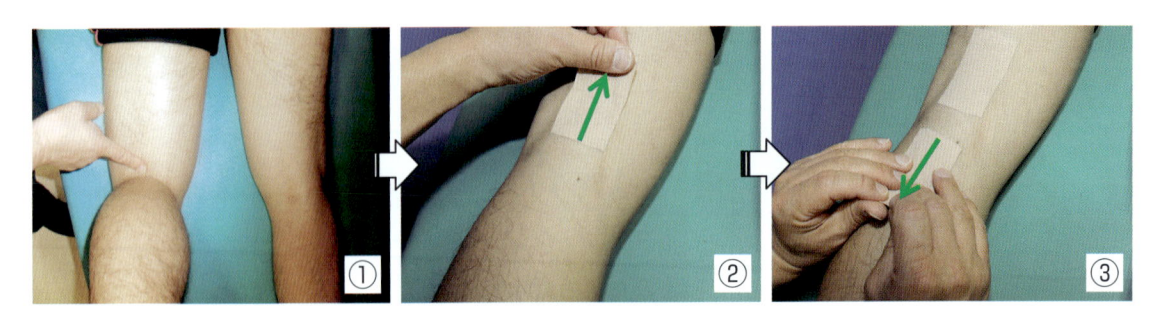

図 3-32 膝関節屈曲テーピングの施行方法（膝窩部の皺の伸長）

① 膝関節屈曲時に膝窩に形成される皺を観察する．
② 膝関節を伸展位にし，膝窩部の皺より上部の大腿後面皮膚を上方へ誘導する．
③ 膝窩部の皺より下部の下腿後面皮膚を下方へ誘導する．

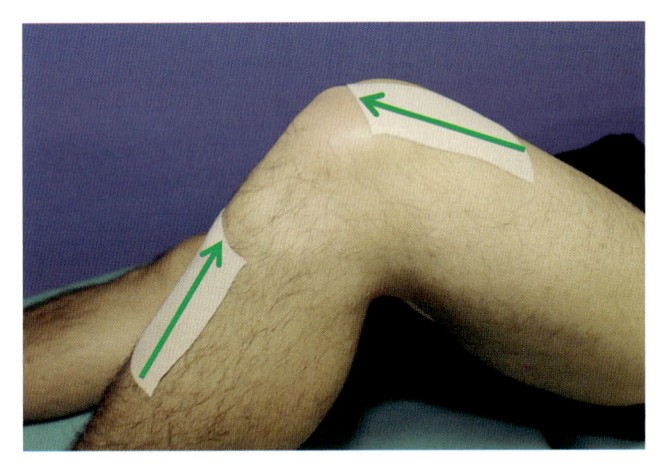

図 3-33 膝関節屈曲テーピングの施行方法（膝蓋靱帯の弛緩）

股関節や膝関節との皮膚の運動方向の連鎖を考慮したもの．
膝関節屈曲位で施行する．

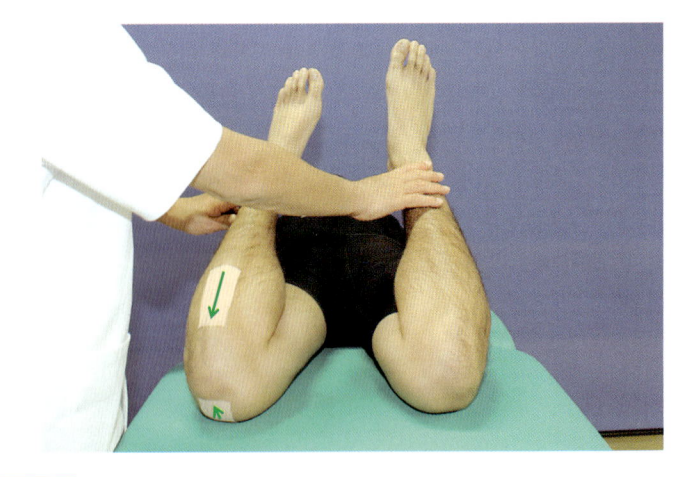

図 3-34 膝関節屈曲テーピングの効果（施行側と非施行側の違い）

腹臥位は股関節伸展位であるため大腿前面には工夫が必要である．

関節可動域拡大および制限テーピング

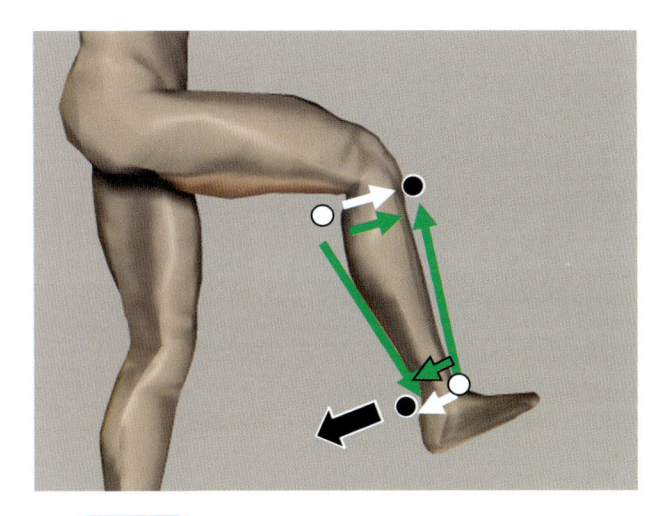

図 3-35 膝関節屈曲可動域拡大のシェーマ

白丸は皮膚を伸長すべき部位であり黒丸は皮膚を弛緩すべき部位である．これにより下腿部近位は皮膚により前方へ，下腿部遠位は後方へ動きやすくなる．
緑矢印：皮膚の移動
白矢印：骨の移動

② 伸展

　膝蓋靱帯の上に位置する皮膚を上下に伸長するように誘導する（図 3-36）。そのため大腿前面では膝蓋骨底もしくは膝蓋骨尖からテープを上方へ、脛骨粗面から下腿前面皮膚を下方向へ誘導する。さらに、膝窩部に形成される皺に向かって、大腿部および下腿部から皮膚を弛緩させる方向へ誘導する（図 3-37）。下腿骨近位は下腿前面が伸長され、後面が弛緩することにより後方に移動し、下腿骨遠位は下腿前面が弛緩し、後面が伸長されていることにより前方移動が生じやすくなる（図3-38）。

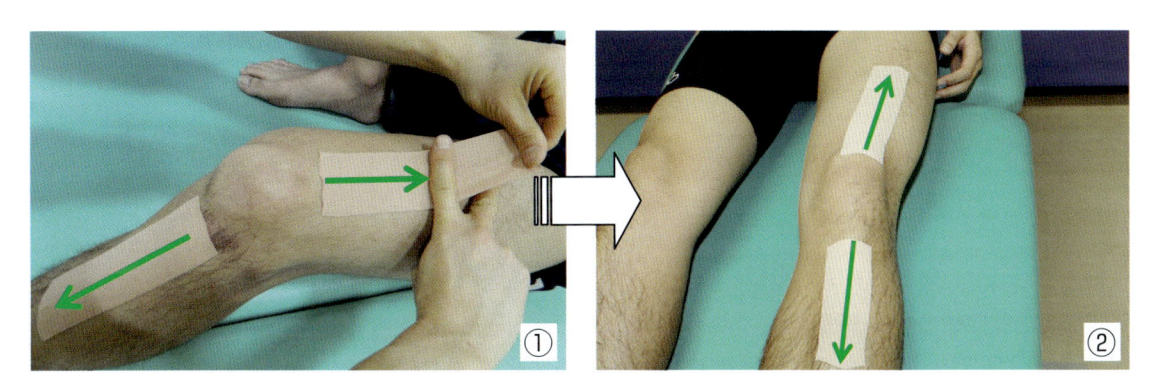

図 3-36 膝関節伸展テーピングの施行方法（膝蓋靱帯の伸長）

① 膝関節を屈曲位にし，膝蓋骨底もしくは膝蓋骨尖から大腿前面皮膚を上方へ誘導する．また脛骨粗面から下方向へ下腿前面皮膚を下方向へ誘導する．
② 完成．

関節可動域拡大および制限テーピング

103

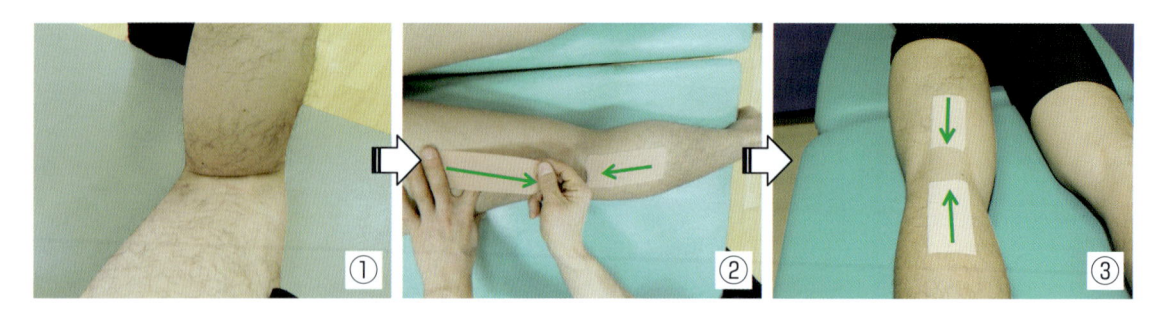

図 3-37 膝関節伸展テーピングの施行方法（膝窩の皺の弛緩）
① 膝関節屈曲時に膝窩に形成される皺を観察する.
② 膝関節を伸展位にし，この皺を弛緩させる方向へ皮膚を誘導する.
③ 完成.

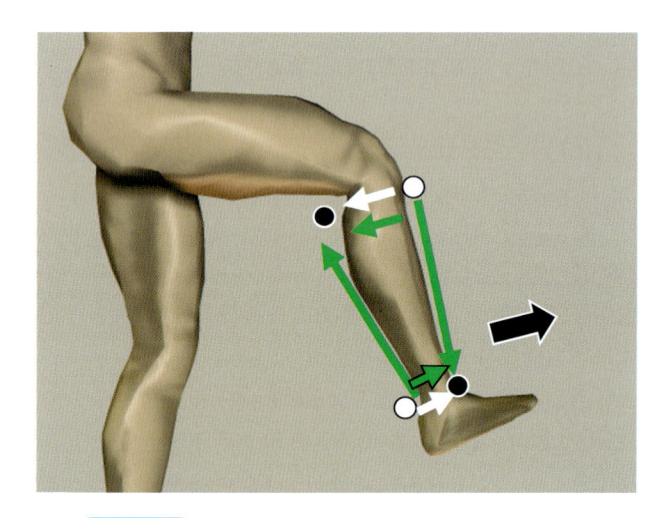

図 3-38 膝関節伸展可動域拡大のシェーマ
白丸は皮膚を伸長すべき部位であり黒丸は皮膚を弛緩すべき部位である．
これにより下腿部近位は後方へ，大腿部遠位は前方へ動きやすくなる．
緑矢印：皮膚の移動
白矢印：骨の移動

③ 外旋

　膝関節外旋時に形成される緊張線（SSTL）を探索し、この緊張線を外旋方向に誘導すると膝関節の外旋は拡大する。これに加え、大腿部の緊張線を内旋方向に誘導する（図 3-39）。具体的には、下腿上方皮膚を斜外側に誘導し、大腿内側皮膚を斜内側に誘導する。

　また、膝関節を外旋させるには、さらに有効な方法がある。図 3-40 のように大腿部と下腿部を正中線で二分し、外側部と内側部に分ける。大腿部を下腿部に対して相対的に内旋、下腿部を大腿部に対して外旋すれば膝関節は外旋することから、

大腿部皮膚外側を前傾させ、内側を後傾させる。さらに、下腿部皮膚外側を後傾させ、内側を前傾させる。大腿および下腿部の前後傾という表現は一般的には用いられないが、皮膚ではそのような操作によって、骨へのレバーアームが回旋モーメントへと影響を及ぼすと考えられる。

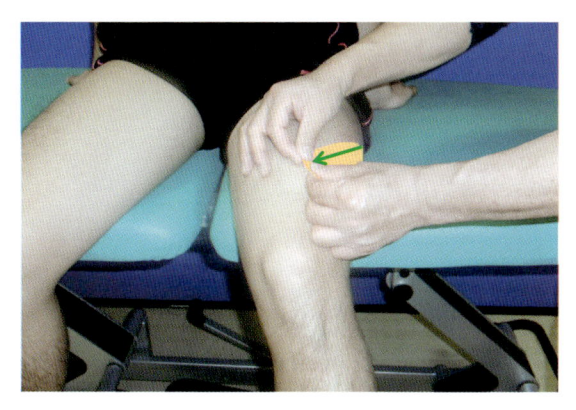

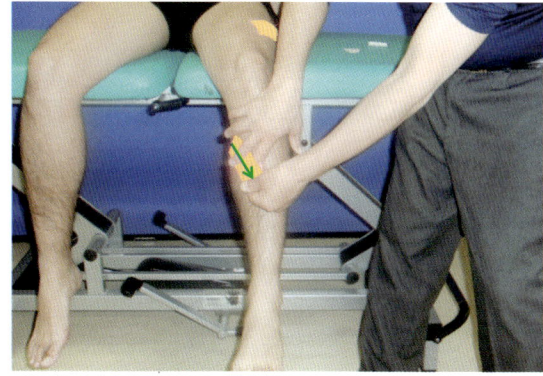

a　　　　　　　　　　　　　　b

図 3-39　膝関節外旋テーピング
a：大腿部内旋時にできる緊張線に沿って，膝関節方向へ皮膚を誘導する．
b：下腿部外旋時にできる緊張線に沿って，下腿皮膚を遠位に誘導する．

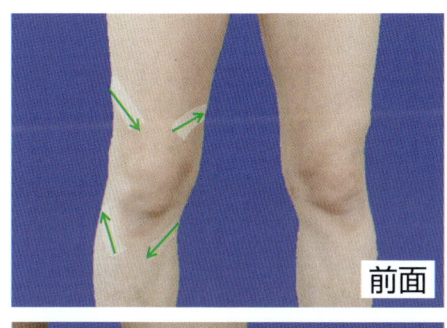

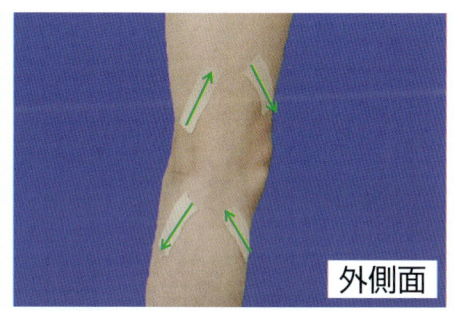

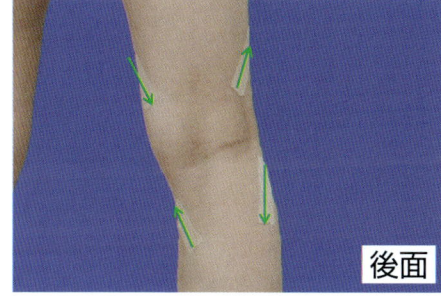

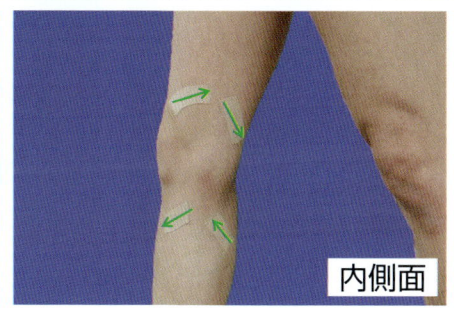

図 3-40　膝関節外旋テーピング
左上：前面　右上：外側面　左下：後面　右下：内側面
大腿部皮膚外側前傾，内側後傾および下腿部皮膚外側後傾，内側前傾方向に皮膚を誘導する．

膝関節回旋テーピングでは上記のバリエーションとして、前面および後面のみの皮膚誘導を行う方法もある。この場合、前後面どちらかに創部があっても行うことができる（図3-41）。

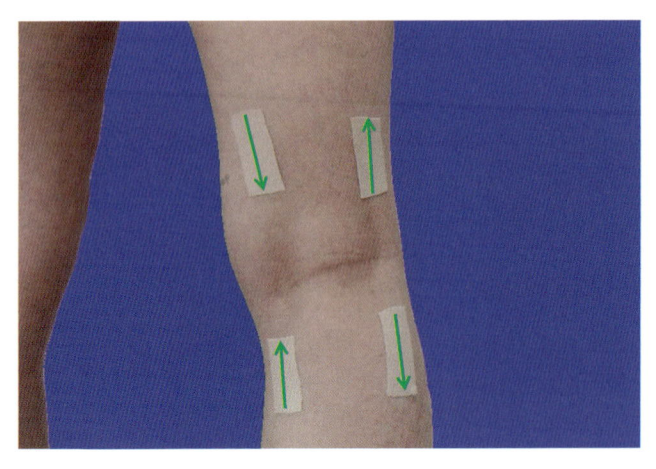

図3-41　膝関節外旋テーピング
大腿，下腿後面の操作によるもの．

④ 内旋

　膝関節内旋時に形成される緊張線（SSTL）を探索し、この緊張線を内旋方向に誘導すると膝関節の内旋は拡大する。これに加え、大腿部の緊張線を外旋方向に誘導する（図3-42）。具体的には、下腿上方皮膚を斜内側に誘導し、大腿外側皮膚を斜外側に誘導する。

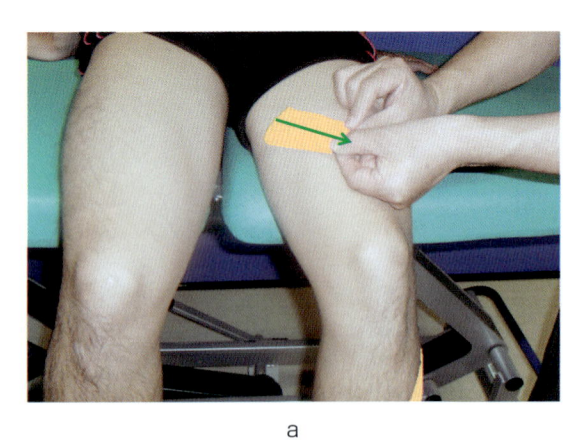

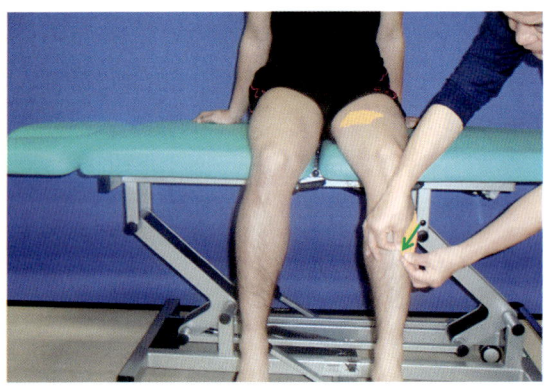

a　　　　　　　　　　　　　　　　　　　b

図3-42　膝関節内旋テーピング
a：大腿部外旋時にできる緊張線に沿って，膝関節方向へ皮膚を誘導する．
b：下腿部内旋時にできる緊張線に沿って，下腿皮膚を遠位に誘導する．

大腿、下腿とも内外側に分けた皮膚を、それぞれ前後傾させる方法はさらに強力である。大腿部皮膚外側を後傾させ、内側を前傾させる。さらに、下腿部皮膚外側を前傾させ、内側を後傾させる（図3-43）。

　膝関節回旋テーピングでは上記のバリエーションとして外旋と同様に、前面および後面のみの皮膚誘導を行う方法もある（図3-44）。

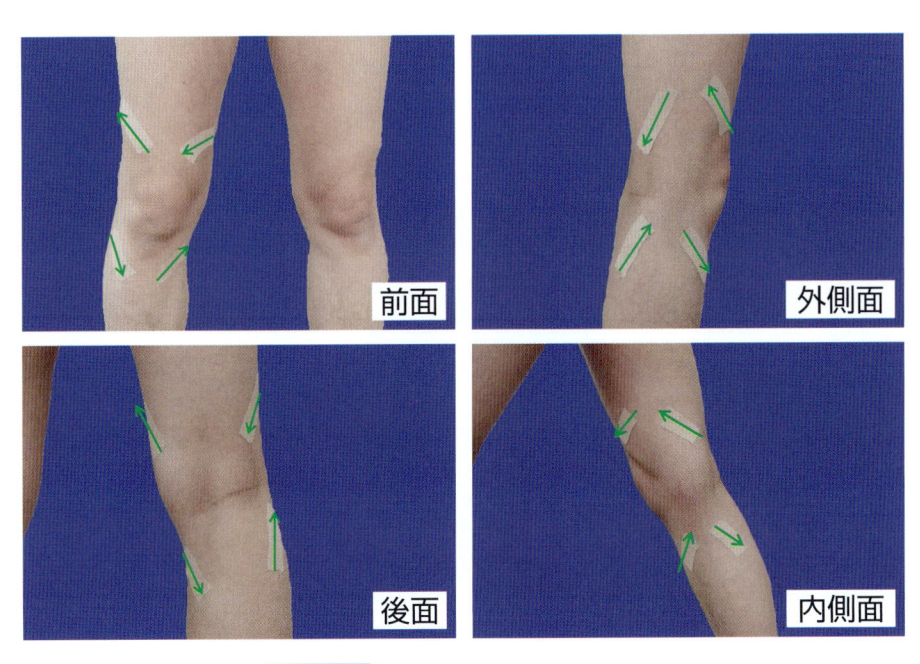

図 3-43　膝関節内旋テーピング

左上：前面　右上：外側面　左下：後面　右下：内側面
大腿部皮膚外側後傾，内側前傾および下腿部皮膚外側前傾，内側後傾方向に皮膚を誘導する．

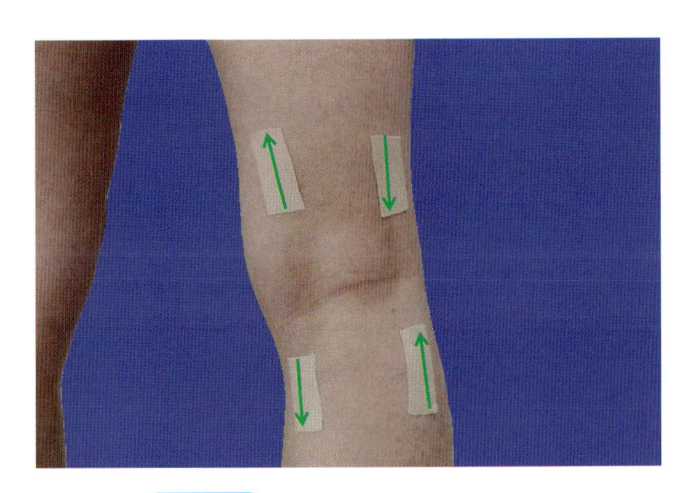

図 3-44　膝関節内旋テーピング

大腿，下腿後面の操作によるもの．

関節可動域拡大および制限テーピング

また膝関節の回旋テーピングでは、大腿部と下腿部の回旋方向を一致させれば、膝関節での回旋運動は生じにくくなり固定される。過剰運動が生じている場合、このような大腿と下腿を同方向に誘導するテーピングで、回旋運動を抑制することが可能である。例えば、クラシックバレエのように股関節での外旋が要求されるにも関らず、膝関節の外旋で代償してしまう症例はよく見受けられる。このような場合、大腿部と下腿部の両方を外旋方向へ誘導することによって、膝関節での過剰な外旋を抑制することができる（図 3-45）。このように、身体全体の回旋を行う場合、回旋動作を起こさせる関節と、なるべく回旋させない関節の皮膚を操作するということが可能となる。

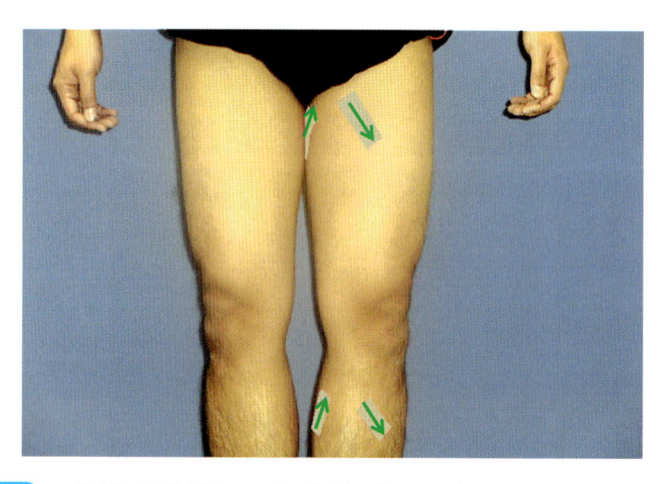

図 3-45 膝関節の回旋運動テーピング（大腿部と下腿部の回旋方向を一致させる誘導）
クラシックバレエのように股関節での外旋が要求されるにも関らず，膝関節の外旋で代償してしまう症例はよく見受けられる．このような場合，大腿部と下腿部の両方を外旋方向へ誘導することによって，膝関節での過剰な外旋を抑制することができる（大腿遠位に貼付することも可能）．

(3) 足関節（距腿関節）

① 背屈

　足関節背屈時に足背部に形成される皺を確認し、この皺を伸長する方向へ皮膚を誘導する（図 3-46）。また、足関節底屈時にアキレス腱部に形成される皺を参考に、アキレス腱上の皺の方向へ下腿および足底から皮膚を誘導する（図 3-47、図 3-48）。背屈制限が強い場合には、後述する前脛骨筋の筋活動促通テーピングや、下腿三頭筋の筋活動抑制テーピングを同時に行うことも効果的である。この際には、前脛骨筋上の皮膚全体にわたりテーピングを行い、その起始部上部からは反対方向へ返すテーピングを施行する。また、足関節付近の皮膚の可動性が低下していることが多いので、徒手的にも皮膚の可動性を拡大するとさらに効果的である。

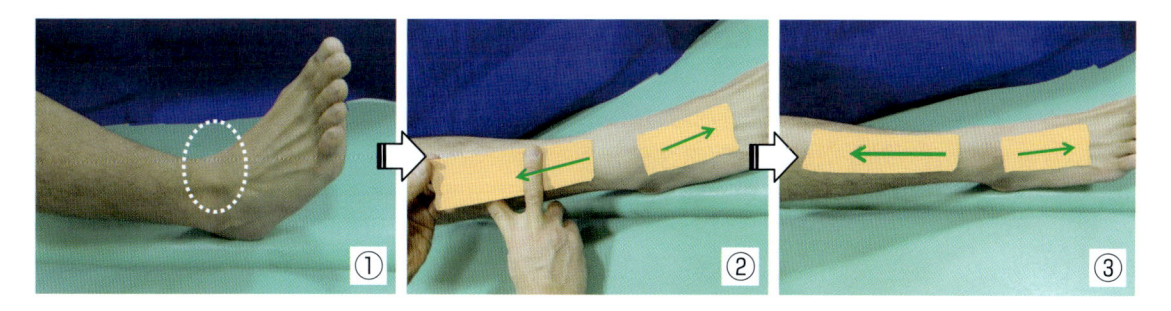

図 3-46　足関節背屈テーピングの施行方法（足背の皺の伸長）

① 足関節背屈時に足背部に形成される皺を確認する．
② 足関節を軽度底屈位にし，この皺を伸長する方向へ皮膚を誘導する．
③ 完成．

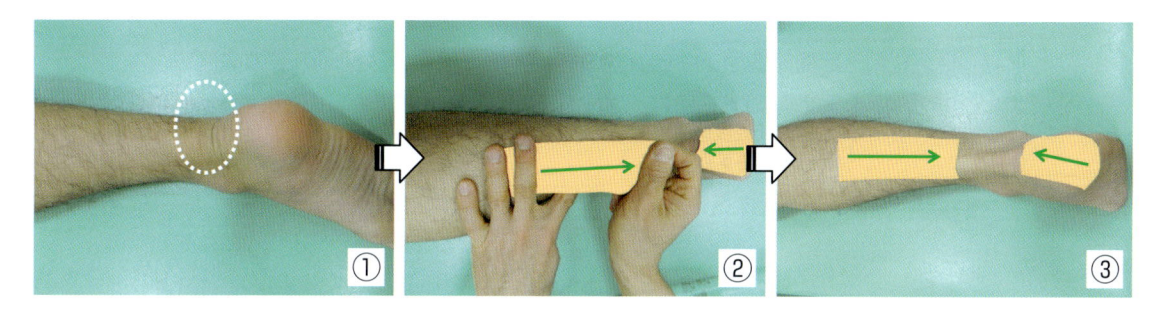

図 3-47　足関節背屈テーピングの施行方法（アキレス腱部の皺の弛緩）

① 足関節底屈時にアキレス腱部に形成される皺を確認する．
② 足関節を軽度背屈位にし，この皺の方向へ下腿および足底から皮膚を誘導する．
③ 完成．

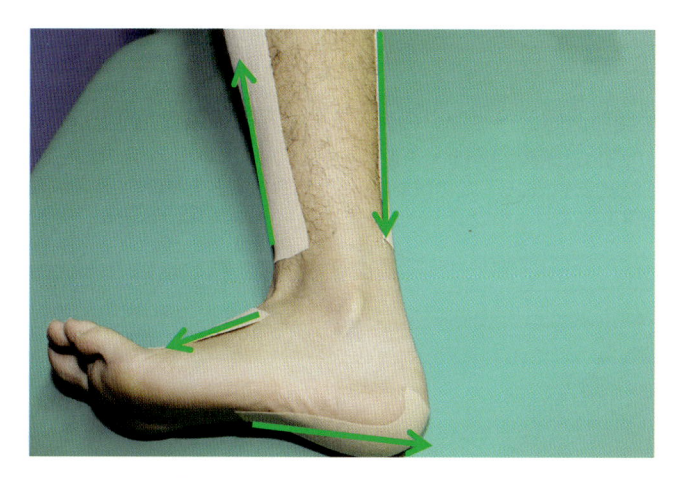

図 3-48　足関節背屈テーピング

図 3-46 と図 3-47 を組み合わせたもの．

関節可動域拡大および制限テーピング

② 底屈

足関節底屈時には踵骨部ではなく、アキレス腱付近に皺が形成される。この皺を上下に伸長する（図 3-49）。また、背屈時に生じる皺を参考に、下腿前面と足背部から皮膚を近づける方向へ誘導する（図 3-50）。

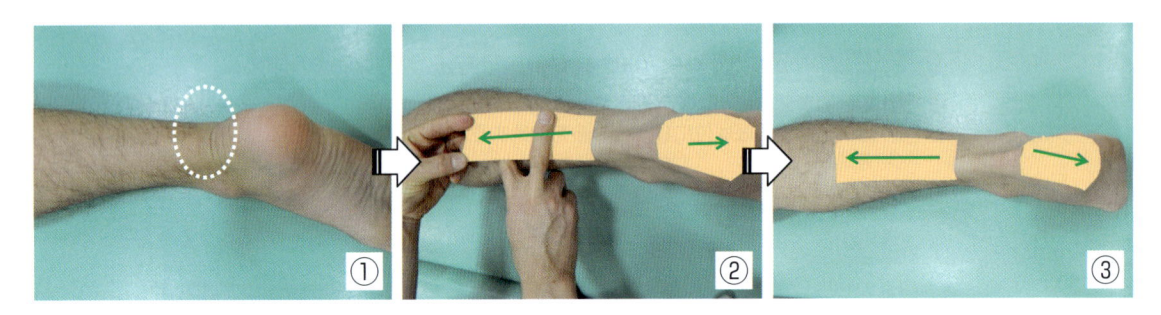

図 3-49 足関節底屈テーピングの施行方法（アキレス腱部の皺の伸長）

① 足関節底屈時にアキレス腱部に形成される皺を確認する.
② 足関節を軽度背屈位にし，この皺を上下に伸長するように皮膚を誘導する.
③ 完成.

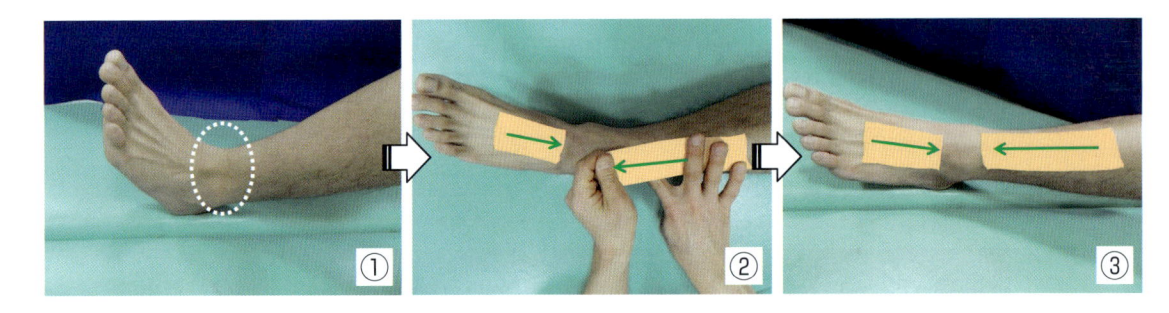

図 3-50 足関節底屈テーピングの施行方法（足背の皺の弛緩）

① 足関節背屈時に足背部に形成される皺を確認する.
② 足関節を軽度底屈位にし，この皺を弛緩させる方向へ上下から皮膚を誘導する.
③ 完成.

(4) 距骨下関節

① 回内

　距骨下関節回内時に足部外側に形成される皺を確認し、この皺を伸長するように皮膚を誘導する（図 3-51）。また、回外時にできる皺に向かって皮膚を誘導する方法を同時に行う（図 3-52）。さらに可動域を拡大したい場合には、足底外側より内側方向へ短いテーピングを施行する。このテープは外側では皺を広げたものに重ね、内側では皺を近付づけたものに重ねるように貼付する（図 3-53）。図 3-54 は上記を同時に行ったものである。

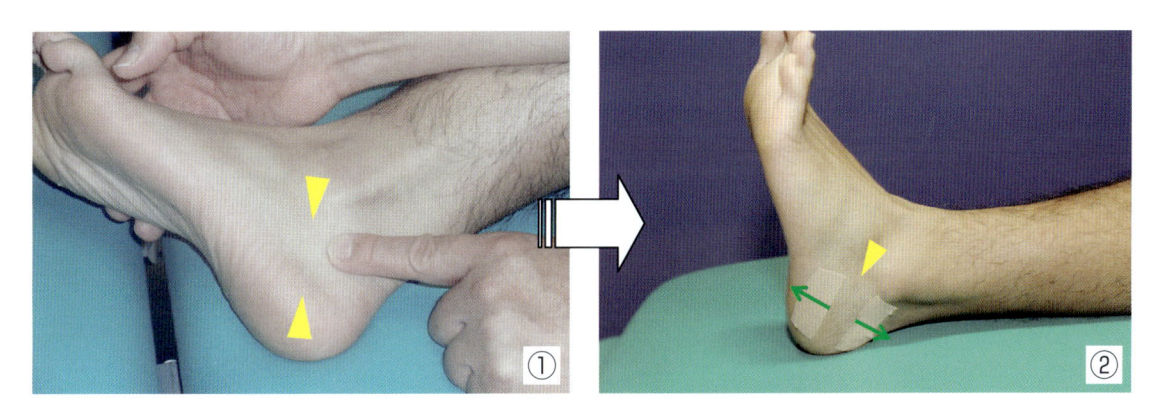

図 3-51　距骨下関節回内テーピングの施行方法（回内時の皺の伸長）
① 距骨下関節回内時に形成される皺を確認する．
② この皺を伸長する方向へ皮膚を誘導する．

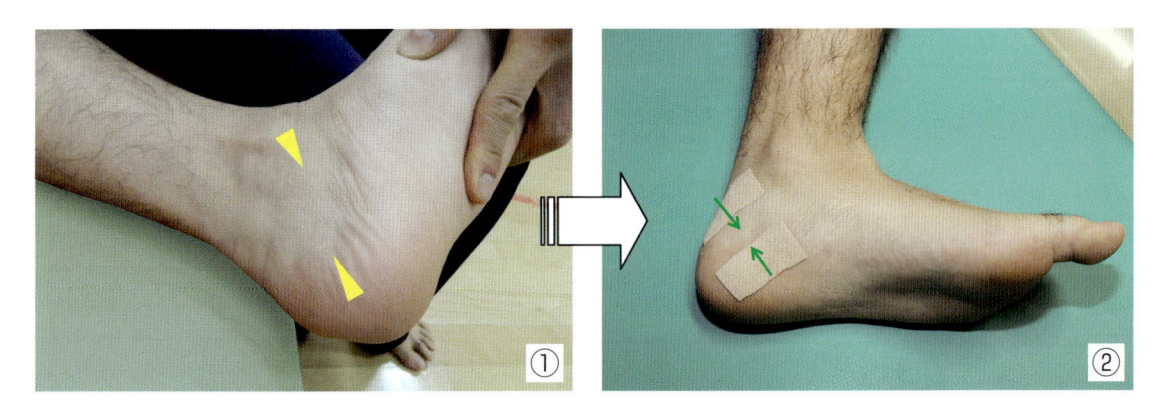

図 3-52　距骨下関節回内テーピングの施行方法（回外時の皺の弛緩）
① 距骨下関節回外時に形成される皺を確認する．
② この皺を弛緩させる方向へ皮膚を誘導する．

図 3-53 距骨下関節回内テーピング

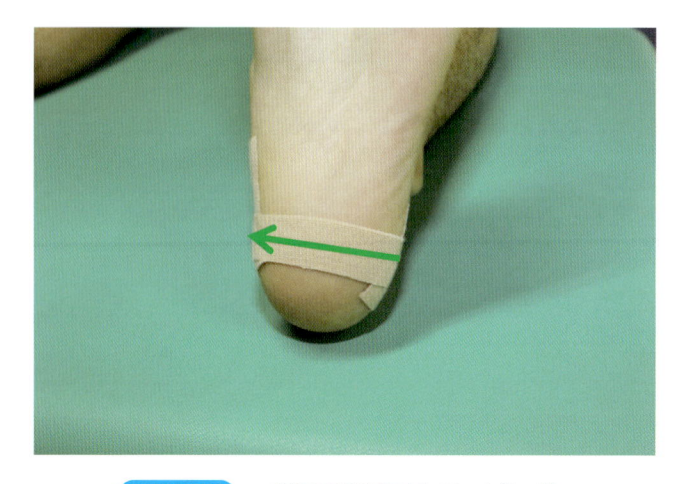

図 3-51，図 3-52 にテーピングに加え，足底外側から内側方向へ短いテープを施行する．

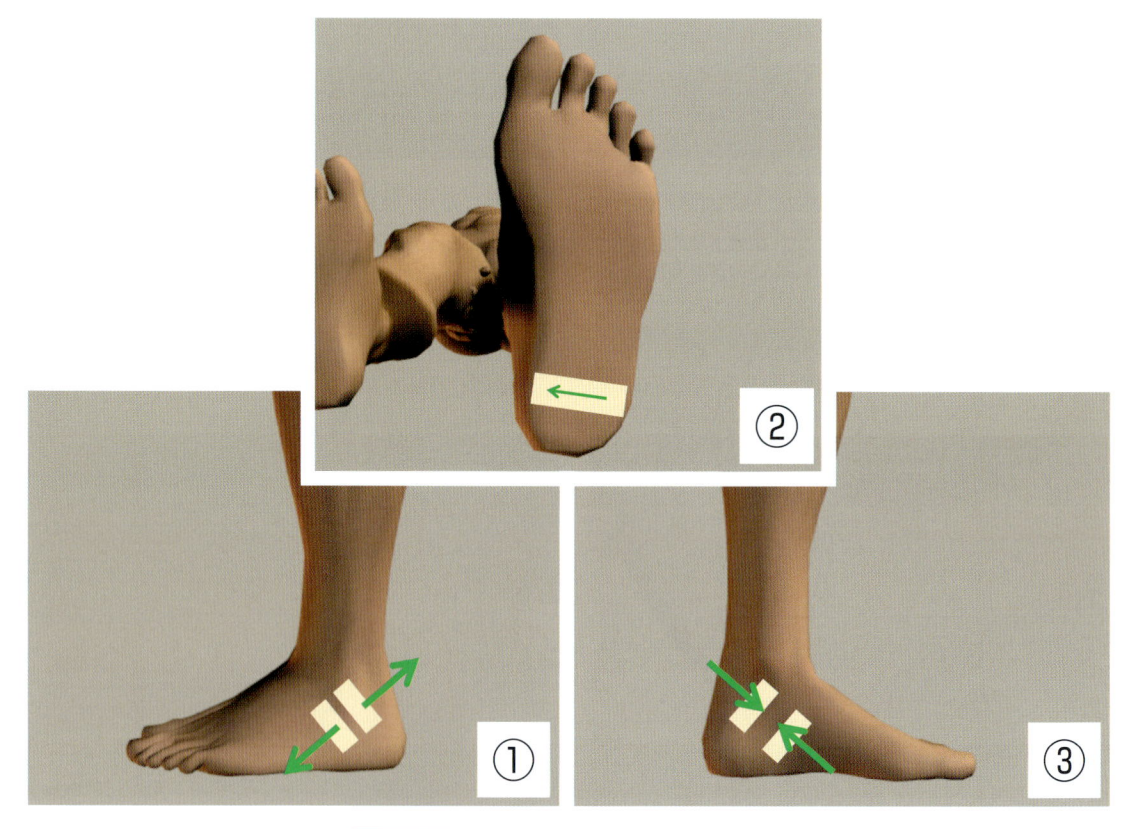

関節可動域拡大および制限テーピング

図 3-54 距骨下関節回内テーピング

3 種類とも同時に行うこともできる
①外側の皺の伸長
②足底外側より内側方向へ誘導
③内側の皺の弛緩

② 回外

距骨下関節回外時に足部内側に形成される皺を確認し、この皺を伸長するように皮膚を誘導する（図 3-55）。また、回内時にできる皺に向かって皮膚を誘導する方法を同時に行うことや、足底内側より外側方向へ短いテーピングを行う（図 3-56）。図 3-57 は上記を同時に行ったものである。

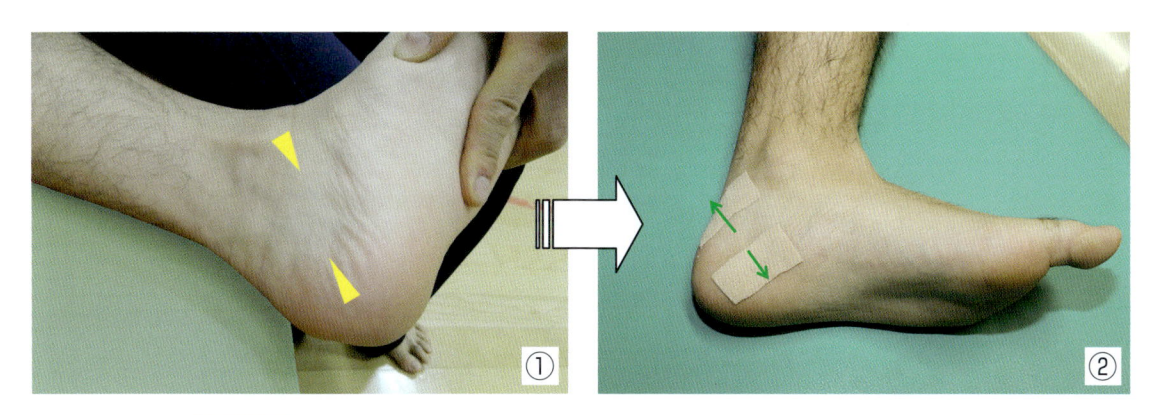

図 3-55　距骨下関節回外テーピングの施行方法（回外時の皺の伸長）
① 距骨下関節回外時に形成される皺を確認する.
② この皺を伸長する方向へ皮膚を誘導する.

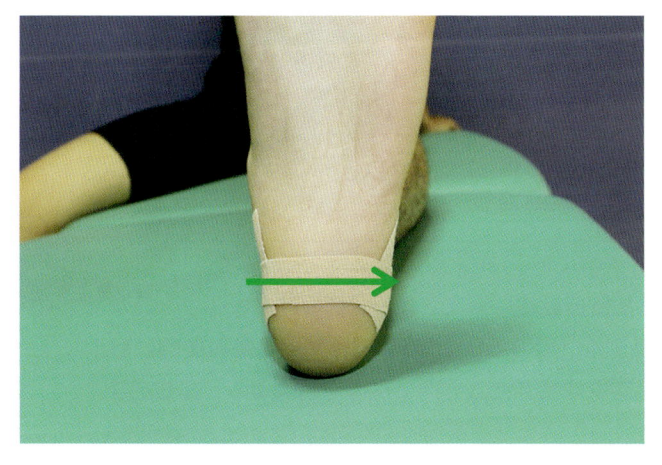

図 3-56　距骨下関節回外テーピング
足底内側から外側方向へ短いテープを施行する.

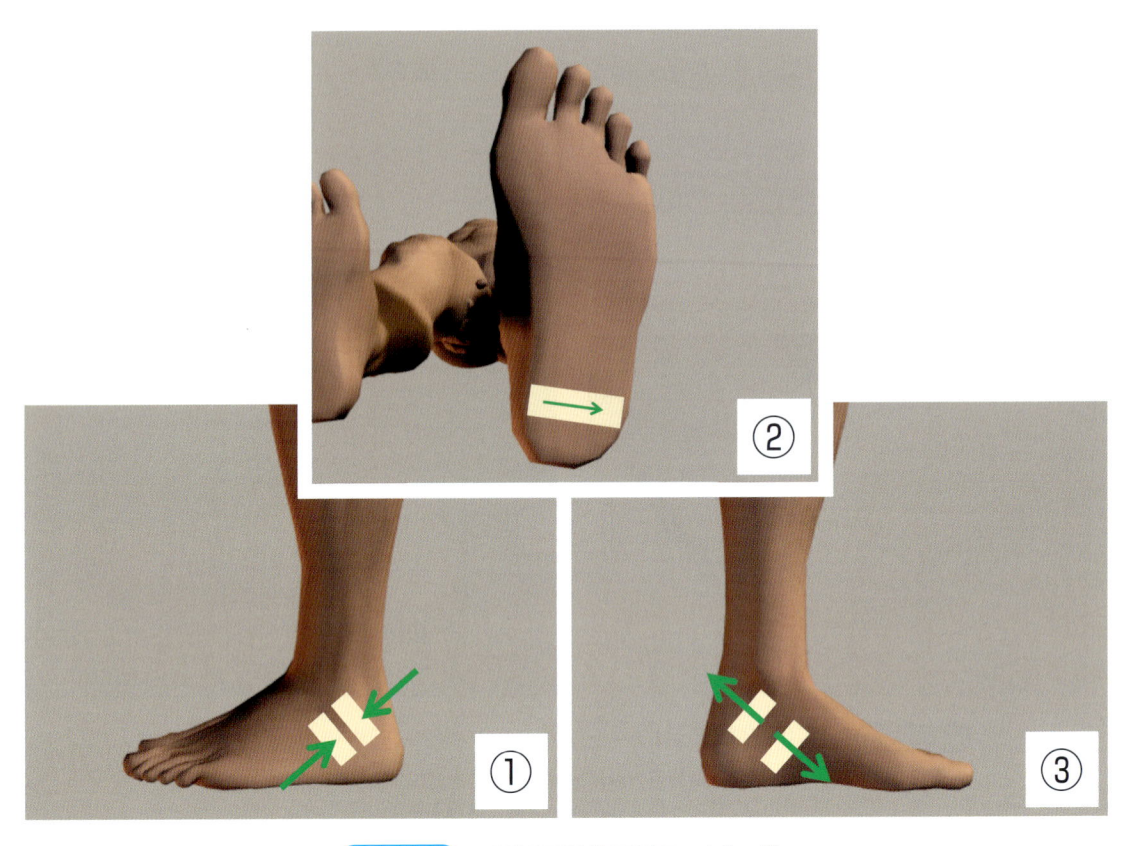

図 3-57　距骨下関節回外テーピング
3種類とも同時に行うこともできる
① 外側の皺の弛緩
② 足底内側より外側方向へ誘導
③ 内側の皺の伸長

(5) 中足趾節関節、趾節間関節

① 屈曲

　足趾屈曲を拡大するためには、足趾伸展時に形成される背側の皺を確認し、この皺を弛緩させる方向に皮膚を誘導する（図 3-58 上段）。同時に、足趾屈曲時に形成される底側の皺を確認し、この皺を伸長させる方向に皮膚を誘導する（図 3-58 下段）。

② 伸展

　足趾伸展を拡大するためには、足趾伸展時に形成される背側の皺を確認し、この皺を伸長させる方向に皮膚を誘導する（図 3-59 上段）。同時に、足趾屈曲時に形成される底側の皺を確認し、この皺を弛緩させる方向に皮膚を誘導する（図 3-59 下段）。

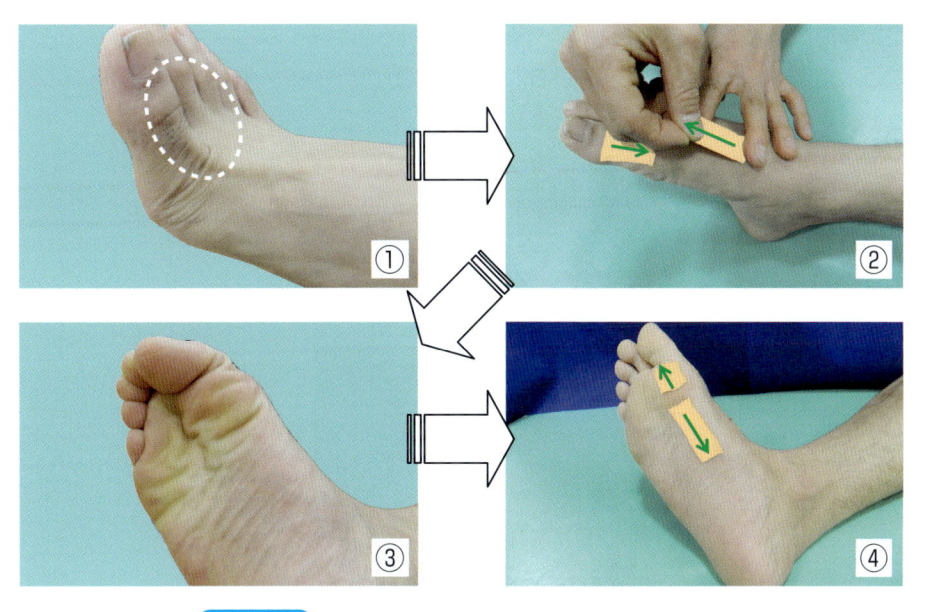

図 3-58 第 1 中足趾節関節屈曲テーピング

① 足趾伸展時に形成される背側の皺を確認する.
② この皺を弛緩させる方向に皮膚を誘導する.
③ 同時に,足趾屈曲時に形成される底側の皺を確認し,この皺を伸長させる方向に皮膚を誘導する.
④ 完成.

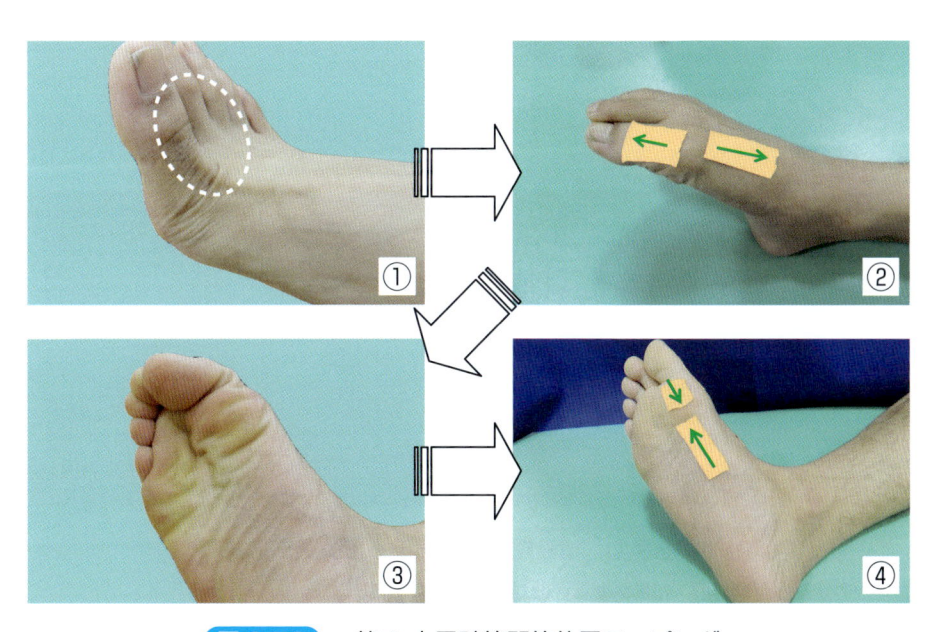

図 3-59 第 1 中足趾節関節伸展テーピング

① 足趾伸展時に形成される背側の皺を確認する.
② この皺を伸長させる方向に皮膚を誘導する.
③ 同時に,足趾屈曲時に形成される底側の皺を確認し,この皺を弛緩させる方向に皮膚を誘導する.
④ 完成.

関節可動域拡大および制限テーピング

上記を応用し、中足趾節関節屈曲、指節間関節伸展テーピングを同時に行うことで足内在筋を促通することができる（図3-60、図3-61、図3-62）。テーピング後に足長が短くなること、足部アーチが挙上することを確認する。テーピング後に中足趾節関節屈曲、指節間関節伸展運動を行うことが重要であり、円滑に行えるようになることで、下肢全体にさまざまな良好な結果をもたらすことが可能となる。

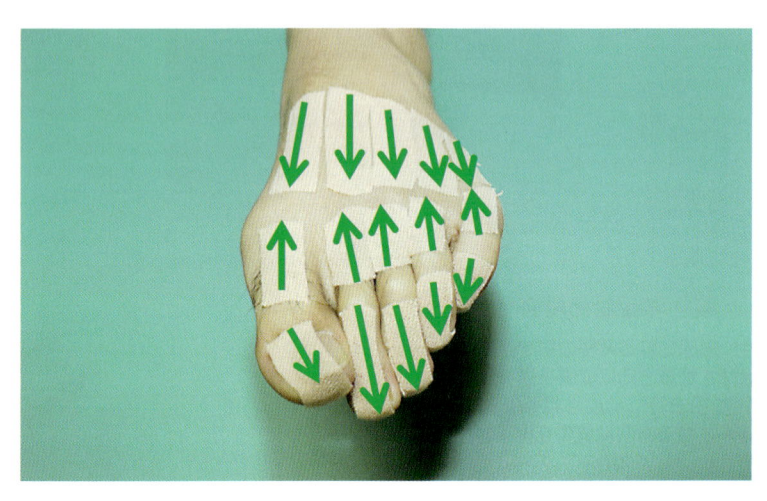

図 3-60　中足趾節関節屈曲，指節間関節伸展テーピング
足部内在筋を促通することができる．

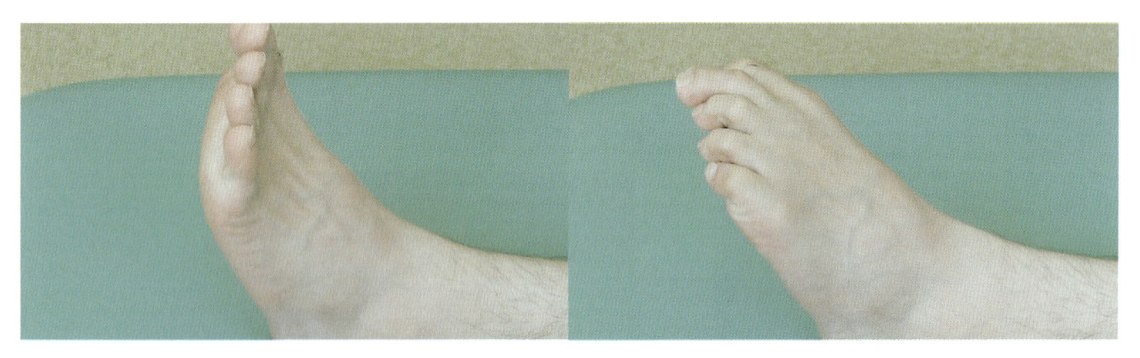

図 3-61　中足趾節関節屈曲、指節間関節伸展テーピング施行前
中足趾節関節伸展，指節間関節屈曲が生じてしまっている．
いわゆる，intrinsic minus foot 状態を呈している．

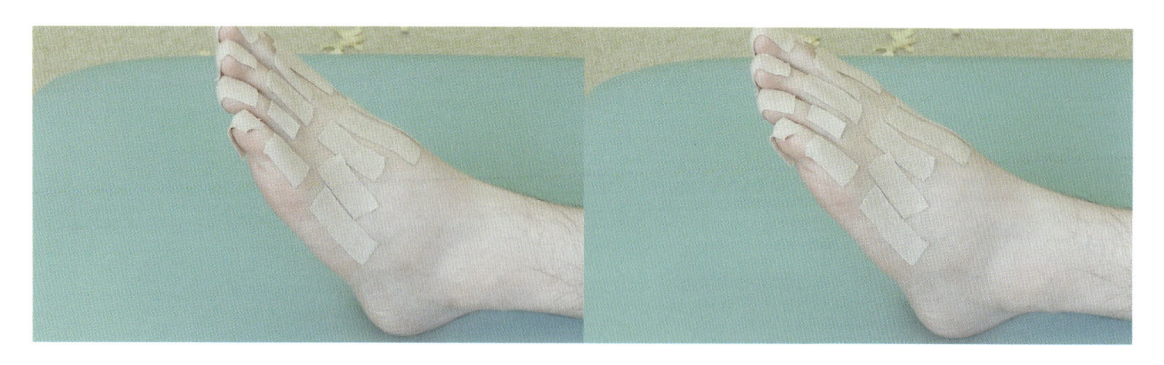

図 3-62 中足趾節関節屈曲，指節間関節伸展テーピング施行後

中足趾節関節屈曲，指節間関節伸展を行うことができるため，指先から踵までの距離が短い short foot とすることができ，足部の安定化が図れる．

関節可動域拡大および制限テーピング

関節可動域拡大および制限テーピング

2章
筋活動促通およびおよび抑制テーピング

1. 筋活動の促通が必要となる代表的な筋　　　　　P120

2. 筋活動の抑制が必要となる代表的な筋　　　　　P128

2章　筋活動促通および抑制テーピング

1. 筋活動の促通が必要となる代表的な筋

　筋活動の促通については、筋の付着部間に位置する浅筋膜との滑走を促すことに加え、関連する皮膚の運動を考慮することが重要である。実際に筋活動を促通する際のテーピングは、皮膚を筋の停止部から起始部方向へ誘導する。この際、テーピングの開始肢位は、筋が移動する方向へ皮膚を移動させた状態とする。

　また、短いテープを用いて筋の起始部と停止部上の皮膚誘導を加えるとさらに効果的である。具体的には、該当する筋の骨起始部上に位置する皮膚を弛緩させて起始部を安定させ、筋の骨停止部上に位置する皮膚を伸長させる（図 1-1）。これは促通させようとする筋の上部に位置する浅筋膜層の該当する範囲を誘導方向に滑走させる目的がある。例えば、筋の作用が起始部から停止部に近づく方向に作用する場合には、筋の収縮方向を重要視して、その方向に皮膚を誘導する。この起始部や停止部に貼付する両端の短いテープはどちらかを省略することもできる。

　ここでは、臨床的に筋活動の促通が必要な代表的な筋について、筋活動促通テーピングの実際について述べる。

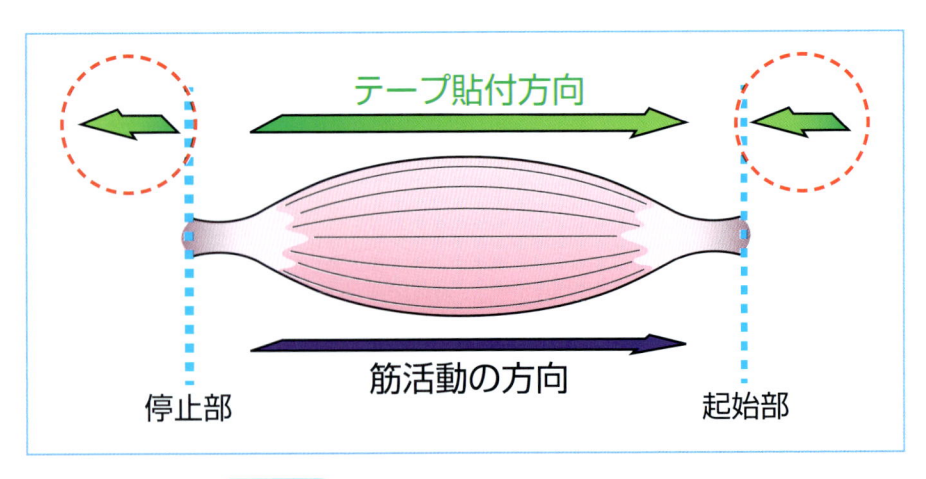

図 1-1　筋活動促通テーピングのモデル
紫矢印：筋活動の方向
緑矢印：テープ貼付方向
赤い点線の○が起始部と停止部の短いテープにあたる．

(1) 僧帽筋下部線維

　肩関節を下垂位にし、停止部である肩甲棘上の皮膚を伸長させるように短いテープを貼付する。次に、僧帽筋下部線維の走行に沿って肩甲棘付近から胸椎下部棘突起方向へ皮膚を誘導する（図 1-2）。また、起始部である棘突起上の皮膚を弛緩させるように短いテープを肩甲骨方向へ貼付する。

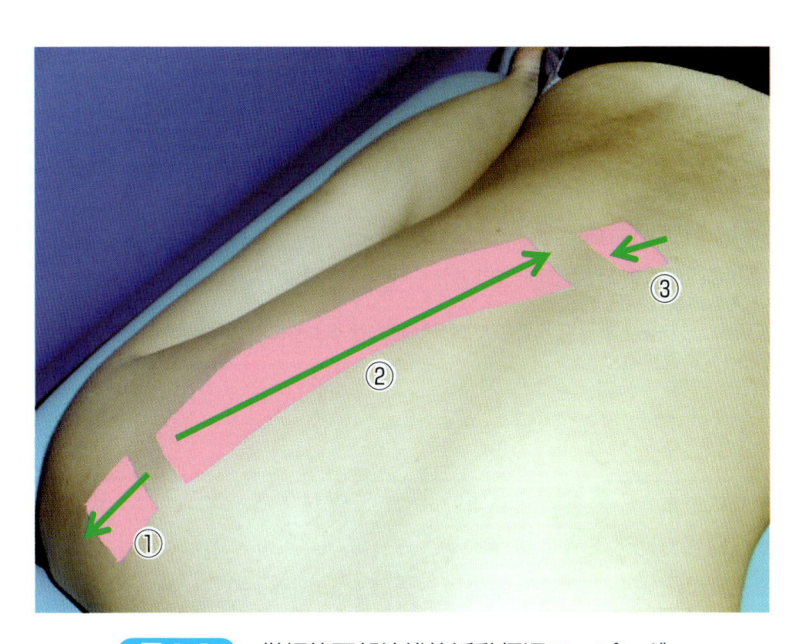

図 1-2　僧帽筋下部線維筋活動促通テーピング
① 肩関節を下垂位にし，停止部である肩甲棘上の皮膚を伸長させるように短いテープを貼付する．
② 僧帽筋下部線維の走行に沿って肩甲棘付近から胸椎下部棘突起方向へ皮膚を誘導する．
③ 起始部である棘突起上の皮膚を弛緩させるように短いテープを肩甲骨方向へ貼付する．

(2) 菱形筋

　上肢を下垂位にし、肩甲骨内側縁から外下方向へ短いテープを貼付する。肩甲骨内側縁から内上方へ皮膚を誘導する。さらに、起始部にあたる頸椎下部から胸椎上部棘突起上の皮膚を弛緩させるように短いテープで肩甲骨方向へ誘導する（図 1-3）。

筋活動促通および抑制テーピング

121

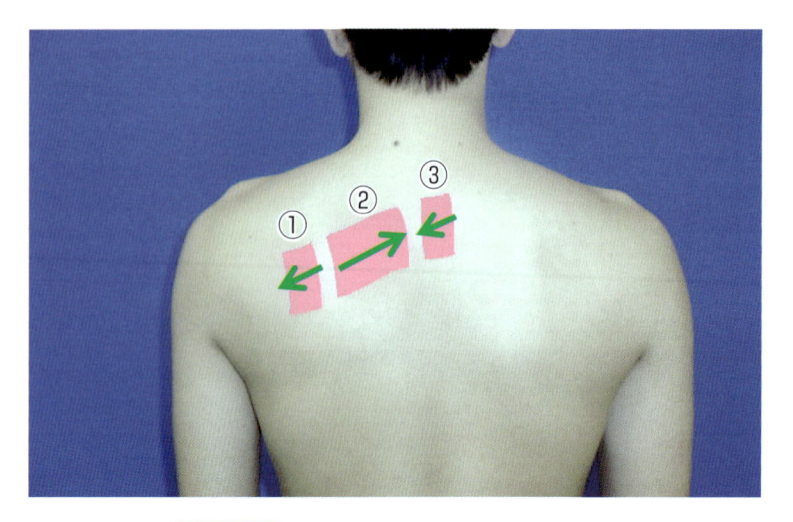

図 1-3 菱形筋活動促通テーピング
① 上肢を下垂位にし，肩甲骨内側縁から外下方向へ短いテープを貼付する．
② 肩甲骨内側縁から内上方へ皮膚を誘導する．
③ 起始部にあたる頸椎下部から胸椎上部棘突起上の皮膚を弛緩させるように短いテープで肩甲骨方向へ誘導する．

(3) 腹横筋

背臥位にし、体幹側方の腸骨稜付近から外側方向へ短いテープを貼付する。次に体幹側方肋骨と腸骨稜の間から白線方向へ皮膚を誘導する。さらに、起始部にあたる白線上の皮膚を弛緩させるように短いテープで外側方向へ誘導する（図 1-4）。

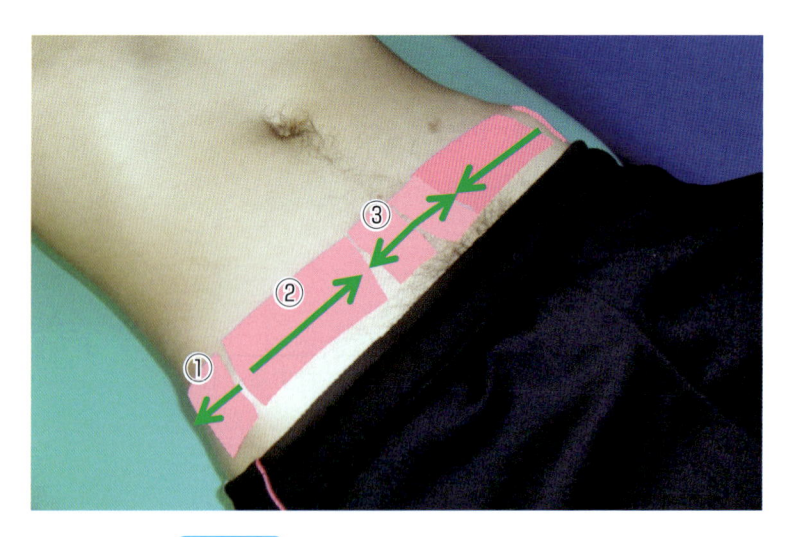

図 1-4 腹横筋活動促通テーピング
① 背臥位にし，体幹側方，腸骨稜付近から外側方向へ短いテープを貼付する．
② 体幹側方肋骨と腸骨稜の間から白線方向へ皮膚を誘導する．
③ 起始部にあたる白線上の皮膚を弛緩させるように短いテープで外側方向へ誘導する．

筋活動促通および抑制テーピング

(4) 股関節屈筋

　股関節屈筋である腸腰筋は深層にあるためテーピングが困難である。このため、股関節屈曲時に共同的に作用する同側の内腹斜筋および反対側外腹斜筋に対してテーピングを施行する。

　背臥位で股関節を伸展位にし、鼠径部から反対側肋骨弓に向かう方向へ皮膚を誘導する。可能であれば大腿部近位で鼠径部から外下方向へテープを貼付する。さらに、外腹斜筋起始部となる肋骨弓より上部の前鋸筋走行方向に沿うように短いテープで股関節方向へ誘導する（図1-5、図1-6）。また、同側の肋骨弓に向かう方向にも貼付することで、さらに股関節屈曲の作用を促すことができる。

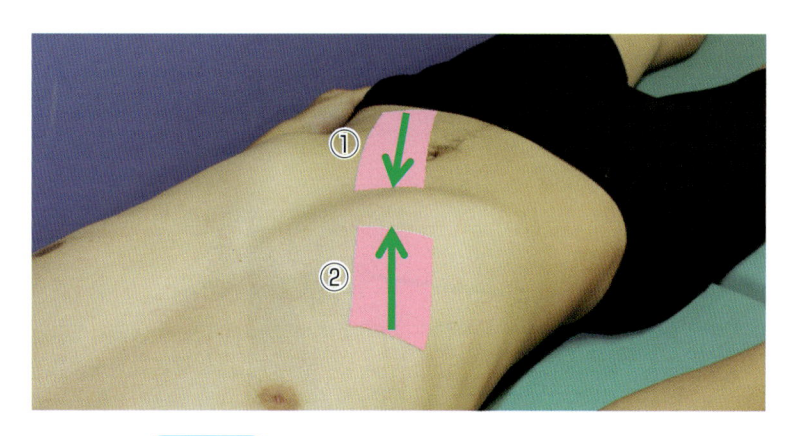

図 1-5　股関節屈筋活動促通テーピング

左股関節に対するものである．肋骨下丘が浮き上がっている例などでは肋骨部分の皮膚の下方向へのテープをさらに加えても良い．
① 背臥位で股関節を伸展位にし，鼠径部から反対側肋骨弓に向かう方向へ皮膚を誘導する．可能であれば大腿部近位で鼠径部から外下方向へテープを貼付する．
② 外腹斜筋起始部となる肋骨弓より上部の前鋸筋走行方向に沿うように短いテープで股関節方向へ誘導する．

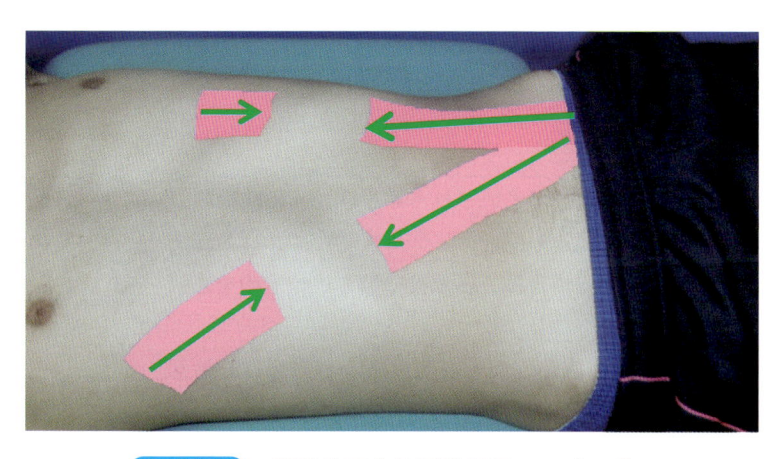

図 1-6　股関節屈曲筋活動促通テーピング

同側の肋骨弓に向かう方向にも貼付することで，さらに股関節屈曲の作用を促すことができる．

(5) 大殿筋

臨床上、大殿筋に直接テーピングを施行することは難しいことも多い。このため、筆者は共同作用する反対側の広背筋（正確には胸腰筋膜広背筋付着部）に筋活動促通テーピングを施行している。その理由は、大殿筋と胸腰筋膜の連続性を考慮しているためである。このテープによって、大殿筋の筋活動を促通することができる。

背臥位にし、殿溝部から反対側広背筋付着部である胸腰筋膜方向へ皮膚を誘導する。さらに、反対側胸腰筋膜付着部の皮膚を弛緩させるように、短いテープで股関節方向へ誘導する（図1-7）。

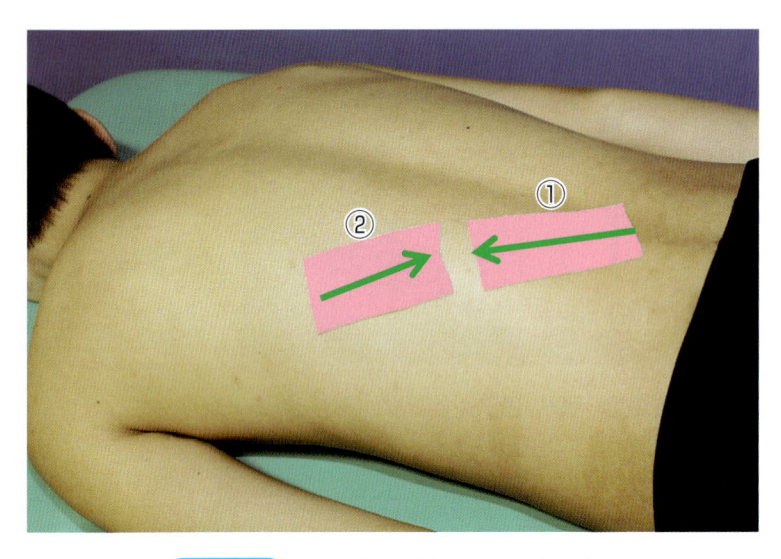

図1-7　大殿筋活動促通テーピング
① 背臥位にし、殿溝部から反対側広背筋付着部である胸腰筋膜方向へ皮膚を誘導する．
② 反対側胸腰筋膜付着部の皮膚を弛緩させるように短いテープで股関節方向へ誘導する．

(6) 中殿筋

側臥位で股関節外転運動を行う際に、体幹側で形成される皺を確認する。股関節外転運動では、この皺の部位までの体幹側屈筋も協同的に作用するため、この部位までテーピングを施行する。皺が数本できる場合は、腸骨稜に最も近いものを選択する。

大転子から評価した皺の部分に向かう方向へ皮膚を誘導する。さらに、起始部となるこの皺の皮膚を弛緩させるように、短いテープで大転子方向へ誘導する（図1-8）。さらに大転子より遠位部分の皮膚は、さらに遠位方向へ誘導する。前述の股関節外転テーピング（図1-9）において、大転子より体幹側に貼付しているものは中殿筋筋活動促通テーピングともなる。

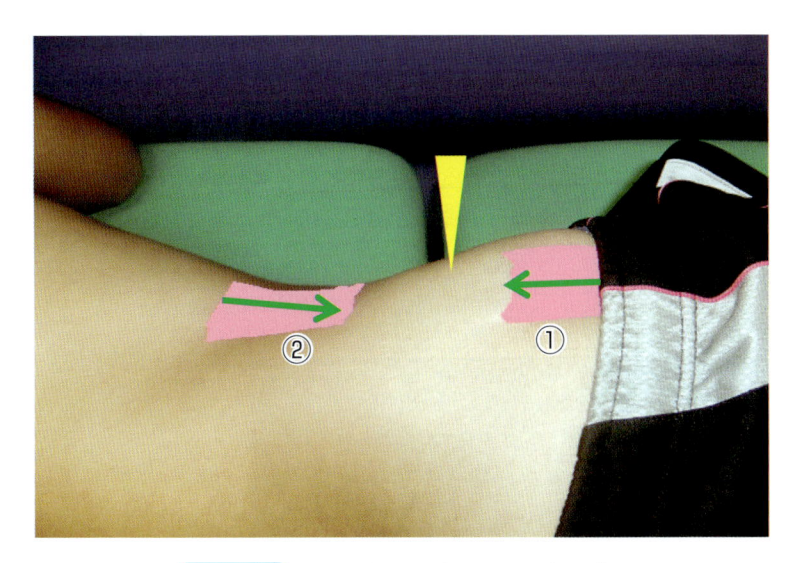

図 1-8 中殿筋活動促通テーピング

皺の位置を確かめるために股関節外転に抵抗をかけて骨盤が挙上した際に皺が形成される位置を確かめる．
① 大転子から評価した皺の部分に向かう方向へ皮膚を誘導する．
② 起始部となるこの皺の皮膚を弛緩させるように短いテープで大転子方向へ誘導する．

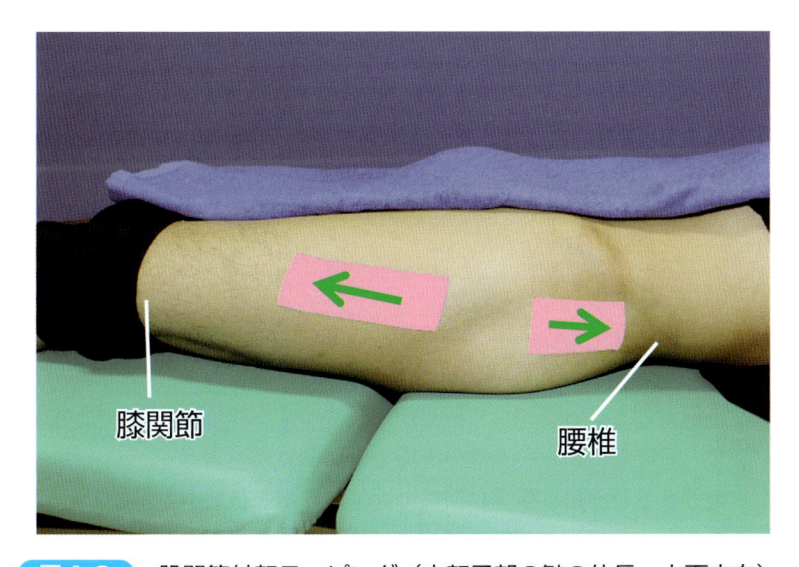

膝関節　　　腰椎

図 1-9 股関節外転テーピング（大転子部の皺の伸長・上下方向）

筋活動促通および抑制テーピング

(7) 内側広筋

　膝関節を軽度屈曲位にし、停止部である脛骨粗面部の皮膚を伸長させるように短いテープで遠位方向へ誘導する。次に、膝蓋骨底から内側広筋の走向に沿って大腿内側部を上方向に皮膚を誘導する。さらに、起始部である大腿内側面近位の皮膚を弛緩させるように短いテープで大腿上部から下方向へ誘導する（図 1-10）。

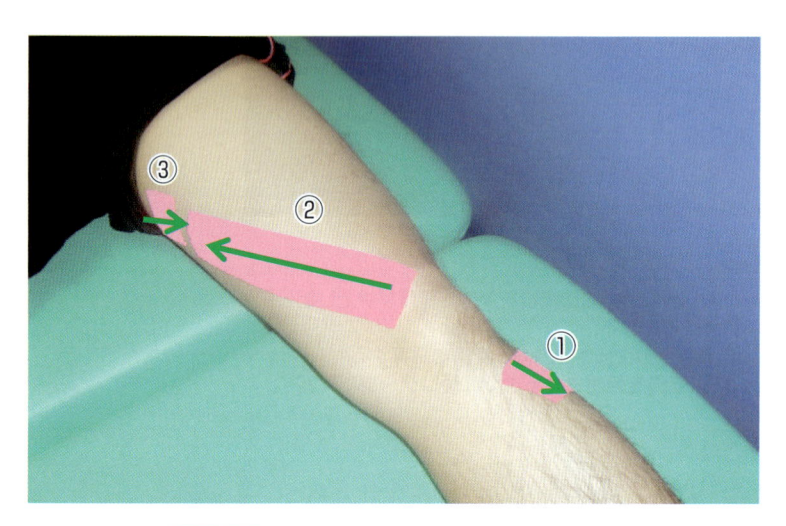

図 1-10　内側広筋活動促通テーピング

① 膝関節を軽度屈曲位にし、停止部である脛骨粗面部の皮膚を伸長させるように短いテープで遠位方向へ誘導する．
② 膝蓋骨底から内側広筋の走向に沿って大腿内側部を上方向に皮膚を誘導する．
③ 起始部である大腿内側面近位の皮膚を弛緩させるように短いテープで大腿上部から下方向へ誘導する．内側広筋に萎縮がある場合に膝蓋骨底内側に皺が観察されることがよくある．

(8) ハムストリングス

　腹臥位にて膝関節伸展位にし、停止部となる膝窩部の皺を伸長させるように短いテープで下方向へ誘導する。次に、膝窩部の皺から上部の皮膚を股関節方向へ誘導する。さらに、坐骨結節部を安定させるように、坐骨結節部の近位の皮膚を弛緩させるように短いテープで坐骨結節方向へ誘導する（図 1-11）。

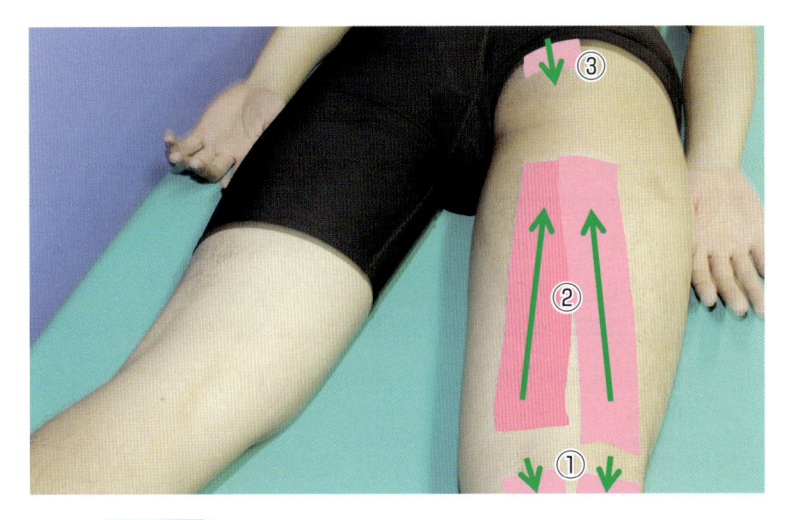

図 1-11 ハムストリングス筋活動促通テーピング

① 腹臥位にて膝関節伸展位にし，停止部となる膝窩部の皺を伸長させるように短いテープで下方向へ誘導する．
② 膝窩部の皺から上部の皮膚を股関節方向へ誘導する．
③ 坐骨結節部を安定させるように，坐骨結節部の近位の皮膚を弛緩させるように短いテープで坐骨結節方向へ誘導する．

(9) 前脛骨筋

　足関節背屈テーピングの要領で、前脛骨筋に沿って皮膚を上方へ誘導する（図1-12）。背屈時の皺より遠位の皮膚は遠位方向へ誘導する。また皺より近位の皮膚から前脛骨筋に沿って膝関節方向へ貼付する。さらにその上部については、遠位方向に短いテープを貼付する。

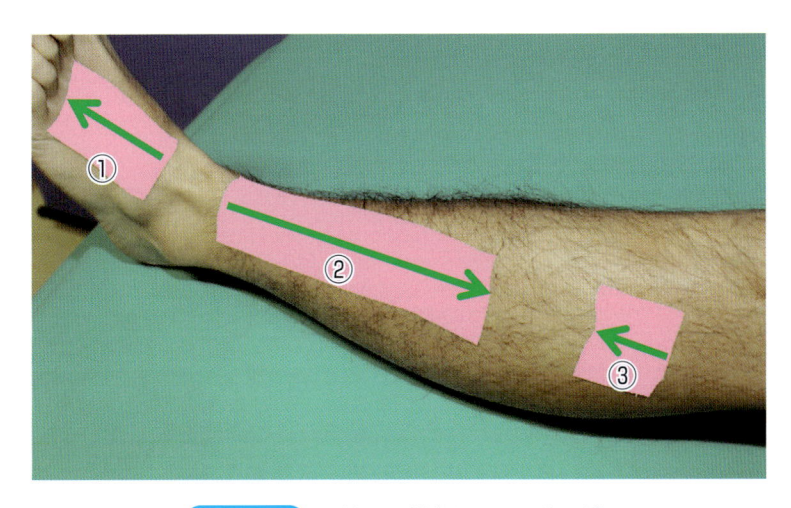

図 1-12 前脛骨筋促通テーピング

① 停止部となる足関節前面の皺を遠位方向へ誘導する．
② 足関節背屈テーピングの要領で前脛骨筋に沿って皮膚を上方へ誘導する．
③ 起始部付近の皮膚を弛緩させる．

筋活動促通および抑制テーピング

2. 筋活動の抑制が必要となる代表的な筋

　筋活動を抑制させたい場合には、筋活動の促通テーピングと逆の方向に皮膚を誘導する。つまり、筋活動を抑制する際のテーピングは、皮膚を起始部から停止部方向へ誘導する。また、筋活動を抑制する場合も、短いテープを用いて筋の起始部と停止部上の皮膚誘導を加えるとさらに効果的である。具体的には、該当する筋の骨起始部上に位置する皮膚を伸長させて、筋の骨停止部上に位置する皮膚を弛緩させる（図2-1）。この起始部や停止部に貼付する両端の短いテープはどちらかを省略することもできる。

　ここでは、臨床的に筋活動の抑制が必要な代表的な筋について、筋活動抑制テーピングの実際について述べる。

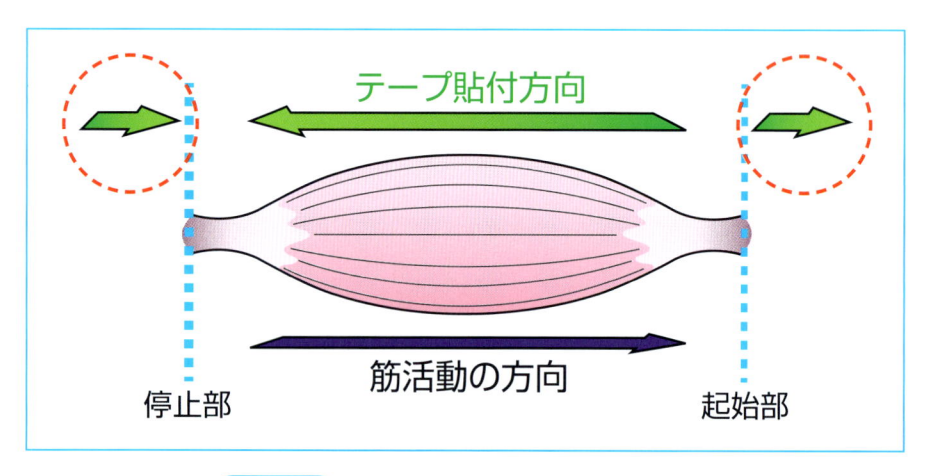

図2-1 筋活動抑制テーピングのモデル

紫矢印：筋活動の方向
緑矢印：テープ貼付方向
赤い点線の○が起始部と停止部の短いテープにあたる．

(1) 大胸筋

　まずは触診により、最も緊張の高い筋線維を特定し、その筋線維の起始部にあたる部位の皮膚を伸長する。その後、この筋の停止部の方向に皮膚を誘導する（図2-2）。また停止部の皮膚を弛緩させるように短いテープを貼付する。

筋活動促通および抑制テーピング

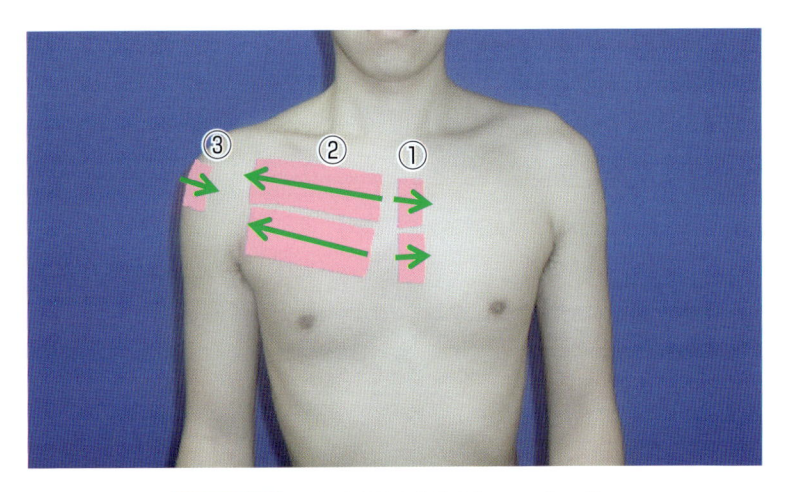

図 2-2 大胸筋活動抑制テーピング
① まず触診により，最も緊張の高い筋線維を特定し，その筋線維の起始部にあたる部位の皮膚を伸長する．
② この筋の停止部の方向に皮膚を誘導する．
③ 停止部の皮膚を弛緩させるように短いテープを貼付する．

(2) 小胸筋

　小胸筋が緊張することで肩甲骨が前傾し、肩関節屈曲時に十分な後傾運動が生じない。また胸椎後弯のような肢位をとることで、小胸筋の短縮はさらに進んでしまう。

　はじめにこの筋の起始部にあたる肋骨部の皮膚を伸長する。その後、この筋の停止部である烏口突起方向へ皮膚を誘導する。さらに烏口突起部上皮膚を弛緩させるようにテープを貼付する（図 2-3）。

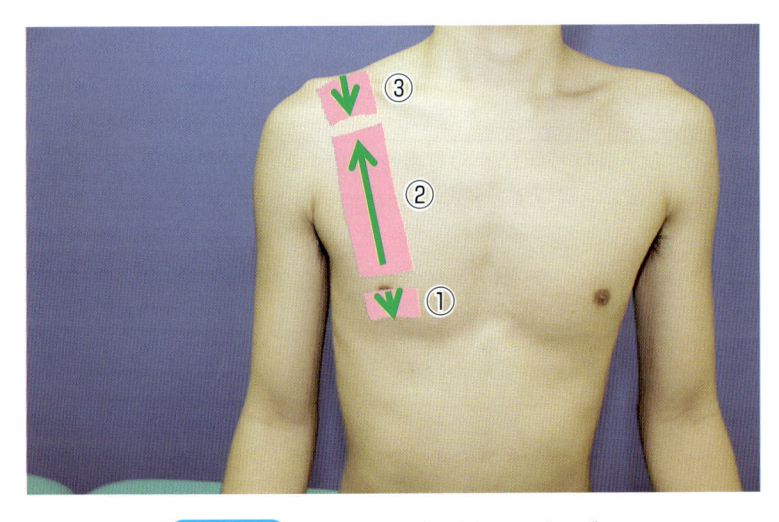

図 2-3 小胸筋活動抑制テーピング
① この筋の起始部にあたる肋骨部の皮膚を伸長する．
② この筋の停止部である烏口突起方向へ皮膚を誘導する．
③ 烏口突起部上皮膚は弛緩させるようにテープを貼付する．

筋活動促通および抑制テーピング

(3) 上腕二頭筋長頭

　上肢を下垂位にし、この筋の起始部にあたる関節上結節付近の皮膚を伸長する。その後、筋の停止部の方向へ皮膚を誘導する。さらに、停止部にあたる橈骨粗面上の皮膚を弛緩させる（図2-4）。

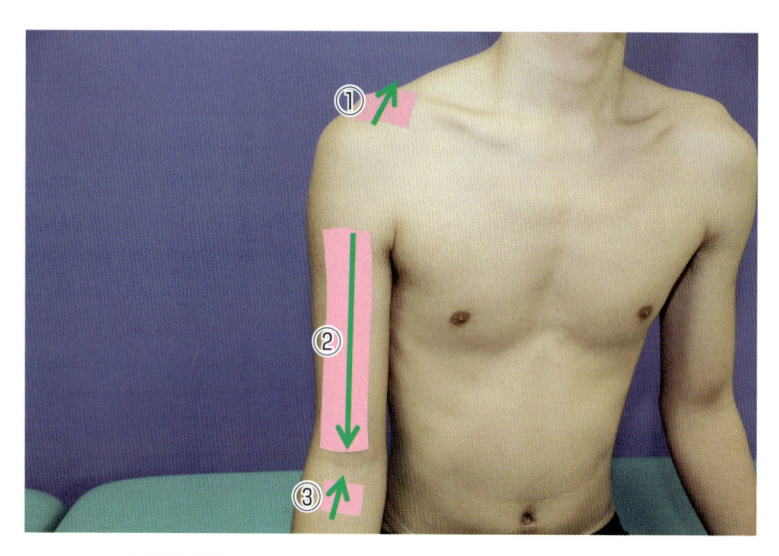

図 2-4　上腕二頭筋長頭活動抑制テーピング
① 上肢を下垂位にし，この筋の起始部にあたる関節上結節付近の皮膚を伸長する．
② 筋の停止部の方向へ皮膚を誘導する．
③ 停止部にあたる橈骨粗面上の皮膚を弛緩させる．

(4) 大腿筋膜張筋

　立位にし、この筋の起始部にあたる上前腸骨棘付近の皮膚を伸長する。その後、腸脛靱帯に沿って膝関節外側方向へ皮膚を誘導する。Gerdy結節部では皮膚を弛緩させる。（図2-5）。

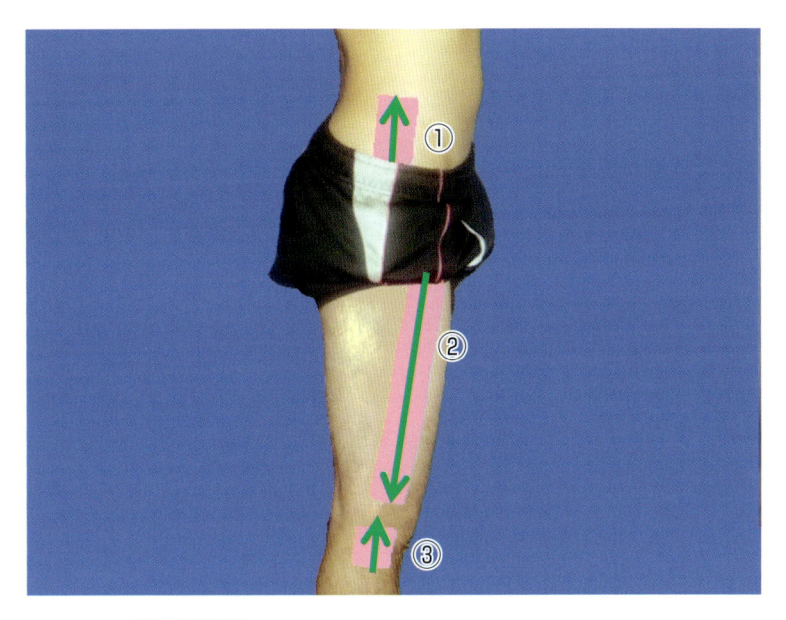

図 2-5 　大腿筋膜張筋活動抑制テーピング

① 立位にし，この筋の起始部にあたる上前腸骨棘付近の皮膚を伸長する．
② 腸脛靱帯に沿って膝関節外側方向へ皮膚を誘導する．
③ Gerdy 結節部では皮膚を弛緩させる．

　以上、代表的な筋を例にテーピングの実施方法を述べた。関節可動域を拡大する方向と筋活動促通テーピングの方向は基本的に同じである。また、関節可動域を制限する方向と筋活動抑制テーピングは同方向である。

筋活動促進通および抑制テーピング

3章
姿勢制御テーピング

1. 脊柱の姿勢制御　　　　　　　　　　　　　　　　P134

2. 骨盤の姿勢制御　　　　　　　　　　　　　　　　P138

3章　姿勢制御テーピング

　これまで説明してきた「関節可動域の拡大および制限」のテーピングと「筋活動の促通および抑制」のテーピングを組み合わせて応用することで、様々な目的に皮膚テーピングを応用することができる。

　この項目では、皮膚テーピングを姿勢制御に応用する方法を紹介したい。皮膚テーピングによって、骨盤、腰椎、胸椎、頸椎、頭位などの肢位を様々な方向に操作することで、姿勢のコントロールを行うことができる。姿勢は身体各関節の肢位やモーメントなどに影響を及ぼし、力学的に重要な意味を有していることは言うまでもない。皮膚の誘導によって、姿勢を操作することができれば、臨床の幅は格段に広がるはずである。

1. 脊柱の姿勢制御

(1) 頭位後方誘導

　頭位前方位は、臨床的に多くの問題を惹起させる。頭位前方位の多くは、上位頸椎伸展と下位頸椎屈曲のアライメントの組み合わせになっている。このため、上位頸椎を屈曲、下位頸椎を伸展方向へ誘導する必要がある。

　この場合、頸椎上部に対しては毛髪があるため、前述の下顎に沿うテーピングを行う（図 1-1）。これにより上位頸椎棘突起周辺の皮膚を弛緩させ、上位頸椎を屈曲方向に誘導することができる。これに加え、下位頸椎に対しては棘突起周辺の皮膚を伸長させるように前方へ誘導する（図 1-2）。

(2) 頸椎屈曲誘導

　局所的に頸椎の前弯が大きい部位がある場合、その棘突起周辺の皮膚を弛緩させるような方向へ誘導する。頸椎上部に対しては毛髪があるため、下顎に沿って後方へ誘導する（図 1-1）。臨床的には上位頸椎が伸展していることが多いため、上位頸椎を屈曲させることが重要となる（図 1-3）。

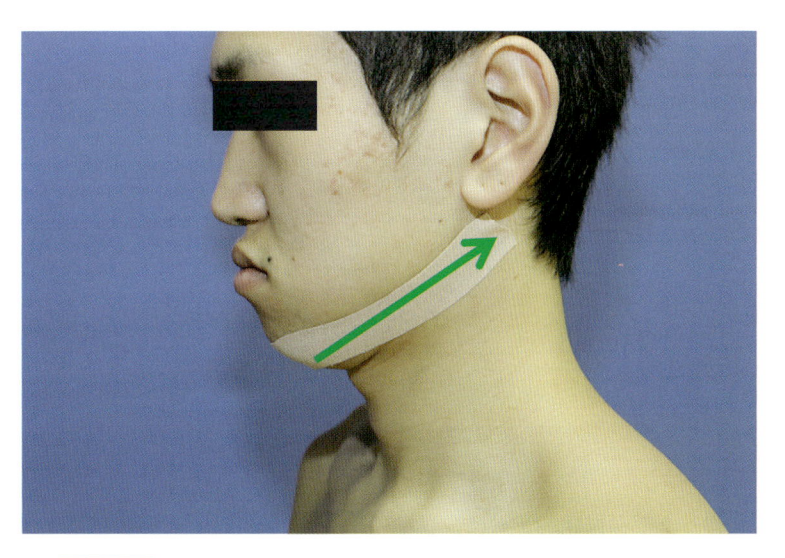

図 1-1 頭位後方誘導テーピング（上位頸椎の屈曲誘導）

下顎に沿って上位頸椎棘突起の方向へ皮膚を誘導する．
これにより上位頸椎棘突起周辺の皮膚を弛緩させ，上位頸椎を屈曲方向に誘導することができる．

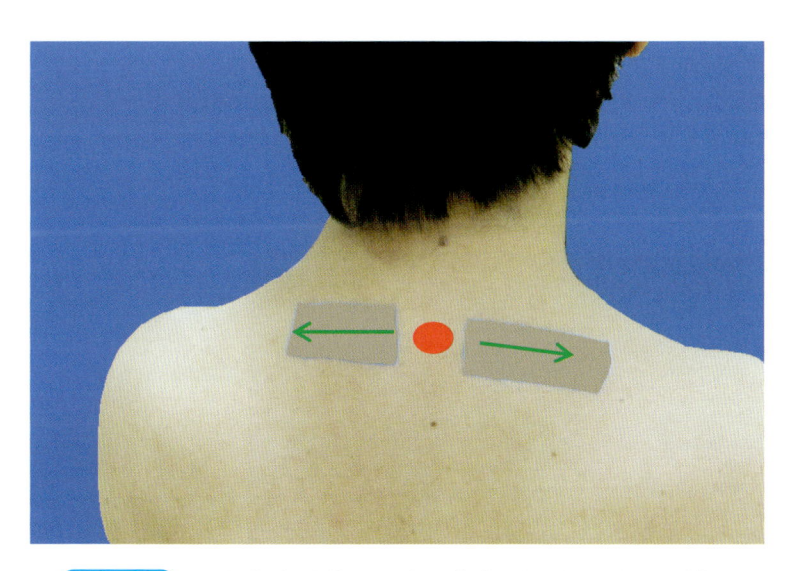

図 1-2 頭位後方誘導テーピング（下位頸椎の伸展誘導）

下位頸椎に対しては棘突起周辺の皮膚を伸長させるように前方へ誘導する．

姿勢制御テーピング

姿勢制御テーピング

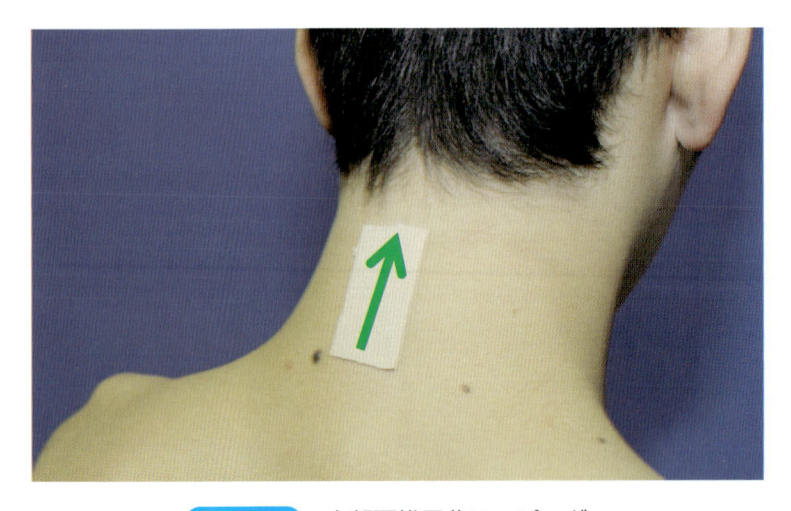

図 1-3 上部頸椎屈曲テーピング
頸椎を軽度屈曲位にし，下位頸椎上皮膚を伸長させ，上位頸椎上の皮膚を弛緩させるようにテープを貼付する．

(3) 胸椎伸展誘導

臨床上、胸椎では後弯の改善を要求される場面が多い。最も後弯が大きい部位に注目し、同部棘突起周辺の皮膚を伸長させる誘導を行う。開始肢位を軽度胸椎屈曲位にし、後弯の強い部位の棘突起周辺の皮膚を上下に伸長させるとともに、左右方向にも伸長させる誘導を行う（図 1-4）。また、同部位の体幹前面に位置する皮膚を弛緩させる方向に誘導することも有効である。この体幹前面に皮膚を誘導する方法は、最大吸気時の胸郭を拡大する効果が認められることが多い（図 1-5）。

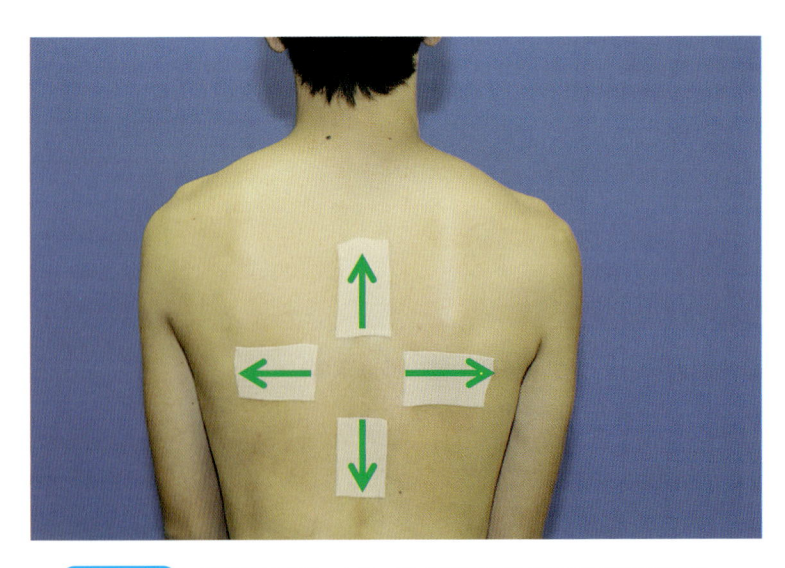

図 1-4 胸椎伸展テーピング（棘突起周辺の皮膚の伸長）
最も後弯が大きい部位に注目し，同部棘突起周辺の皮膚を伸長させる誘導を行う．

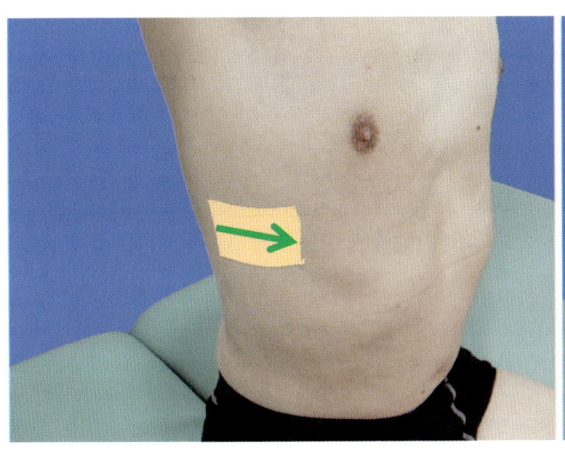

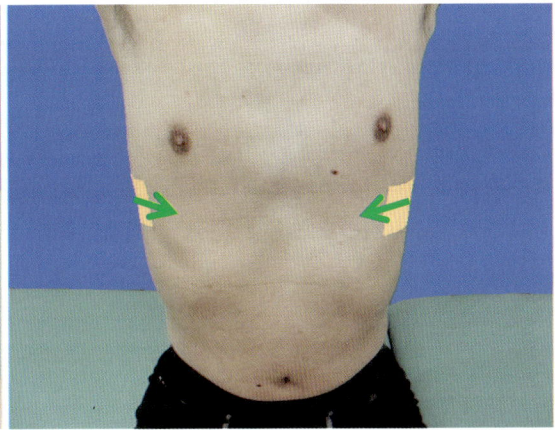

図 1-5　胸椎伸展テーピング（体幹前面に位置する皮膚の弛緩）
胸椎伸展が大きくなるとともに，吸気が改善される．

(4) 腰椎屈曲誘導

　大きすぎる腰椎前弯を改善させたい場合、同部の皮膚を棘突起方向へ誘導する。立位でアウトラインの観察と触診により、前弯が特に強くなっている部位を探索する。また、腹部では逆に突出していることが多く、前面では後面の前弯部よりやや下方に下がっている場合が多い。上記の評価をもとに、開始肢位を軽度腰椎屈曲位にし、前面の腹部突出部と後面前弯部とを結ぶ線上の皮膚を後方へ弛緩させるように誘導する（図 1-6）。

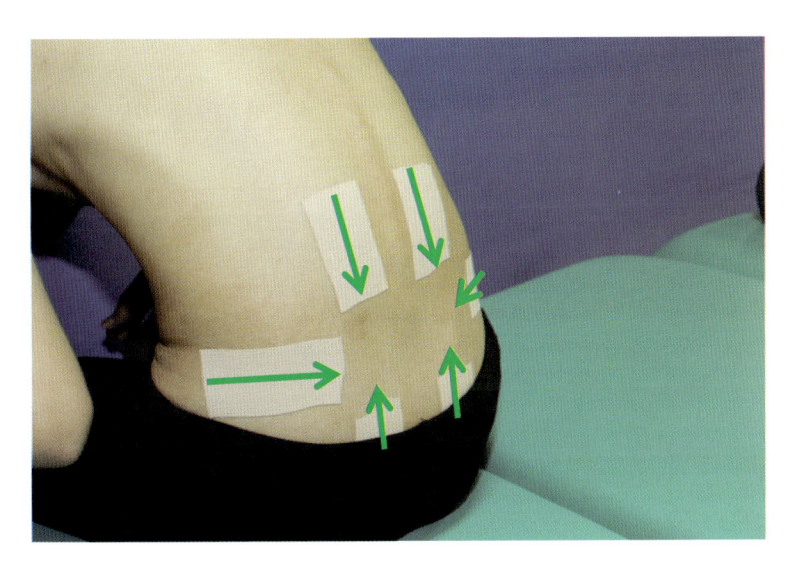

図 1-6　腰椎屈曲テーピング（棘突起周辺の皮膚の弛緩）
腰椎前弯を改善させたい場合，同部皮膚を棘突起方向へ誘導し弛緩させる．

姿勢制御テーピング

2. 骨盤の姿勢制御

骨盤の操作は、主に骨突出部である上前腸骨棘と上後腸骨棘周辺の皮膚を誘導することによって行う。具体的には上前腸骨棘および上後腸骨棘周辺の皮膚のうち、移動させたい方向の皮膚を弛緩させ、移動を制限させたい方向の皮膚を伸長させる誘導を行う。このことにより矢状面だけではなく、前額面、水平面の骨盤肢位を変化させることが可能となる。また、歩行やその他の動作に対しても、このことを応用することができる。図2-1は左上前腸骨棘を弛緩させている例である。

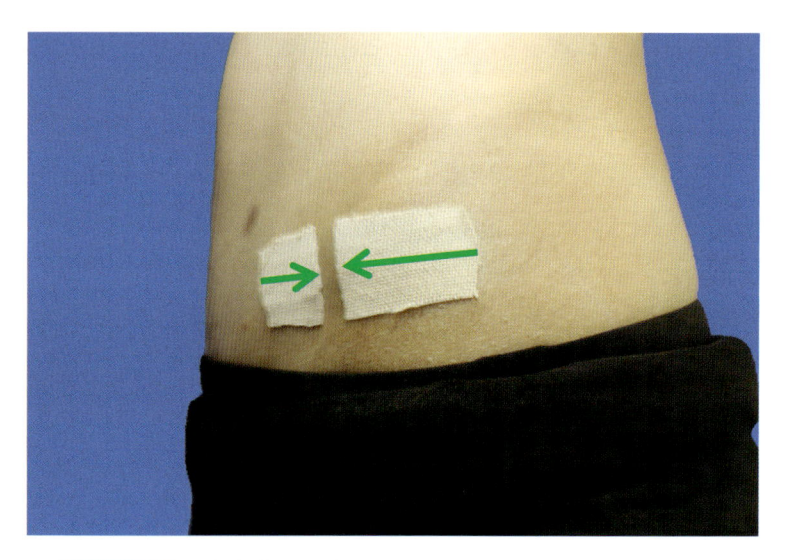

図 2-1　左上前腸骨棘上の皮膚を弛緩させるテーピング
左上前腸骨棘に近づくように，周辺の皮膚を集める
テーピングを行い，上前腸骨棘上皮膚を弛緩させる．

(1) 骨盤前傾誘導

骨盤を前傾させるためには、上前腸骨棘を下方に、上後腸骨棘を上方に誘導すれば良い。このため、上前腸骨棘より下側の皮膚を弛緩させ上前腸骨棘より上側の皮膚を伸長する。また上後腸骨棘より下側の皮膚を伸長させ、上後腸骨棘より上側の皮膚を弛緩させる。

具体的方法としては、開始肢位を立位で骨盤前傾位にし、テープの起始部を上前腸骨棘の上外側あるいは上前腸骨棘直上に貼付し、テープの停止部を上前腸骨棘の下内側方向へ誘導する（図2-2）。さらに、テープの起始部を上後腸骨棘の下内側あるいは上後腸骨棘直上に貼付し、テープの停止部を上外方へ誘導する（図2-3）。これにより、上前腸骨棘を下方移動、上後腸骨棘を上方移動しやすくし、骨盤の前傾を促すことができる。

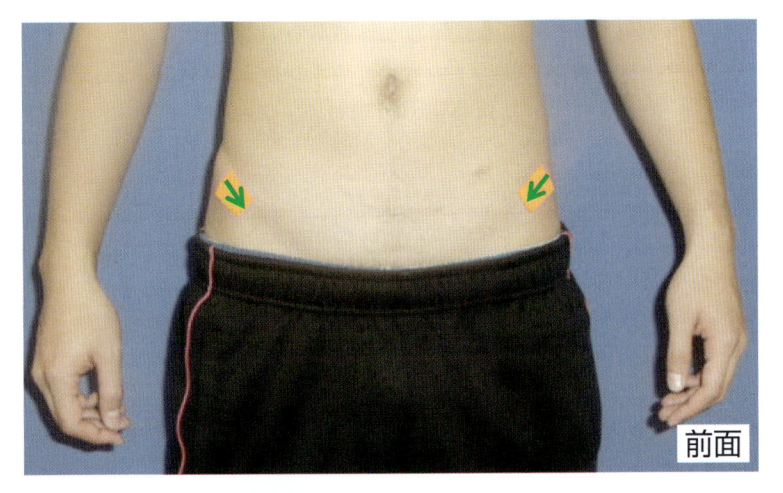

図 2-2 骨盤前傾テーピング
テープの起始を上前腸骨棘上に位置させそこから皮膚を下内方へ誘導する.

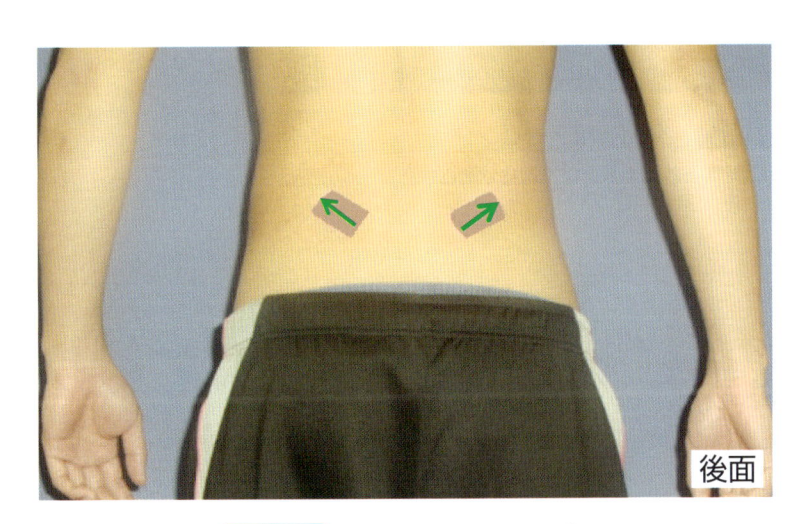

図 2-3 骨盤前傾テーピング
テープの起始を上後腸骨棘上に位置させそこから皮膚を上外方へ誘導する.

(2) 骨盤後傾誘導

　骨盤を後傾させるためには、上前腸骨棘を上方に、上後腸骨棘を下方に誘導すれば良い。このため、上前腸骨棘より下側の皮膚を伸長させ、上側の皮膚を弛緩させる。また上後腸骨棘より上側の皮膚を伸長し、下側の皮膚を弛緩させる誘導を施行する。

　具体的方法としては、開始肢位を立位で骨盤後傾位にし、テープの起始部を上前腸骨棘の下内側あるいは上前腸骨棘直上に貼付し、テープの停止部を上外方へ誘

導する（図2-4）。さらに、テープの起始部を上後腸骨棘の上外側あるいは上後腸骨棘の直上に貼付し、テープの停止部を上後腸骨棘の下内方へ皮膚を誘導する（図2-5）。これにより、上前腸骨棘を上方移動、上後腸骨棘を下方移動しやすくし、骨盤の後傾を促すことができる。

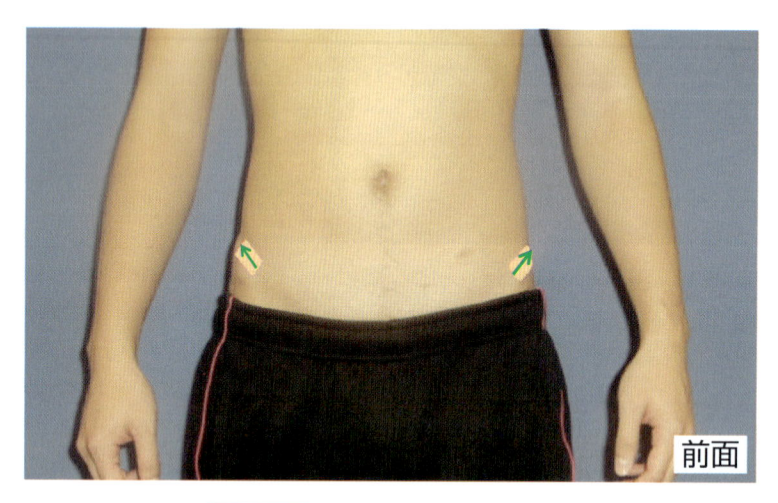

図 2-4 骨盤後傾テーピング
テープの起始を上前腸骨棘上に位置させそこから皮膚を上外方へ誘導する．

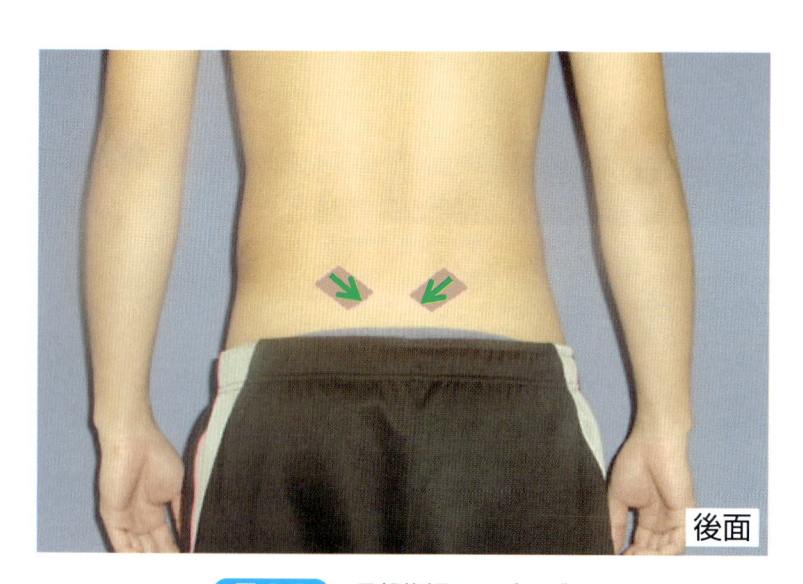

図 2-5 骨盤後傾テーピング
テープの起始を上後腸骨棘上に位置させそこから皮膚を下内方へ誘導する．

(3) 骨盤前方移動誘導

　骨盤前方移動では、両側の上前腸骨棘が前方に移動し、前方移動した肢位では周辺の皮膚は伸長される。また、同時に上後腸骨棘周辺の皮膚は弛緩する。骨盤前方移動を促すためには、これらの皮膚の動きに余裕を持たせるようにするため、上前腸骨棘周辺の皮膚を弛緩させ、上後腸骨棘周辺の皮膚を伸長させる誘導を施行する。

　具体的方法としては、前方に移動しやすく後方には移動しにくい状態にするため、立位で軽度骨盤前方位にし、左右の上前腸骨棘上の皮膚を内外側から弛緩させるように誘導する。さらに、上後腸骨棘上の皮膚を内方および外方へ伸長させるように誘導する（図 2-6）。これにより、上前腸骨棘および上後腸骨棘を前方移動しやすくし、骨盤の前方移動を促すことができる。

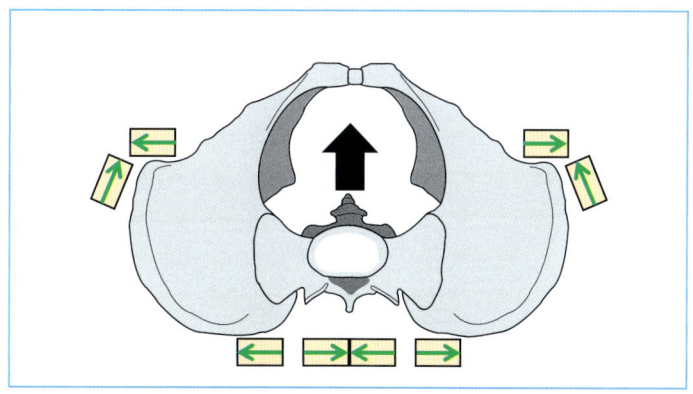

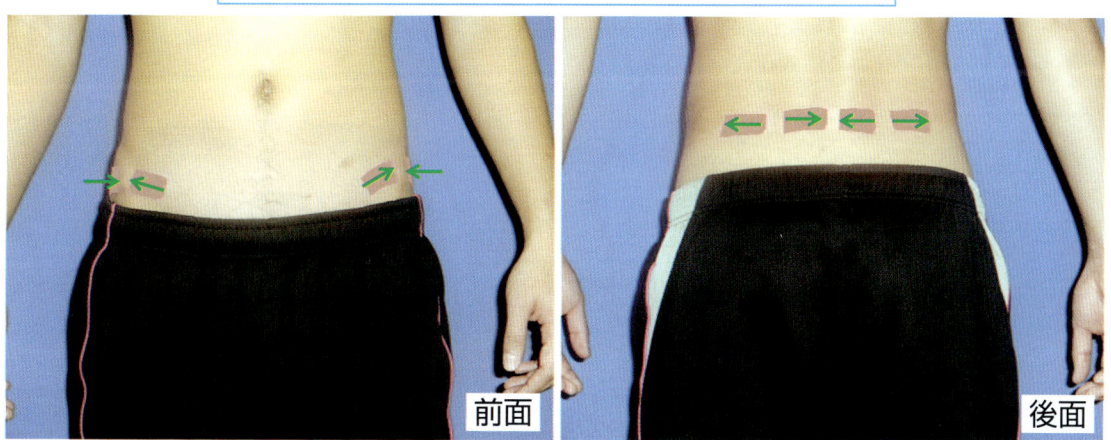

図 2-6　骨盤前方移動テーピング

左右の上前腸骨棘上の皮膚を内外側から弛緩させるように誘導する．さらに，上後腸骨棘上の皮膚を内方および外方へ伸長させるように誘導する．

(4) 骨盤後方移動誘導

骨盤後方移動では、両側の上後腸骨棘が後方に突出し周辺の皮膚は伸長される。また、上前腸骨棘周辺の皮膚は弛緩する。このため骨盤後方移動を促す場合には、上後腸骨棘周辺の皮膚を弛緩させ、上前腸骨棘周辺の皮膚を伸長させる誘導を施行する。

具体的方法としては、開始肢位を立位でやや骨盤後方位にし、左右の上後腸骨棘上の皮膚を内外側から弛緩させるように誘導する。さらに、上前腸骨棘上皮膚を内方および外方へ伸長させるように誘導する（図2-7）。これにより、上後腸骨棘および上前腸骨棘を後方移動しやすくし、骨盤の後方移動を促すことができる。

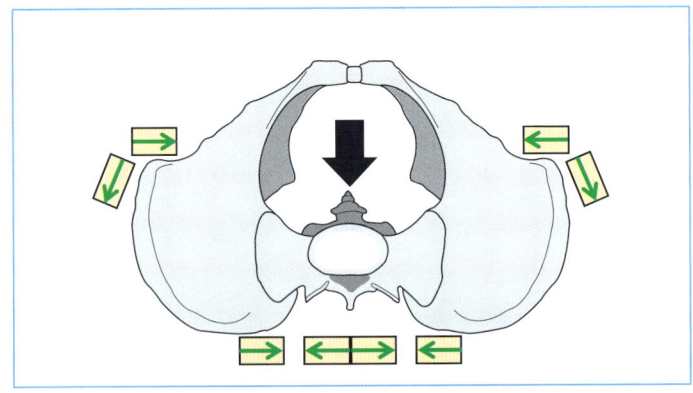

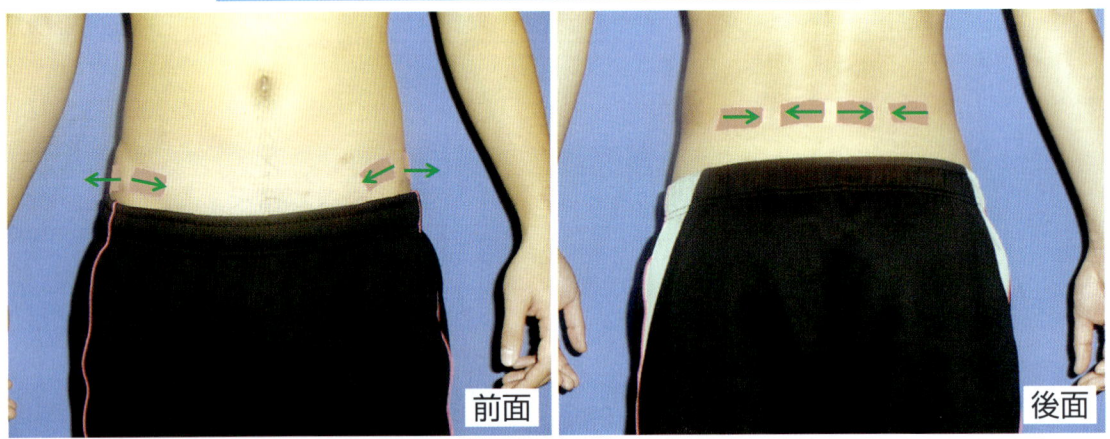

図2-7　骨盤後方移動テーピング

左右の上後腸骨棘上の皮膚を内外側から弛緩させるように誘導する．さらに，上前腸骨棘上皮膚を内方および外方へ伸長させるように誘導する．

(5) 骨盤側方移動誘導

骨盤側方移動では、移動側の上前腸骨棘および上後腸骨棘周辺の皮膚は伸長され、反対側の上前腸骨棘および上後腸骨棘周辺の皮膚は弛緩する。このため、移動側の上前腸骨棘および上後腸骨棘周辺の皮膚を弛緩させ、反対側の上前腸骨棘および上後腸骨棘周辺の皮膚を伸長させる誘導を施行する。

具体的方法として、骨盤を右方向に移動させる場合について述べる。開始肢位を立位で軽度骨盤右側方位とする。① 左側の上前腸骨棘をテープの起始部とし、そこから前方正中線方向へ上前腸骨棘周辺の皮膚を伸長させるように誘導する。また、② 左側の上後腸骨棘をテープの起始部とし、そこから後方正中線方向へ上後腸骨棘周辺の皮膚を伸長させるように誘導する。さらに、③ 右側の上前腸骨棘より内側の皮膚をテープの起始部とし、そこから外方へ上前腸骨棘周辺の皮膚を弛緩させるように誘導する。また、④ 右側の上後腸骨棘より内側の皮膚をテープの起始部とし、そこから外方へ上後腸骨棘周辺の皮膚を弛緩させるように誘導する。すなわち、左腸骨稜上の皮膚を伸長させ、右腸骨稜上の皮膚を弛緩させる誘導を行う（図2-8、図2-9）。

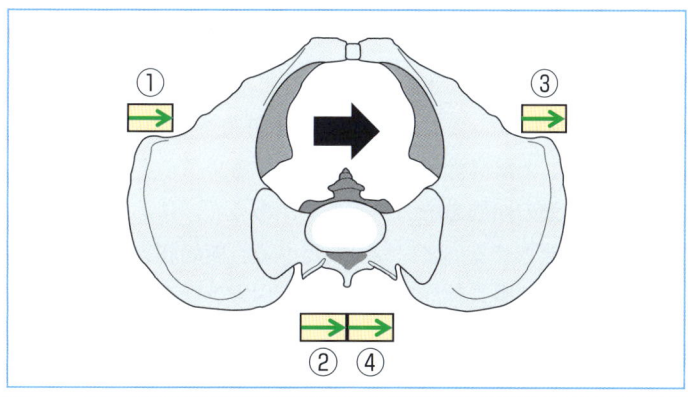

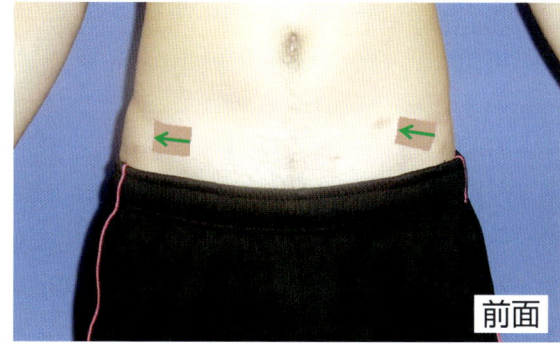

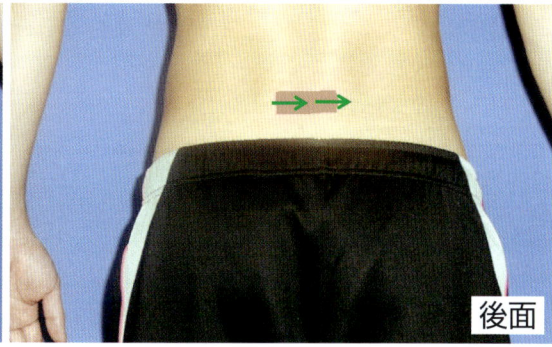

図2-8 骨盤右側方移動テーピング

① 左側の上前腸骨棘をテープの起始部とし、そこから前方正中線方向へ上前腸骨棘周辺の皮膚を伸長させるように誘導する．
② 左側の上後腸骨棘をテープの起始部とし、そこから後方正中線方向へ上後腸骨棘周辺の皮膚を伸長させるように誘導する．
③ 右側の上前腸骨棘より内側の皮膚をテープの起始部とし、そこから外方へ上前腸骨棘周辺の皮膚を弛緩させるように誘導する．
④ 右側の上後腸骨棘より内側の皮膚をテープの起始部とし、そこから外方へ上後腸骨棘周辺の皮膚を弛緩させるように誘導する．

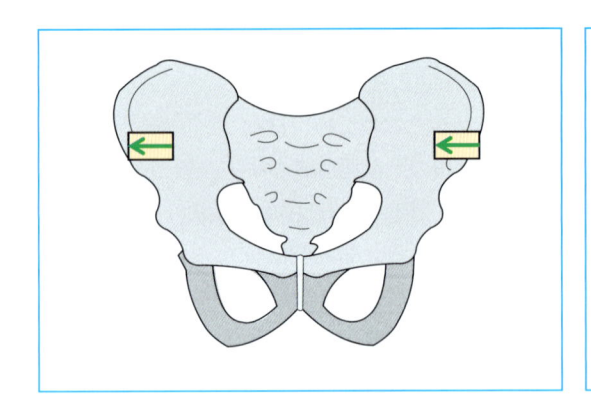

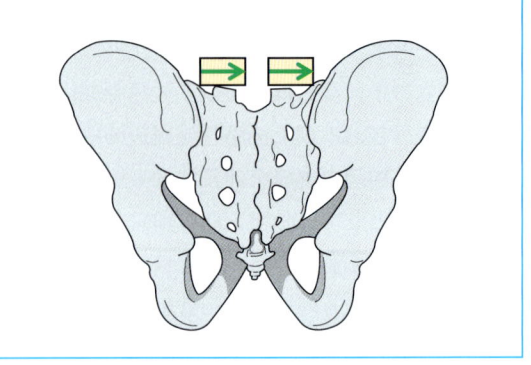

図 2-9　骨盤右側方移動テーピング
図 2-8 を前後から見たもの　テープの起始と停止位置に注意

(6) 骨盤回旋誘導

　骨盤左回旋時の運動では、右腸骨前傾、左腸骨後傾が生じる。このため、右上前腸骨棘が内方移動しながら下方移動し、右上後腸骨棘は上外方へ移動する。一方、左上後腸骨棘は下内方移動し、左上前腸骨棘は上外方移動する。このときに生じる皮膚の動きを念頭において、骨盤の回旋を誘導する必要がある。

　具体的方法として、骨盤左回旋させる方法について述べる。開始肢位を立位で軽度骨盤左回旋位とする。右側の上前腸骨棘直上の皮膚を下内方へ誘導し、右側の上後腸骨棘直上の皮膚を上外方へ誘導する（図 2-10 ①・②）。さらに、左側の上後腸骨棘の皮膚を下内方へ誘導し、左側の上前腸骨棘の皮膚を上外方へ誘導する（図 2-10 ③・④）。これにより、右腸骨を前傾、左腸骨を後傾させ、骨盤左回旋を促すことができる。

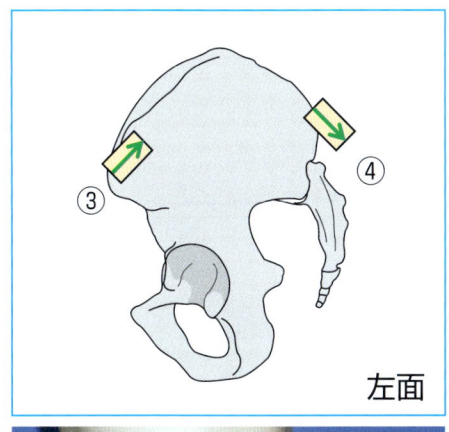

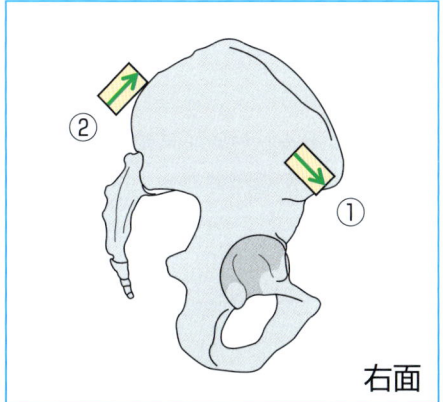

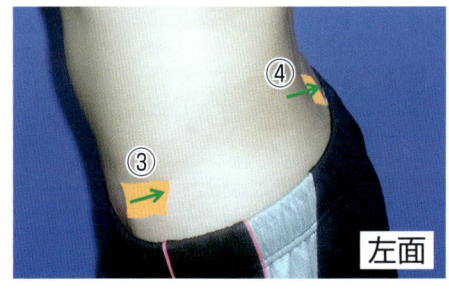

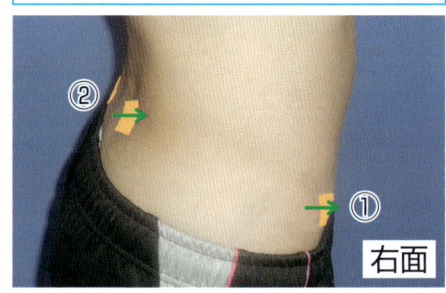

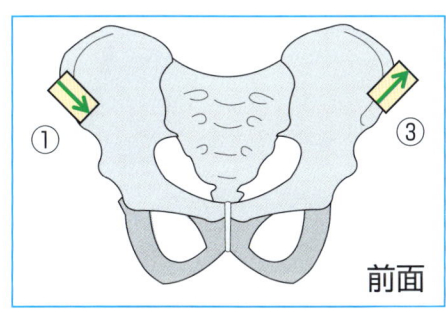

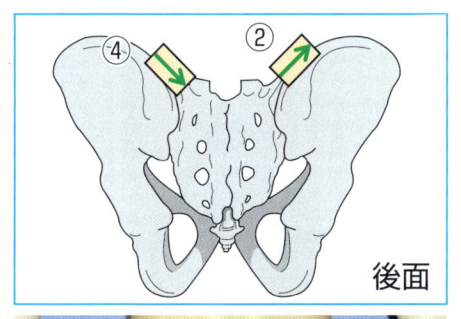

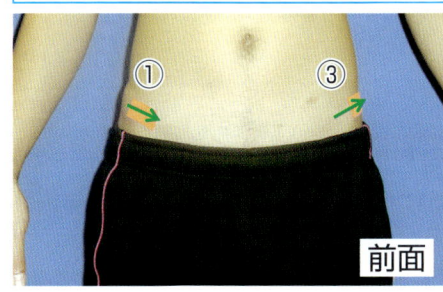

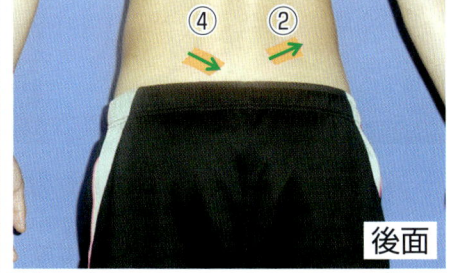

図 2-10　骨盤左回旋テーピング（右腸骨前傾および左腸骨後傾誘導）

開始肢位を立位で軽度骨盤左回旋位とする．
① 右側の上前腸骨棘直上の皮膚を下内方へ誘導する．
② 右側の上後腸骨棘直上の皮膚を上外方へ誘導する．
③ 左側の上前腸骨棘の皮膚を上外方へ誘導する．
④ 左側の上後腸骨棘の皮膚を下内方へ誘導する．

姿勢制御テーピング

145

また別の方法として、右上前腸骨棘と左上後腸骨棘上皮膚を弛緩させ、左上前腸骨棘と右上後腸骨棘上皮膚を伸長する方法もある（図2-11）。これは右腸骨を前方移動、左腸骨を後方移動させることで、骨盤左回旋を促す方法である。

　また、足底からの操作方法もある。足底足長軸方向にテーピングを貼付する。足長軸上で、右足部に対しては足尖から踵方向へ、左足部に対しては逆に踵から足尖方向へ皮膚を誘導する（図2-12）。

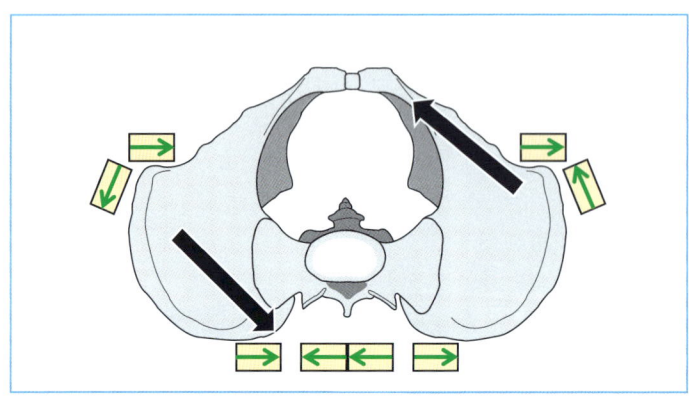

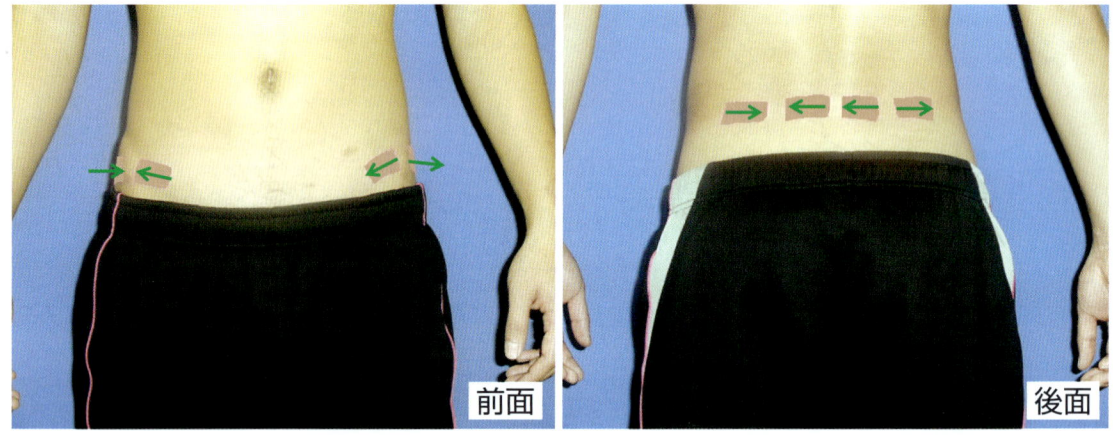

図 2-11 骨盤左回旋テーピング（右腸骨前方移動および左腸骨後方移動誘導）
右上前腸骨棘と左上後腸骨棘上皮膚を弛緩させ，左上前腸骨棘と右上後腸骨棘上皮膚を伸長する．

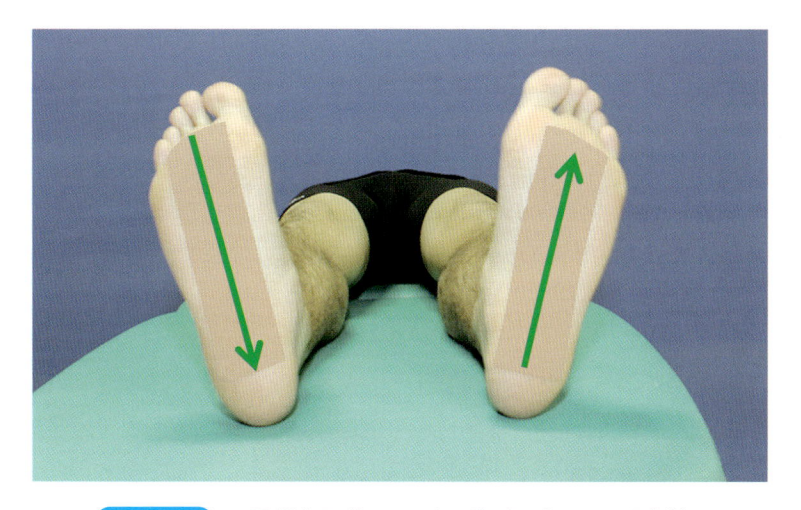

図2-12 骨盤左回旋テーピング（足底からの誘導）
右足部に対しては足尖から踵方向へ，左足部に対しては逆に踵から足尖方向へ皮膚を誘導する．

下半身回旋を制御するには前述の股関節、膝関節回旋運動を参考に行うことで可能となるが、上前腸骨棘、脛骨粗面、足背部の高位で左側前傾方向、右側後傾方向へのテーピングを加えることで徐々に回旋運動が大きくなる（図2-13）。

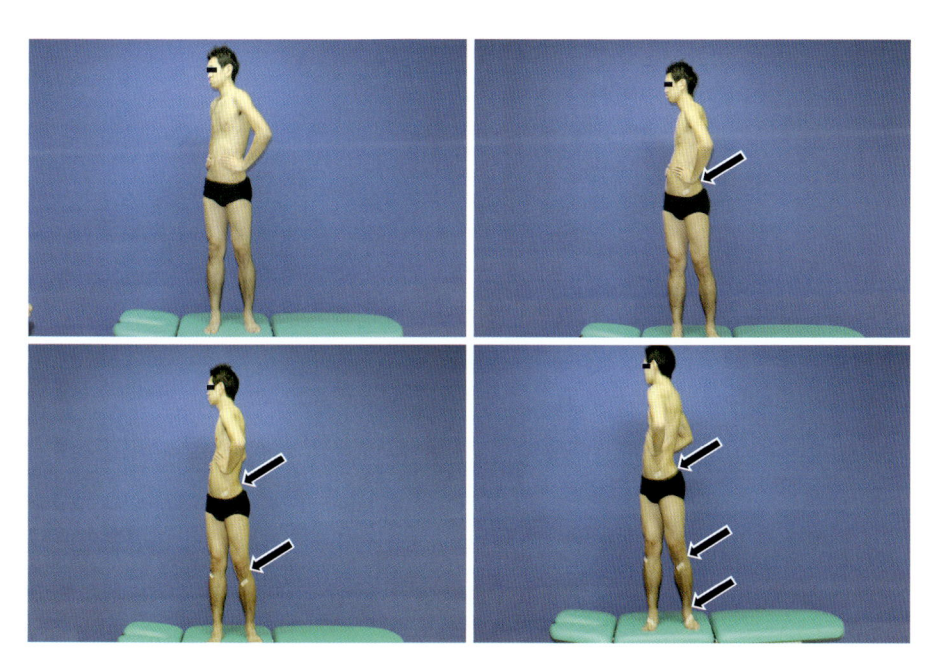

図2-13 下半身回旋テーピングの効果
左上：テーピング無し　　右上：上前腸骨棘へのテーピング
左下：右上に加え，さらに脛骨粗面のテーピング．
右下：左下に加え足背部のテーピング．

姿勢制御テーピング

(7) 足圧中心安定化

　不安定な足部ではMP関節伸展とIP関節屈曲の組み合わせがよくみられる。これは身体全体の安定性にも不利益である。この場合、MP関節屈曲とIP関節伸展の組み合わせが可能になるようにテーピングを施行する。これによって、足部内在筋を十分に活動させることができる。MP関節屈曲とIP関節伸展を組み合わせるためには、背側ではMP関節を弛緩させ、IP関節から皮膚が離れるように伸長する（図2-14）。逆に底側では、MP関節を伸長してIP関節を弛緩させる。

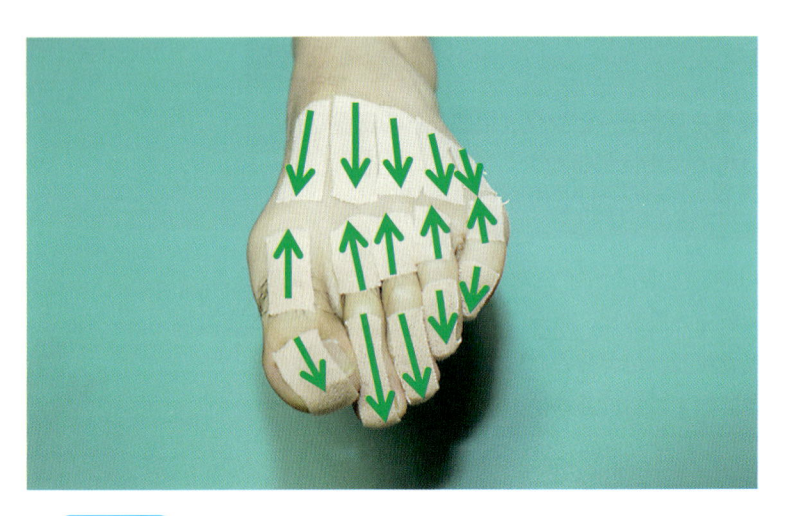

図2-14 足圧中心安定化テーピング（足背の皮膚の誘導）
背側ではMP関節を弛緩させ，IP関節から伸長する．
これにより，足部内在筋を促通することができる．

　また、足底に作用する剪断応力を利用するテーピングもある（図2-15）。足底前部の皮膚を後方から前方へ誘導し、足底後部の皮膚を前方から後方へ誘導する。これにより、足底に作用する剪断力を大きくすることができる。

　この足底に作用する剪断力の操作は「4章 歩行制御のテーピング（P152～）」の項目でも詳しく触れているので参照されたい。

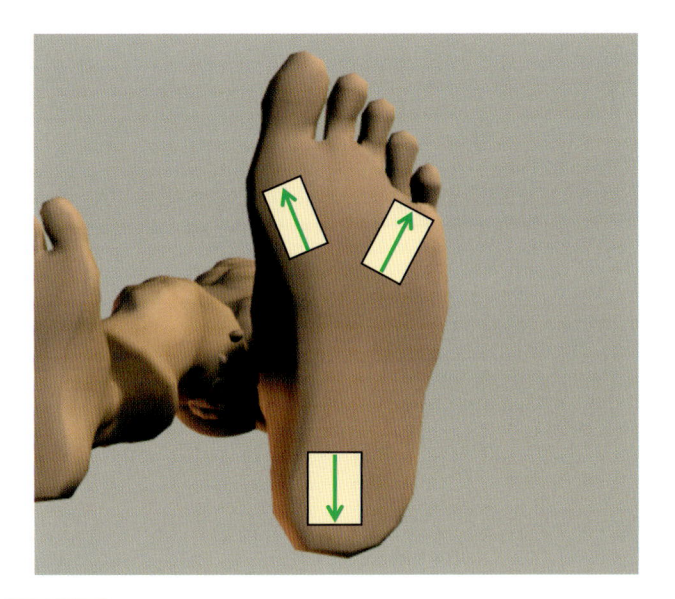

図 2-15　足圧中心安定化テーピング（足底の皮膚の誘導）
足底前部および後部に作用する剪断力を大きくする方向に皮膚を誘導する．

姿勢制御テーピング

姿勢制御テーピング

4章
歩行制御テーピング

1. 皮膚誘導による歩行制御の考え方　　　　P152

2. 立脚初期の制御　　　　P153

3. 立脚中期の制御　　　　P159

4. 立脚後期の制御　　　　P166

4章　歩行制御テーピング

　姿勢制御と同様に、「関節可動域の拡大および制限」のテーピングと「筋活動の促通および抑制」のテーピングを組み合わせて応用することで、歩行制御を目的に皮膚誘導を応用することができる。歩行はヒトの運動の中で最も基本的な運動であり、障害との関連性も強い。このため、皮膚誘導によって、歩行動作を操作することができれば、臨床での実用性は高い。

1. 皮膚誘導による歩行制御の考え方

　筆者は足部と骨盤の皮膚誘導を中心に、歩行制御の臨床応用を行っている。歩行時、足部は身体全体の土台となると同時に、足圧中心の調整に関与している。また、骨盤は体幹の土台となると同時に身体重心の調整を反映している。こうしたことから、本稿では特に足部と骨盤の操作を中心に歩行制御について紹介したい。ただし、歩行時の体幹の正中位を図る目的で偏位や左右差などを減少させる方法については、前述の脊柱などの皮膚テーピングも適用可能である。例えば、胸椎後弯が大きければそれに伴って上半身の質量中心も後方化する。そのことにより、膝関節伸展モーメントが増大することは変形性膝関節症で頻繁に見受けられる。これを改善させるために行う上半身質量中心前方化を行うには、前述の胸椎伸展テーピングが一つの方法となる。

　歩行分析における様々な評価ポイントについては他書に譲ることにするが、歩行制御には動作分析が基盤になることをここで強調しておきたい。例えば、体幹の質量の左右差や、股関節運動の代償作用としての腰椎の過剰運動などは、動作分析を行うことで分かることである。このため、歩行など動作を制御しようとする際には、動作分析を行うことが必須となる。そして、その分析から操作の思考が生み出されることはいうまでもない。また、姿勢や動作に基づく推論の立つ皮膚の動きの特性については、触察することで確認を行う必要がある。

2. 立脚初期の制御

(1) 踵接地から荷重応答期の時間的要素の操作

　踵接地から荷重応答期の時間的要素は、身体のメカニカルストレスと関連がある。臨床的には、踵接地から荷重応答期までの時間が延長している例では、この時期の「身体重心」の後方化を伴いやすく、これは足関節背屈、膝関節伸展モーメント増大などの要因となる。一方、踵接地から荷重応答期までの時間が短縮している例では、立脚中期以降のスムースな体重移動を阻害する。また、足関節底屈、膝関節屈曲、体幹伸展モーメントの増大などの要因となる。この時期では踵部で剪断力を緩衝する作用を有しているため、踵部の皮膚誘導を施行することにより、この時期の時間を短縮させたり、延長させたりすることができる。

　通常、歩行動作では、踵接地から始まり、その後足関節底屈を伴いながら荷重応答期（足底全接地）へ移行する。踵部の皮下には非常に厚い脂肪層があり、この時期に踵に生じる後方剪断力を緩衝する（図 2-1）。

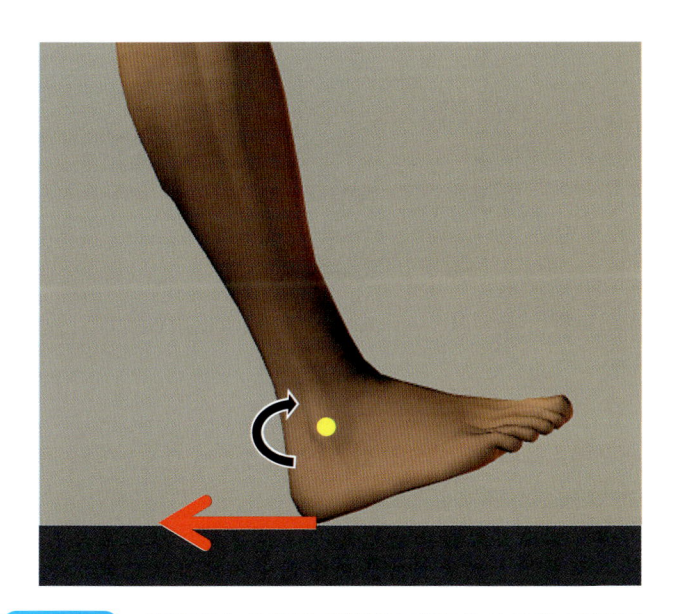

図 2-1　踵接地から荷重応答期に踵に生じる後方剪断力

踵部皮膚は剪断力によって後方に移動させられる．これにより，足関節には底屈モーメントが作用する．踵部の皮下には非常に厚い脂肪層があり，この時期に踵に生じる後方剪断力を緩衝する．

この際図2-2のように、この後方剪断力と逆の方向へ踵底側の皮膚を誘導（前方への誘導）すると、この緩衝作用を増強させる。すなわち同時期の床反力による剪断応力を減少させる効果がある。この方法は前述のように足関節底屈誘導と同様の作用があり（P110参照）、踵接地から荷重応答期までの時間を短縮させることができる。逆に図2-3のように、踵の後方剪断力と同じ方向へ踵底側の皮膚を誘導（後方への誘導）すると、この緩衝作用を減弱させる、すなわち同時期の床反力による剪断応力を増大させると言える。この誘導は足関節背屈誘導と同様の作用であり（P108参照）、踵接地から荷重応答期までの時間を延長させることができる。この誘導では足部に加わる外部からの底屈モーメントが増大するため、自らの背屈モーメントを増大して対応する。足関節背屈角度を大きくして、緩衝作用を調節することが考えられる。

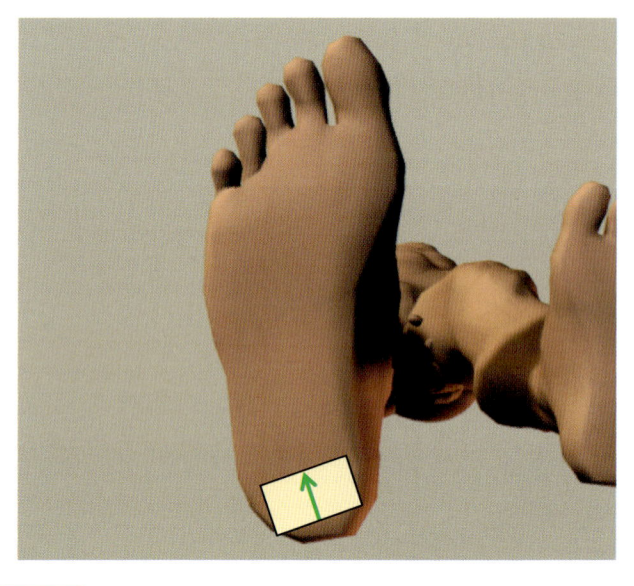

図2-2　初期接地から荷重応答期を短縮させるテーピング
後方剪断力と逆の方向へ踵底側の皮膚を誘導
（前方への誘導）する.

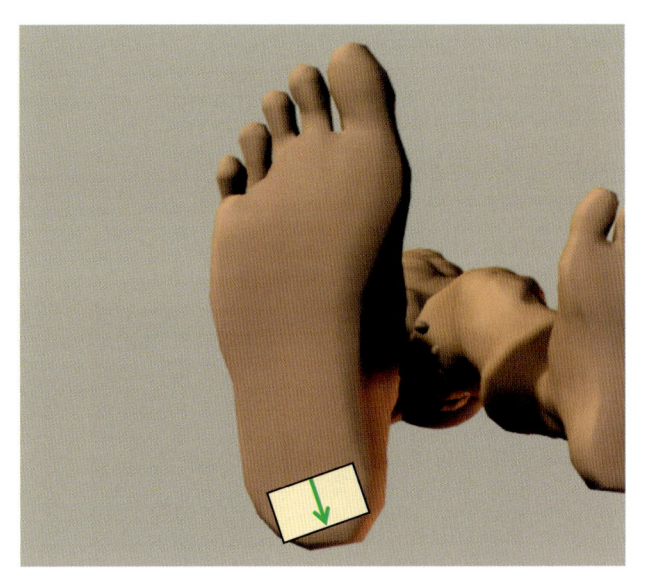

図 2-3 初期接地から荷重応答期を延長させるテーピング

後方剪断力と同じ方向へ踵底側の皮膚を誘導（後方への誘導）する．

(2) 距骨下関節回外・回内の操作

前額面においては、初期接地での踵皮膚に対する外方剪断力が生じる（図 2-4）。この外方剪断力を皮膚誘導によって操作することで、下肢の回旋ストレスに大きく関与する距骨下関節を回外させたり、回内させたりすることができる。

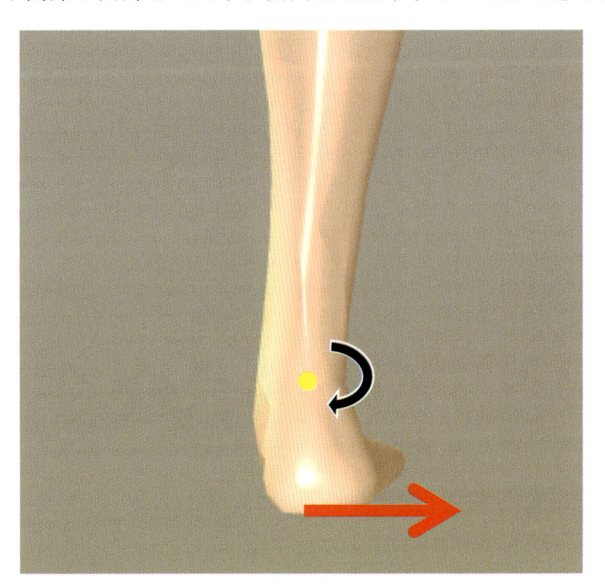

図 2-4 初期接地に踵に生じる外方剪断力

踵接地の瞬間には外方剪断力が作用し，その直後から内方へ反転する．そのため外部から距骨下関節に回内モーメントが作用するため，回外モーメントを発揮する必要がある．

歩行制御テーピング

図2-5①のように、この外方剪断力の方向へ踵底側の皮膚を誘導（外方への誘導）すると、この剪断力を増強させる。このときの足部の反応は、回外運動を大きくして対抗する。さらに、この立脚初期の距骨下関節回外を強めるには前述の距骨下関節回外テーピング（P113参照）を加えることも有効である（図2-5②・③）。

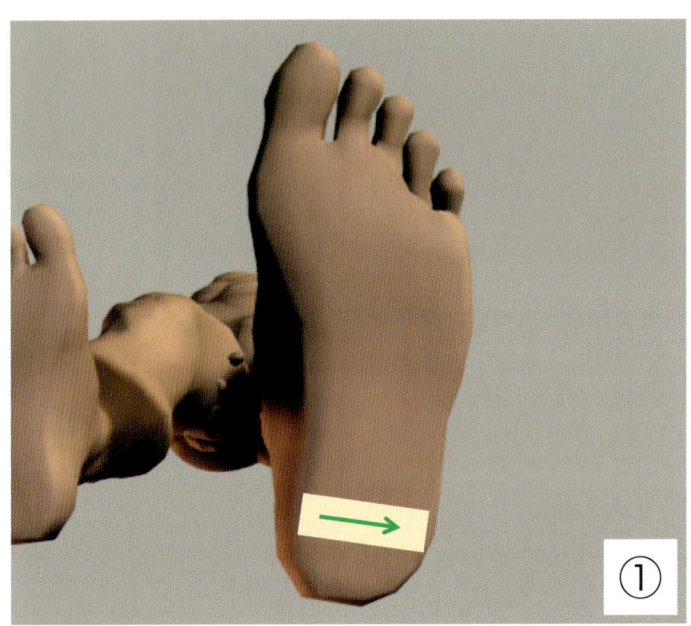

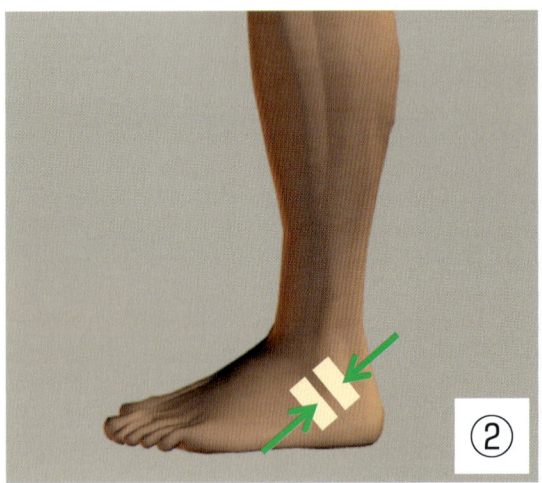

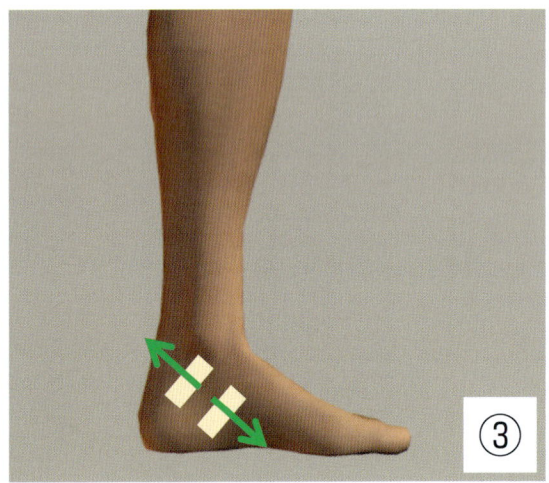

図2-5　距骨下関節回外テーピング
３種類とも同時に行うこともできる
① 足底内側より外側方向へ誘導
② 外側の皺の弛緩
③ 内側の皺の伸長

逆に図 2-6 ①のように、この外方剪断力と反対方向へ踵底側の皮膚を誘導（内方への誘導）すると、この剪断力を減弱させる。このときの足部の反応は、回内運動が大きくなる。さらに、この立脚初期の距骨下関節回内を強めるには、前述の距骨下関節回内テーピング（P111 参照）を加えることも有効である（図 2-6 ②・③）。

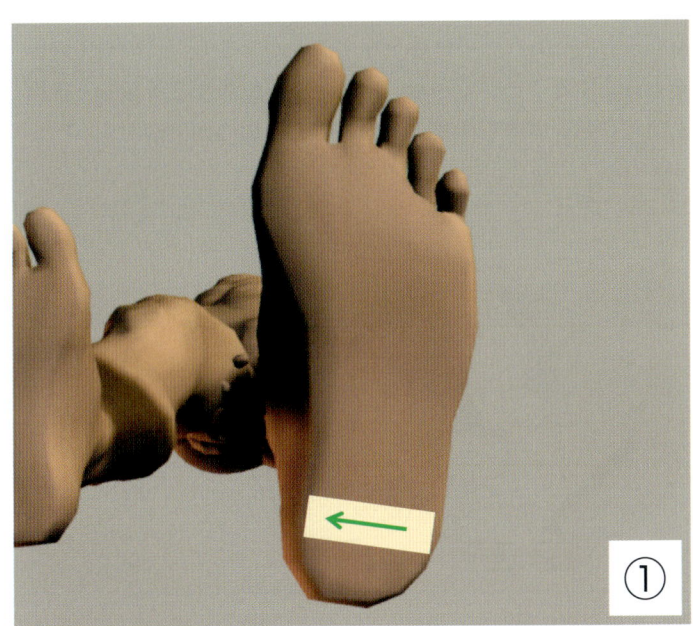

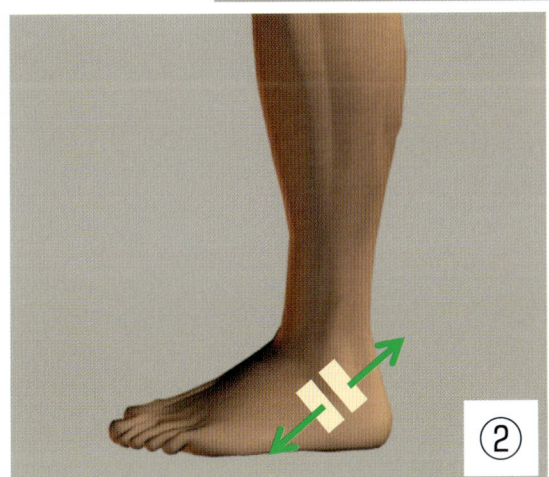

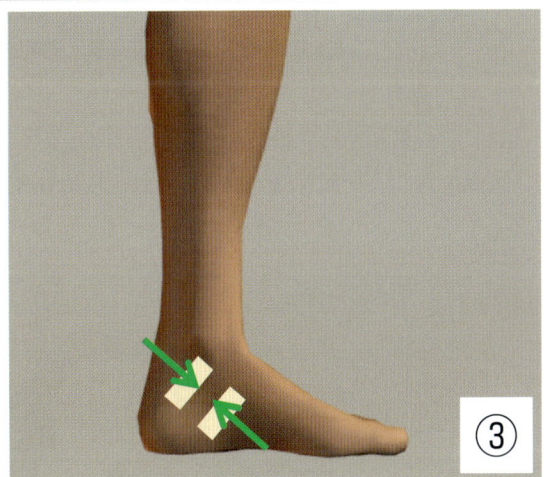

図2-6　距骨下関節回内テーピング
３種類とも同時に行うこともできる
① 足底外側より内側方向へ誘導
② 外側の皺の伸長
③ 内側の皺の弛緩

歩行制御テーピング

157

(3) 骨盤回旋運動の操作

　立脚初期の骨盤の回旋は、身体の回旋や身体重心の前後左右の偏位と強く関連しているため、この操作の臨床的意義は大きい。骨盤の回旋運動の操作については、前述の姿勢制御テーピングを応用する。

　立脚初期の骨盤回旋運動を大きくしたい場合には、前方に位置する骨盤の上前腸骨棘および反対側の上後腸骨棘上皮膚を弛緩させる（図2-7）。上前腸骨棘上の皮膚を弛緩させるとこの部位の前方内側方向への移動を促し、上後腸骨棘上の皮膚を弛緩させるとこの部位の後方内側方向への移動を促すことができる。この両者の作用によって骨盤回旋を大きくすることができる。また前方に位置する骨盤の上後腸骨棘および反対側の上前腸骨棘上皮膚を伸長することでも同様の効果がある。

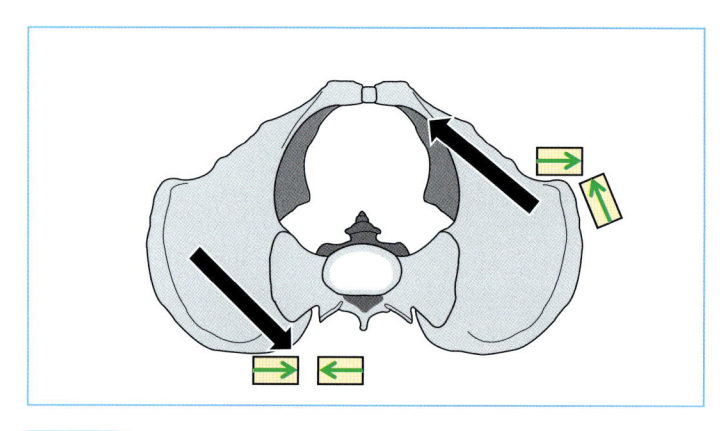

図 2-7 骨盤回旋促通テーピング（左回旋を促通する場合）
右上前腸骨棘と左上後腸骨棘上皮膚を弛緩させる．

　同様に、立脚初期の骨盤回旋運動を小さくしたい場合には、前方に位置する骨盤の上前腸骨棘および反対側の上後腸骨棘上皮膚を伸長させる（図2-8）。

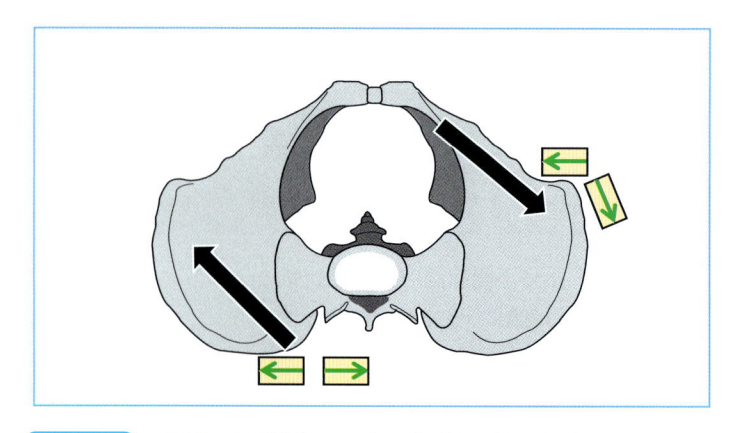

図 2-8 骨盤回旋抑制テーピング（左回旋を抑制する場合）
右上前腸骨棘と左上後腸骨棘上皮膚を伸長させる．

3. 立脚中期の制御

片脚支持期である立脚中期と立脚終期の時間の制御には、踵部前方から中足趾節関節後方までの間の皮膚を操作する（図 3-1）。

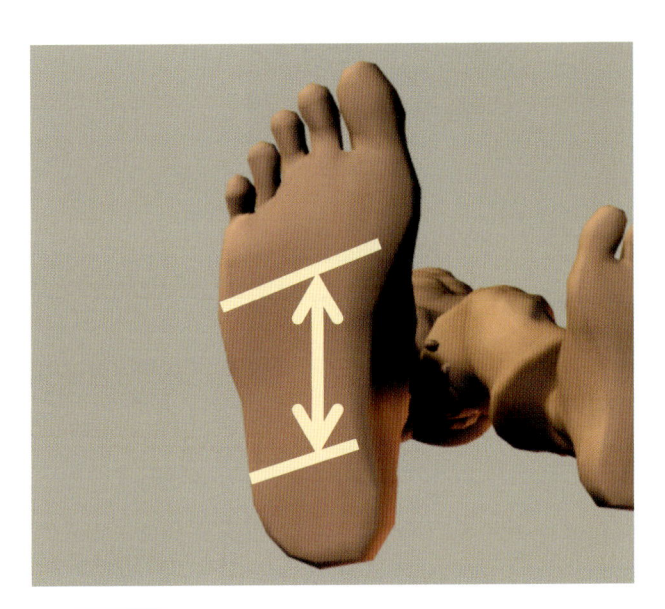

図 3-1　立脚中期の制御に有効な皮膚の部位
踵部前方から中足趾節関節後方までの間の皮膚を操作する.

(1) 立脚中期の時間的要素の操作

踵部前方から中足趾節関節後方までの間の皮膚は足底における歩行中の足圧中心の移動と関連していると考えられる。このため、この部位を操作することで、立脚中期の足圧中心の移動を変化させることができる。

この部位の後方から前方への皮膚誘導は、立脚中期の足圧中心の移動を速くし、この時期の時間を短縮させる（図 3-2）。逆に、この部位の前方から後方への皮膚誘導は、立脚中期の足圧中心の移動を遅らせ、この時期の時間を延長させる（図 3-3）。

歩行制御テーピング

159

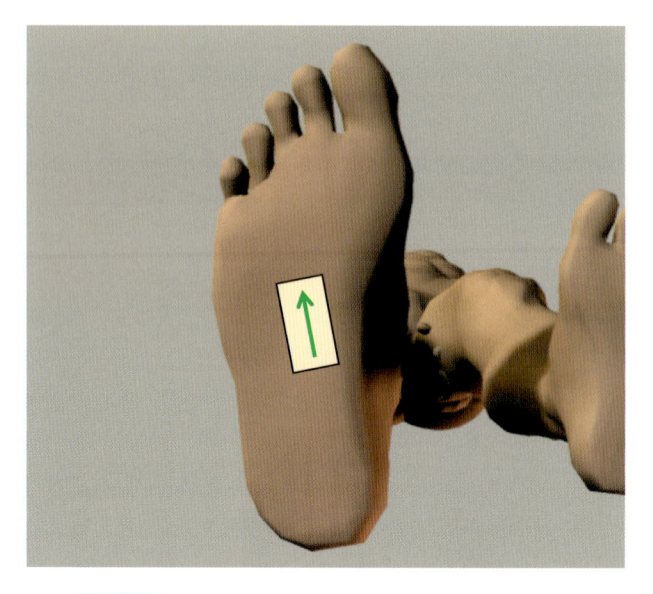

図 3-2 立脚中期を短縮させるテーピング

立脚中期の足圧中心の移動を速くし，この時期の時間を短縮させる．すなわち，立脚終期に早く移行するためのテーピングである．

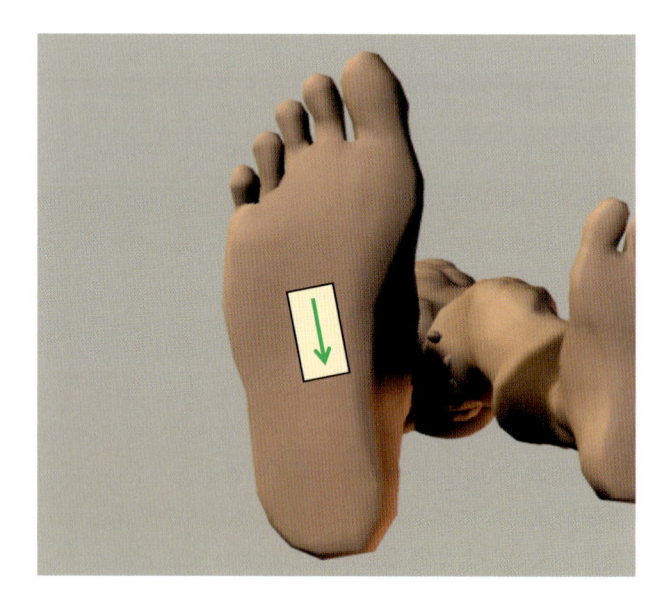

図 3-3 立脚中期を延長させるテーピング

立脚中期の足圧中心の移動を遅らせ，この時期の時間を延長させる．

歩行制御テーピング

また、立脚中期を3つに分け、その初期、中期、後期における皮膚の伸長もしくは弛緩を行うことで、足圧中心の移動に伴う時期を変化させることができる（図3-4）。例えば、踵部前方から中足趾節関節後方までの間の皮膚で、後方部を横方向へ伸長し、前方部を弛緩させることで、該当時期の足圧中心の移動を速くすることが可能になる（図3-5）。また逆に、該当する時期の皮膚の後方部皮膚を弛緩させ、その前部皮膚を横方向へ伸長し緊張させることで、同時期の足圧中心の移動が遅くなる（図3-6）。これは皮膚テーピングの原則2（P14参照）によって説明することができる。横方向に伸長した部位の骨組織が相対的に高い位置に保たれ、逆に中央方向へ弛緩させた部位の骨組織が相対的に低い位置となることを利用するものである。そのため、重心高位にも影響を及ぼすと考えられ、高い位置から低い位置への移動は早く、逆に低い位置から高い位置への移動は遅くなると考えられる。

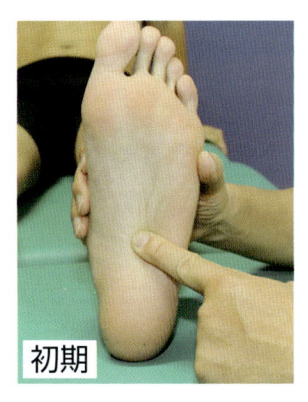

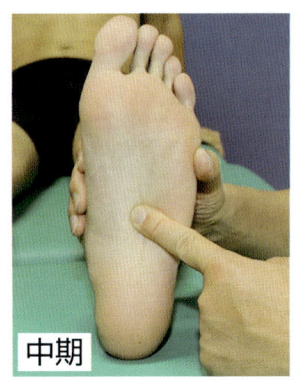

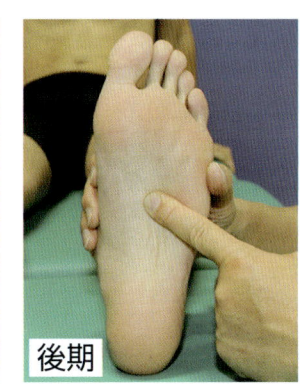

図3-4 立脚中期の初期制御に有効な皮膚の部位

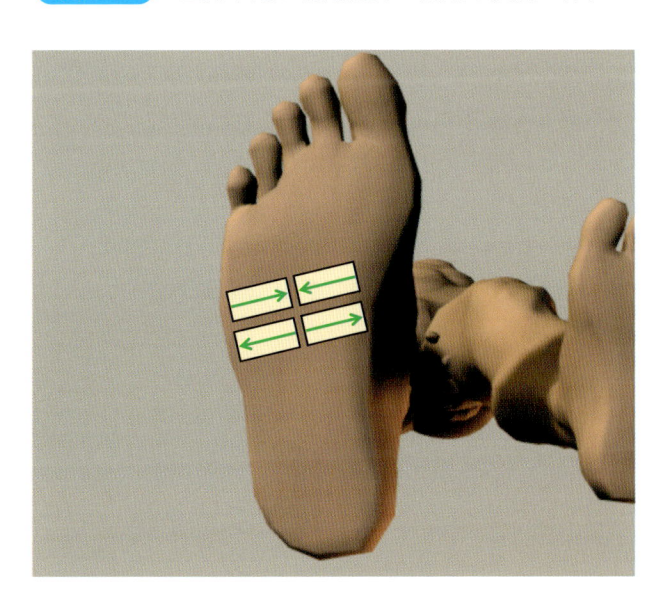

図3-5 立脚中期の該当時期を短縮させるテーピング

踵部前方から中足趾節関節後方までの間の皮膚で，後方部を横方向へ伸長し，前方部を弛緩させることで，該当時期の足圧中心の移動を速くすることが可能になる．

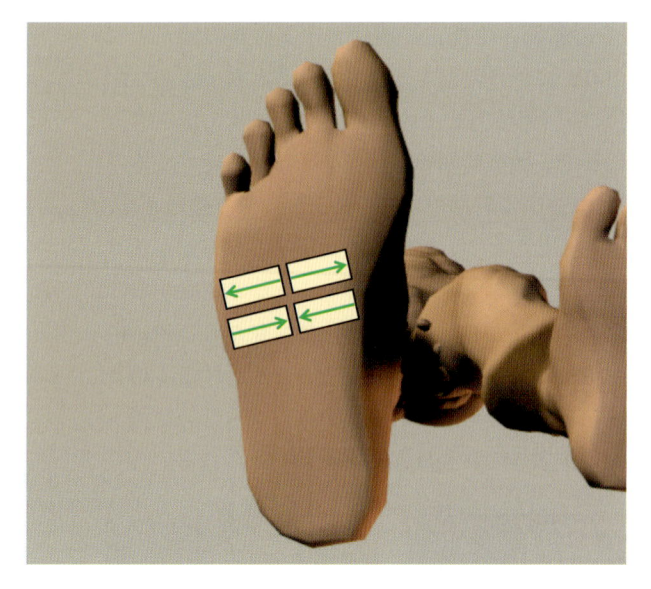

図 3-6　立脚中期の該当時期を延長させるテーピング

踵部前方から中足趾節関節後方までの間の皮膚で，後方部の皮膚を弛緩させ，前方部の皮膚を伸長させることで該当時期の足圧中心の移動を遅らせることが可能になる．

(2) 立脚中期から立脚後期への時間的要素の操作

　また、踵挙上が生じる時期はほぼ足圧中心が母趾球へ移動する時期に相当することから、母趾側の皮膚を誘導することによって、この時期の足圧中心の移動を調整することができる。

　具体例を挙げると、この時期の足圧中心の移動を早くするには、母趾側にあたる皮膚を母趾球頂点に向かって後方から前方へ誘導する（図 3-7）。これにより、この時期の足圧中心の移動が早くなることで、踵離地が促され立脚後期に早く移行する。

　逆に、この時期の足圧中心の移動を遅くするには、上記の逆の操作を行う。これにより、踵離地が遅れ、立脚後期への移行を遅らせることができる（図 3-8）。

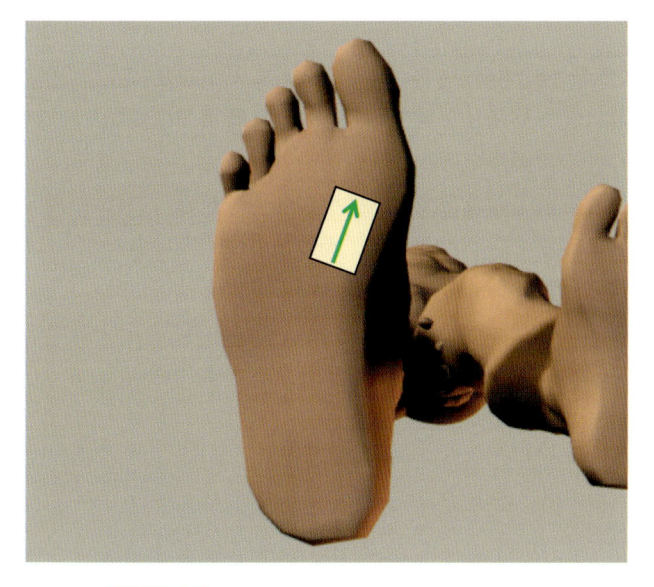

図 3-7 踵離地を早めるテーピング

母趾側にあたる皮膚を母趾球頂点に向かって後方から前方へ誘導する．これにより，この時期の足圧中心の移動が早くなることで，踵離地が促され立脚後期に早く移行する．

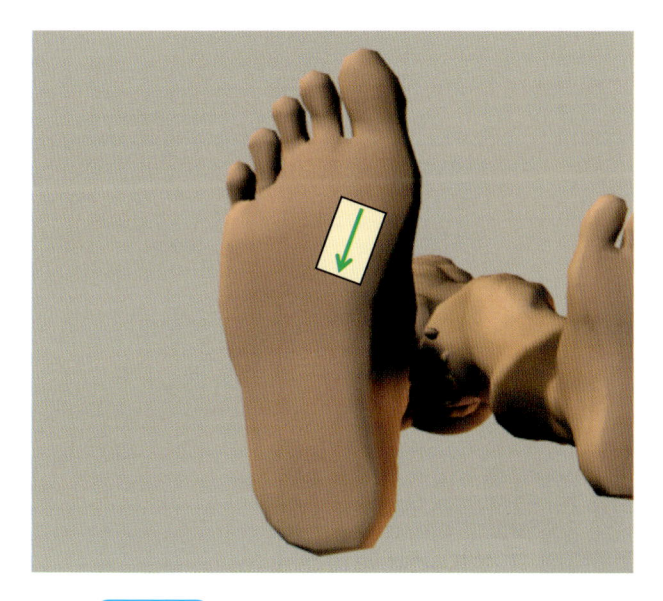

図 3-8 踵離地を遅くするテーピング

母趾球頂点から後方へ皮膚を誘導する．これにより，この時期の足圧中心の移動が遅くなることで，踵離地が遅れ，立脚後期への移行を遅らせることができる．

歩行制御テーピング

(3) 骨盤挙上運動の操作

　立脚中期での骨盤の操作を考える際、股関節を内転位にしない工夫が必要になる。股関節内転位となる場合、骨盤は側方移動しながら挙上し、逆に腰部では側屈が生じることが多くなる。このため、この関係を逆転させれば良い。

　具体的には、腸骨稜高位外側の皮膚を前方および後方へ誘導し伸長させる。これにより、骨盤の側方移動を抑制することができる。さらに、腸骨稜のすぐ上にあたる腰椎部の皮膚を前方および後方から外方へ誘導し、腰椎外側部の皮膚を弛緩させる。これにより、腰椎の側屈を抑制することができる（図3-9）。また、股関節外転テーピングや、中殿筋筋活動促通テーピング（図3-10）などを加えるとさらに効果的である。

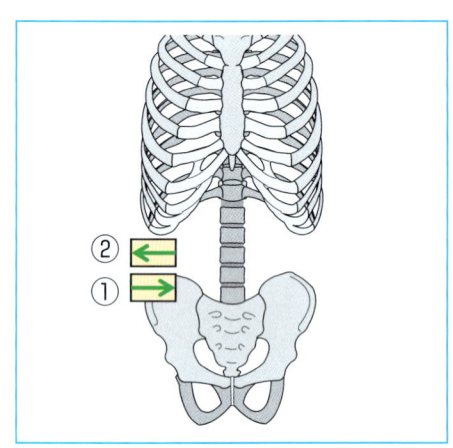

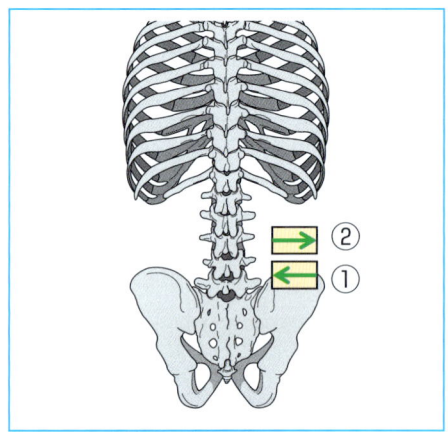

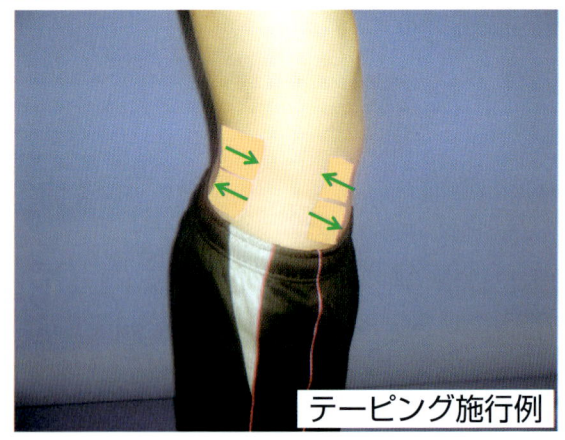

図3-9　立脚中期安定化テーピング
① 骨盤側方移動抑制：腸骨稜高位外側の皮膚を前方および後方へ誘導し伸長させる.
② 腰椎側屈抑制：腸骨稜のすぐ上にあたる腰椎部の皮膚を前方および後方から外方へ誘導し，腰椎外側部の皮膚を弛緩させる.

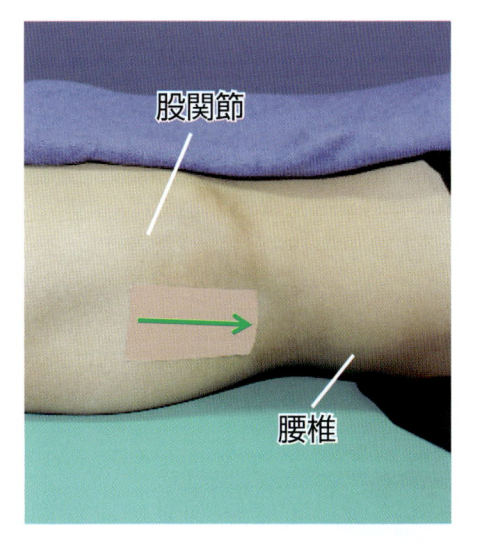

図3-10　立脚中期安定化テーピング（中殿筋筋活動促通テーピング）

中殿筋の活動を促すことで，立脚中期の股関節内転を効果的に抑制することができる．

4. 立脚後期の制御

(1) 立脚後期の時間的要素の操作

前足部の皮下にも踵部同様に非常に厚い脂肪層があり、立脚後期（立脚終期から前遊脚期）に前足部に生じる床反力による前方剪断力を緩衝する（図 4-1）。皮膚誘導によって、この緩衝作用を操作することによって、この時期の足圧中心の移動や中足趾節関節の運動を変化させることができる。

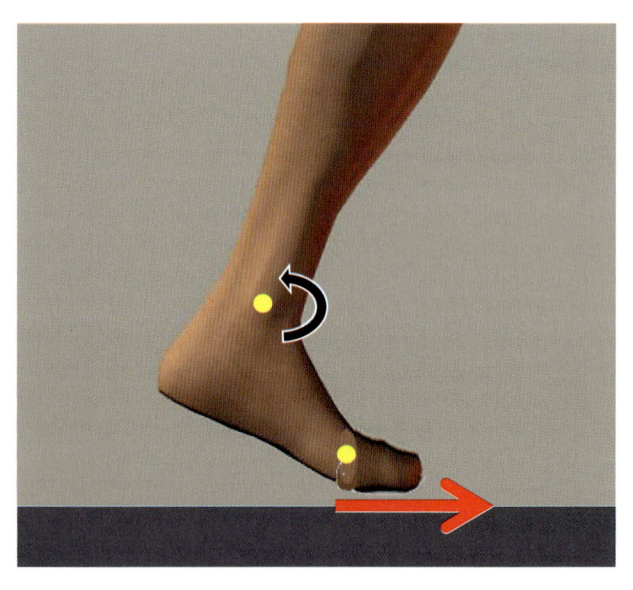

図 4-1 立脚終期から前遊脚期に前足部に生じる剪断力

この剪断力により，前足部皮膚は前方に移動させられる．
前足部脂肪層は厚いため，この剪断力を緩衝している．

具体的には、前足部底側の皮膚を前方から後方へ誘導すると、この時期に生じる前方剪断力を減弱させ緩衝作用を増強させることができる。これにより、この時期の足圧中心の移動を遅らせ、中足趾節関節の伸展角度を大きくする（図 4-2）。

また逆に、前足部底側の皮膚を後方から前方へ誘導すると、この時期に生じる前方剪断力を増大させ脂肪組織による緩衝作用を減少させることができる。これにより、この時期の足圧中心の移動を速め、中足趾節関節の伸展角度を小さくする（図 4-3）。これは本人が発揮する足関節底屈モーメント、中足趾節関節屈曲モーメントを大きくし、強い蹴り出しを行わせる作用がある。

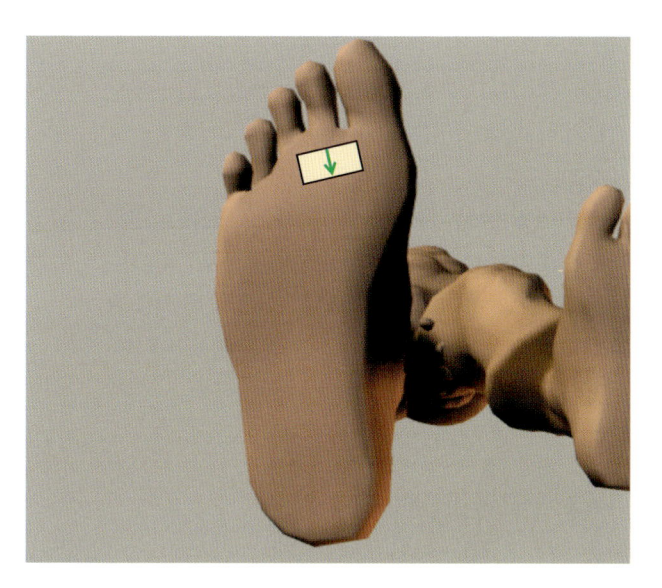

図 4-2 立脚終期から前遊脚期を延長させるテーピング

前足部底側の皮膚を前方から後方へ誘導すると，この時期に生じる前方剪断力を減弱させることができる．これにより，この時期の足圧中心の移動を遅らせ，中足趾節関節の伸展角度を大きくする．

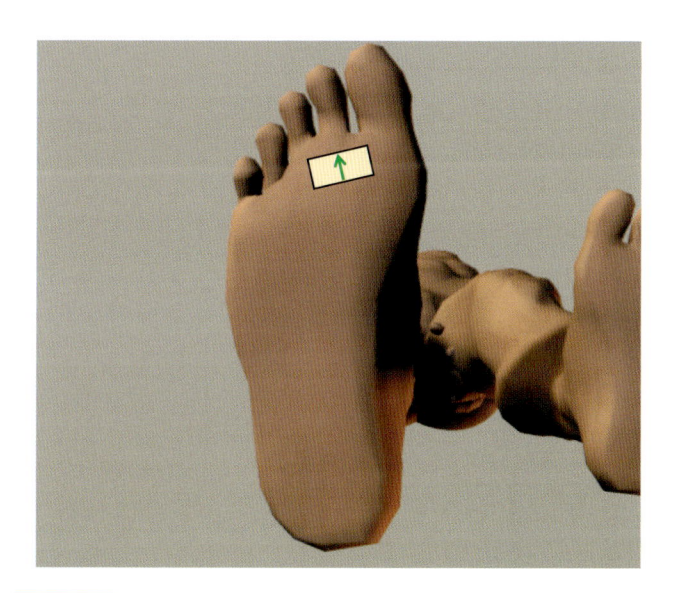

図 4-3 立脚終期から前遊脚期を短縮させるテーピング

前足部底側の皮膚を後方から前方へ誘導すると，この時期に生じる前方剪断力を増大させることができる．これにより，この時期の足圧中心の移動を速め，中足趾節関節の伸展角度を小さくする．これは本人が発揮する足関節底屈モーメント，中足趾節関節屈曲モーメントを大きくし強い蹴り出しを行わせる作用がある．

歩行制御テーピング

(2) 前足部回内・回外の操作

立脚後期では、踵が挙上するため前足部のみに荷重が加わる。この際、第1中足骨頭底側への荷重が大きくなると前足部は回内し、第5中足骨頭底側への荷重が大きくなると前足部は回外することになる。

こうしたことから、前足部回内誘導を行うためには、第1中足骨頭が底側へ移動しやすくすれば良い。このため、同部底側の皮膚を弛緩させる方向へ誘導する（図4-4）。さらに、第5中足骨頭が背側に移動しやすくするように、同部底側の皮膚を伸長させる方向へ誘導する（図4-5）。

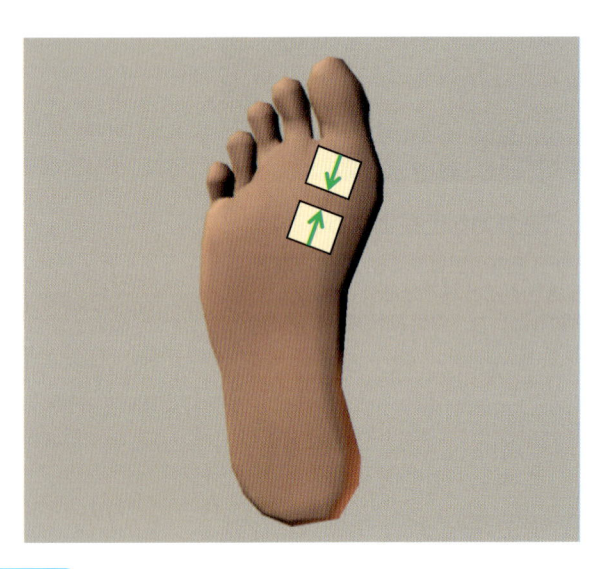

図 4-4 前足部回内誘導テーピング（第1中足骨頭底側）
第1中足骨頭底側の皮膚を弛緩させる.

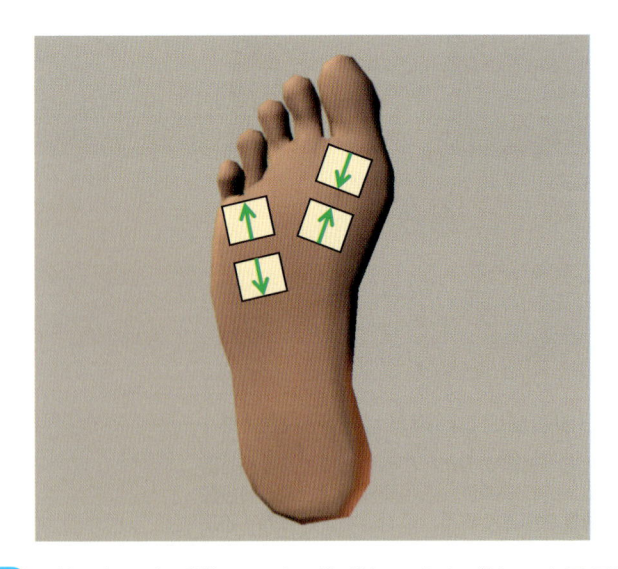

図 4-5 前足部回内誘導テーピング（第1および第5中足骨頭底側）
さらに，第5中足骨頭底側の皮膚を伸長させる.

また、足底中足骨頭背側からの誘導も効果的である。第1中足骨頭背側部では底側に移動しやすくするように、同部皮膚を伸長させる方向へ誘導する。逆に、第5中足頭背側部では背側に移動しやすくするように、同部皮膚を弛緩させる方向へ誘導する（図4-6）。

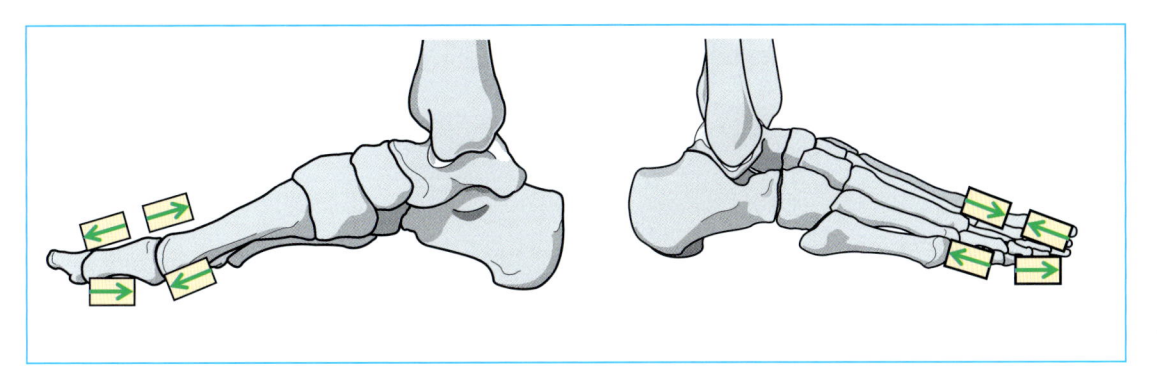

図4-6 前足部回内誘導テーピング（底側および背側の組み合わせ）
さらに，第1中足骨頭背側の皮膚を伸長させ，
第5中足骨頭背側の皮膚を弛緩させる．

　前足部回外誘導を行うには、上記と逆方向へ皮膚を誘導すれば良い。すなわち、第1中足骨頭が背側に移動しやすくするように、底側では同部皮膚を伸長させる方向へ誘導し（図4-7）、第5中足骨頭が底側に移動しやすくするように、同部皮膚を弛緩させる方向へ誘導する（図4-8）。さらに、第1中足骨頭背側部では背側に移動しやすくするように同部皮膚を弛緩させる方向へ、第5中足骨頭背側部では底側に移動しやすくするように同部皮膚を伸長させる方向へ誘導する（図4-9）。

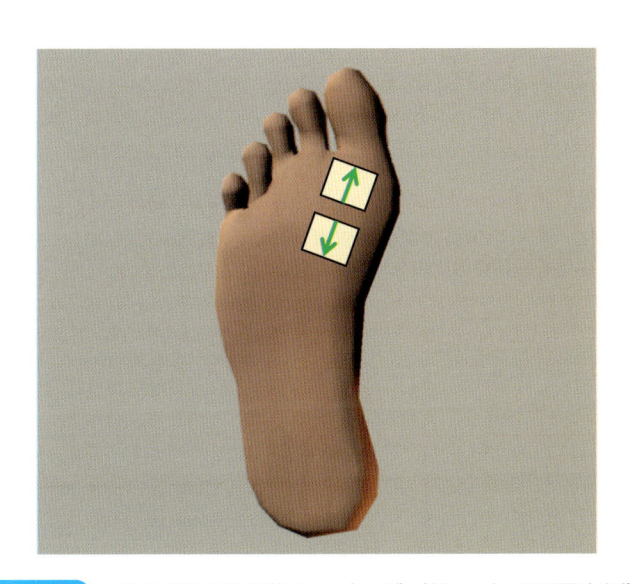

図4-7 前足部回外誘導テーピング（第1中足骨頭底側）
第1中足骨頭が背側に移動しやすくするように，
第1中足骨頭底側の皮膚を伸長させる．

歩行制御テーピング

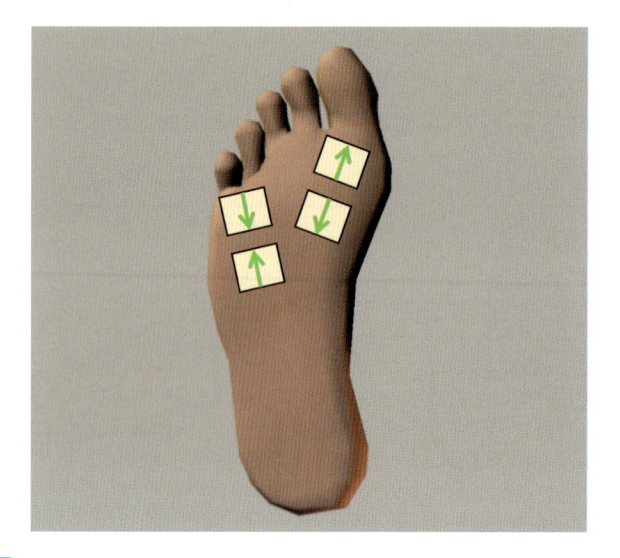

図 4-8　前足部回外誘導テーピング（第 1 および第 5 中足骨頭底側）

さらに，第 5 中足骨頭が底側に移動しやすくするように同部皮膚を弛緩させる．

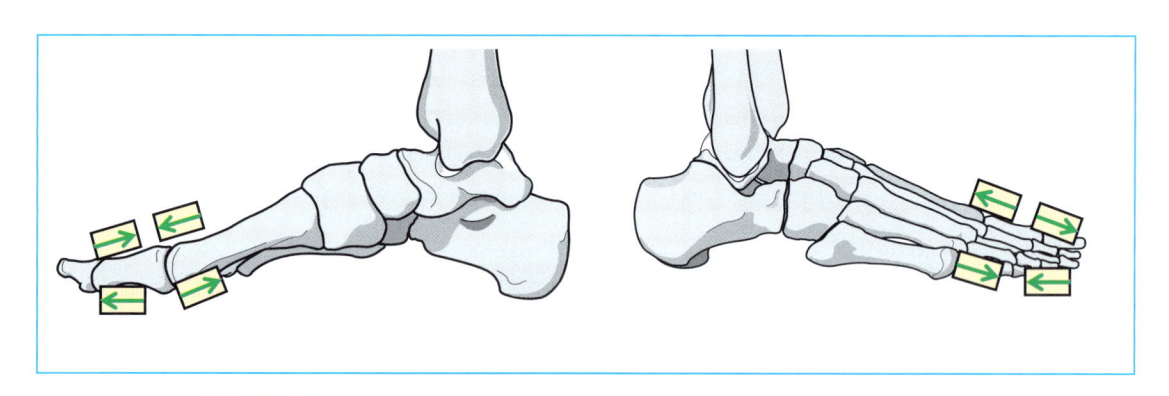

歩行制御テーピング

図 4-9　前足部回外誘導テーピング（底側および背側の組み合わせ）

さらに，第 1 中足骨頭背側の皮膚を弛緩させ，第 5 中足骨頭背側の皮膚を伸長させる．

歩行制御テーピング

第Ⅲ部
疾患別テーピング

1. 腰椎椎間板ヘルニア　　　　　P174
2. 腰椎分離症　　　　　　　　　P177
3. 肩関節周囲炎　　　　　　　　P179
4. 胸郭出口症候群　　　　　　　P181
5. 上腕骨外側上顆炎　　　　　　P183
6. 変形性股関節症　　　　　　　P185
7. 変形性膝関節症　　　　　　　P188
8. 腸脛靭帯炎　　　　　　　　　P190
9. 鵞足炎　　　　　　　　　　　P194
10. 膝蓋靭帯炎　　　　　　　　P196
11. アキレス腱炎　　　　　　　P199

本章における疾患別テーピングは、動きの改善を目的として行う。疼痛緩和には寄与することが多いが、疾患そのものを改善するものではない。

実際に各疾患に対して皮膚テーピングを施行する際には、動きの改善を果たすことが目的であるため、動作分析を詳細に行う必要がある。また、当該関節以外の関節へ皮膚テーピングを行うことにより、相対的に当該関節の動きをコントロールすることの功罪を知る必要がある。以上を踏まえ、各疾患別の皮膚テーピングを紹介する。

1. 腰椎椎間板ヘルニア

椎間板内圧は、特に腰椎屈曲位で大きくなることが知られている（図 1-1）。このため特定の分節が過度に屈曲すると、椎間板内圧は急激に上昇する。これが本疾患の発生と大きく関わっている。

上記の理由から臨床症状は、長時間の座位、前かがみ姿勢など腰椎屈曲位での姿勢や動作で強くなることが多い。このため、本疾患では該当椎骨間で生じる過度な屈曲を制限し、椎間板内圧を減少させることが治療目的の一つとなる。特に重要なことは全身の評価とともに行うことである。また、前屈時の骨盤前傾角度の減少に代表されるように腰椎椎間板ヘルニアを呈する場合、椎体間の過剰な屈曲と股関節屈曲制限が同時に生じていることを見逃さないようにすることが重要である。

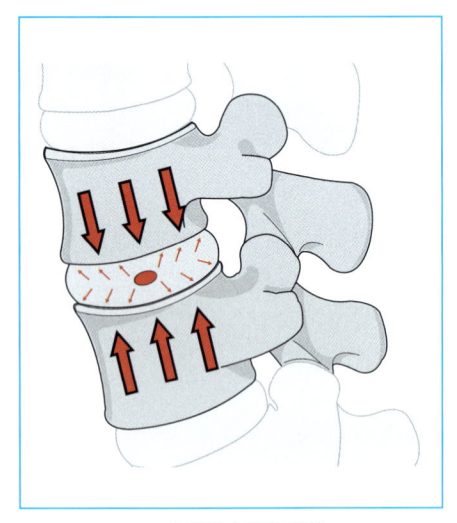

a：生理的な腰椎肢位　　　　　　b：腰椎屈曲位

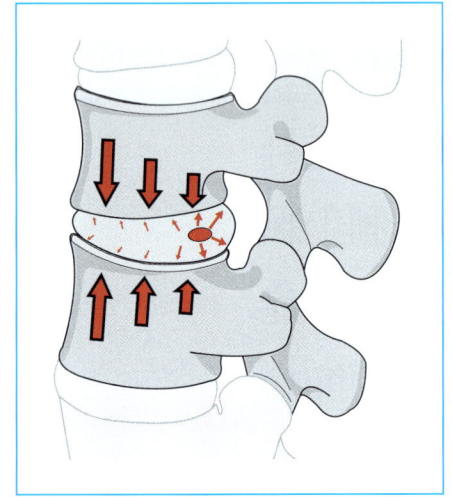

図 1-1 椎間板に強い負荷が加わる要因
腰椎屈曲位（b）は，生理的な腰痛肢位（軽度後屈位 a）と比較して椎間板内圧は大きくなる．

皮膚誘導の考え方と実際

　ここでは本疾患で最も多い屈曲位で症状を呈する場合の皮膚誘導を紹介する。

　まず過剰な腰椎屈曲が特定の椎骨間で生じていることを詳細に分析する。姿勢の観察や、体幹の前屈や側屈を行うことで、最も過剰に腰椎が屈曲している部位を探索することができる。

　例えば過剰な腰椎屈曲部位が右側 L4-5 間の場合、この部位の屈曲および左側屈の可動域を制限し、伸展および右側屈の可動域を拡大させる。これを達成するために、該当する棘突起間右側の皮膚を上下に伸長する誘導を行う（図 1-2）。

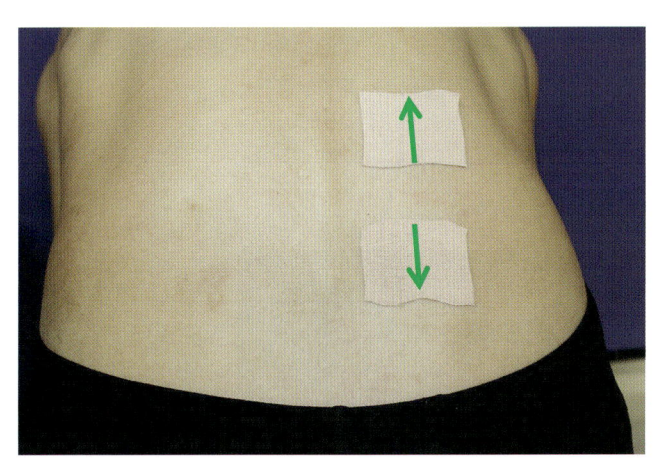

図 1-2　腰椎椎間板ヘルニアに対するテーピング（腰椎屈曲可動域制限）
屈曲位で該当する椎体レベルの皮膚を上下に伸長するように誘導する.

　また、本疾患の症例では同側股関節に屈曲制限を有していることが多い。これを代償するために腰椎屈曲を大きくしている。このため右側股関節屈曲を拡大させることは、腰椎の過度な屈曲を抑制し椎間板内圧を減少させることに繋がる。こうしたことから、股関節屈曲を拡大させるために、腰部で下方向に貼付したテープを臀溝付近まで誘導する。これに加え、大腿部後面近位皮膚を臀溝の方向へ誘導し臀溝部皮膚を弛緩させる（図 1-3）。さらに、大腿前面では鼠径部皺を下方へ誘導する（図 1-4）。

疾患別テーピング

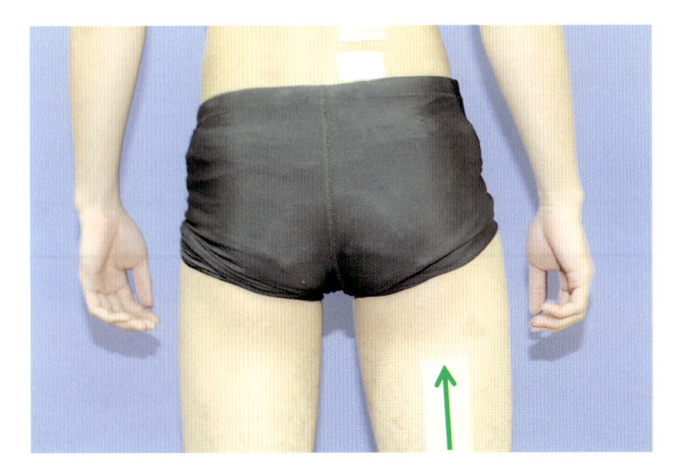

図 1-3 腰椎椎間板ヘルニアに対するテーピング（股関節屈曲可動域拡大）
股関節を屈曲にするため大腿後面では殿溝部皺方向へ誘導する．

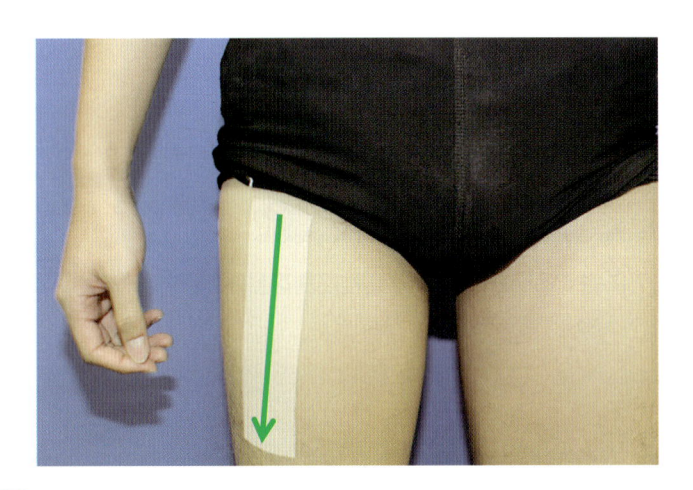

図 1-4 腰椎椎間板ヘルニアに対するテーピング（股関節屈曲可動域拡大）
股関節を屈曲にするため大腿前面では鼠径部皺を下方へ伸長する方向へ貼付する．

2. 腰椎分離症

分離が生じる腰椎椎弓分の圧縮、剪断ストレスは、腰椎伸展で増大する。このため、本疾患では該当部位で生じる過度な伸展を制限し、椎弓部へのストレスを減少させることが治療目的の一つとなる。また、腰椎分離症では、後屈時の骨盤後傾角度の減少に代表されるように、特定の分節間の過剰な伸展と股関節伸展制限が同時に生じていることを見逃さないことも大切である。

皮膚誘導の考え方と実際

まずは過剰な腰椎伸展が特定の分節間で生じていることを詳細に分析する。この部位は腰椎伸展時に皺が最も深く形成されている部位であることが多い。

上記の該当部位の伸展可動域を制限すれば良い。このため、この皺の方向に上下から皮膚を誘導する（図 2-1）。

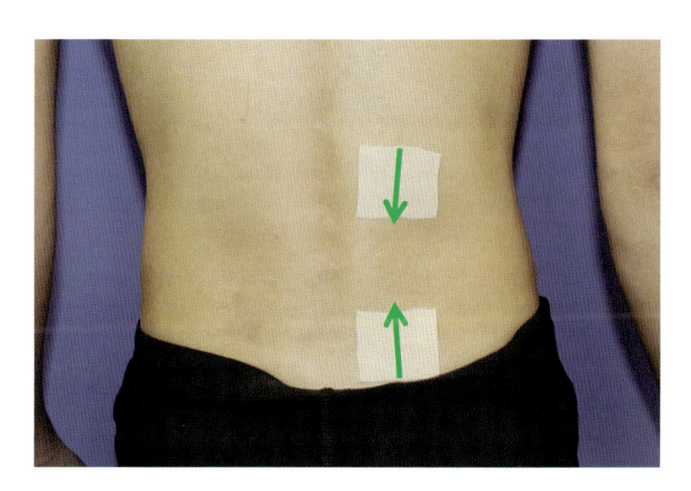

図 2-1　腰椎分離症に対するテーピング（腰椎伸展可動域制限）
まず軽く伸展してもらい，最も皺が形成される部位を確かめる．該当する椎体レベルがそれ以上伸展しないように皮膚を寄せる．

また股関節伸展可動域を拡大させると、過剰な体幹伸展を股関節で補償して腰椎での伸展を抑制することができる。このため、本疾患では腰椎伸展の可動域を制限することに加え、股関節伸展可動域を拡大させる皮膚誘導も行う。具体的には、該当部位の下方のテープは臀溝付近から誘導する（図 2-2）。さらに、臀溝遠位の皮膚を下方に誘導する（図 2-3）。胸椎伸展可動性が制限されていることも多いため、その際には胸椎伸展可動性拡大を図る。

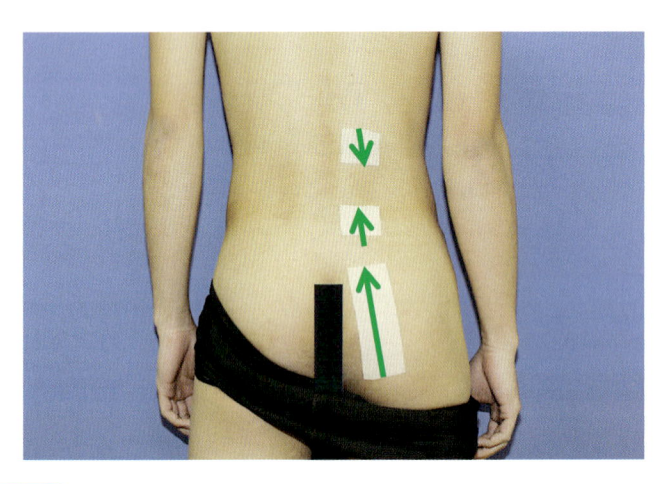

図 2-2　腰椎分離症に対するテーピング（股関節伸展可動域拡大）
　股関節を伸展しやすくするため殿溝から上の皮膚は上方向へ誘導する．

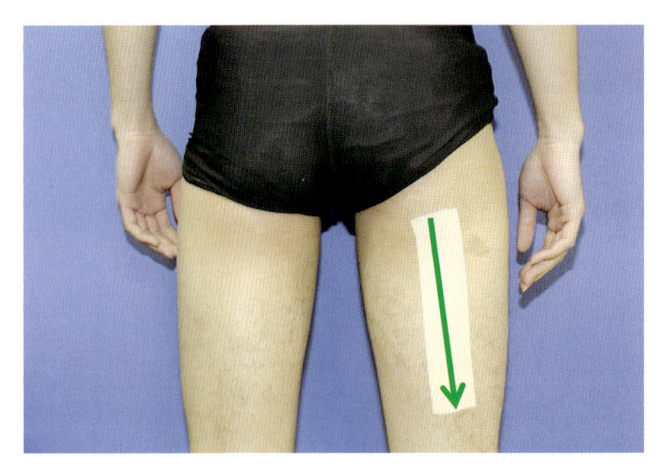

図 2-3　腰椎分離症に対するテーピング（股関節伸展可動域拡大）
　股関節を伸展しやすくするため殿溝から下向きに皮膚を誘導する．

疾患別テーピング

3. 肩関節周囲炎

本疾患は肩関節の可動域制限と疼痛が主症状である。しかし可動域の改善によって疼痛が軽減してくる場合も多いため、本項では可動域制限への対応を説明する。また、本疾患に対しては、筋の再教育も重要となる。

皮膚誘導の考え方と実際

本疾患では肩甲上腕関節に生じる運動制限により、肩関節の挙上初期から代償的に肩甲骨が挙上・上方回旋を呈しやすい（図 3-1）。このような肩甲上腕リズムの乱れは、可動域の改善を阻害する要因となる。以下に、肩関節運動時に肩甲骨の代償が生じる場合の対応について述べる。

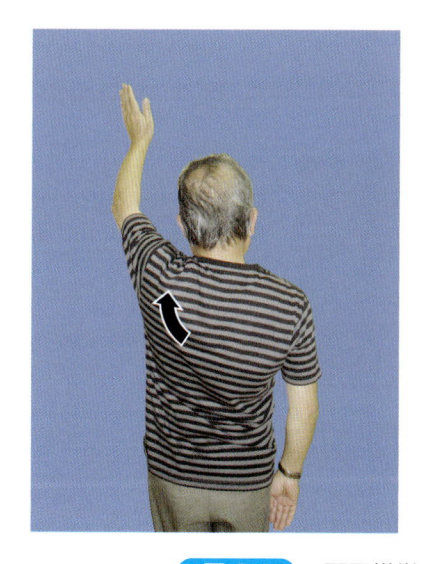

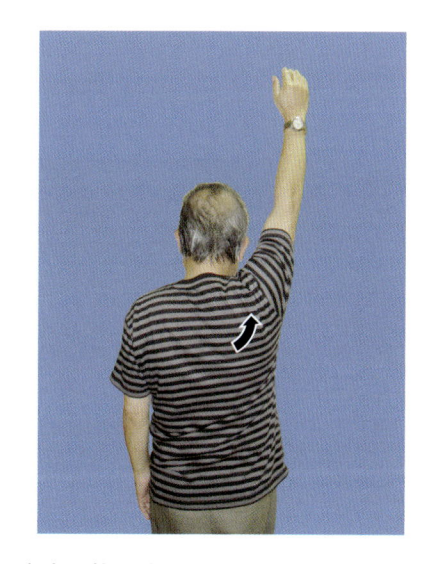

図 3-1　肩甲帯挙上・上方回旋の代償動作
本疾患の多くは、肩甲上腕関節に生じる拘縮のため、肩関節の挙上初期から代償的に肩甲帯が挙上・上方回旋を呈しやすい。この症例では、左肩甲帯が過度に挙上・上方回旋している.

肩甲骨の運動をコントロールする際には、肩甲上腕関節の運動を改善させることにより相対的に肩峰の動きをコントロールする。すなわち、肩峰の上方移動を制限するように皮膚を制限することによって、肩甲骨の挙上・上方回旋を制限する。具体的には、肩関節外転テーピングを行う。まず、肩峰部上部の皮膚を伸長させる方向へ誘導する。さらに、上腕骨近位の外側および前方の皮膚を伸長させる方向へ皮膚を誘導する（図 3-2）。このテーピングは、三角筋の過剰な筋活動を抑制する効果もある。肩甲骨挙上および上方回旋が過剰な場合には、前鋸筋筋活動抑制テーピング、僧帽筋下部線維筋活動促通テーピング（図 3-3）も有効である。

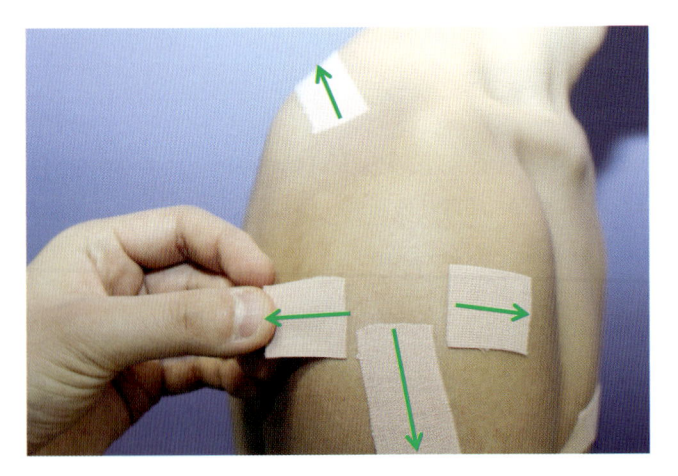

図 3-2　肩関節周囲炎に対するテーピング
本図は外転制限の改善を主な目的としている．

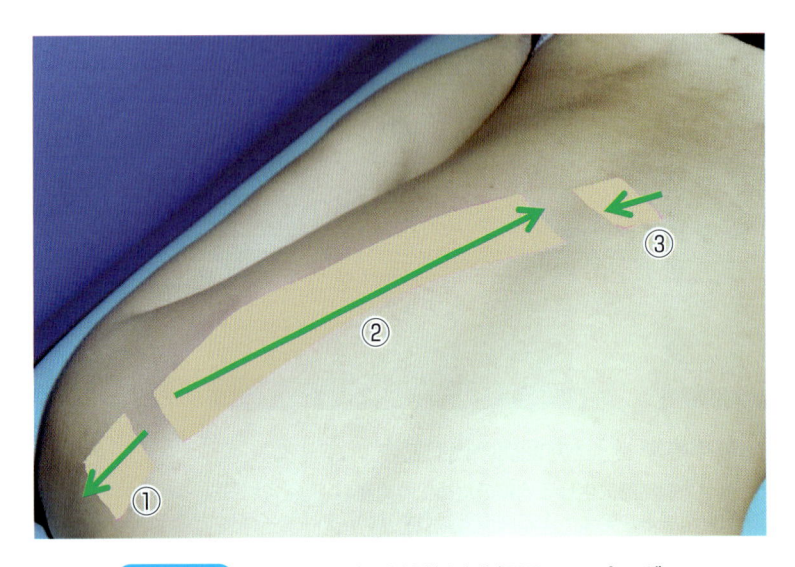

図 3-3　僧帽筋下部線維筋活動促通テーピング
① 肩関節を下垂位にし，停止部である肩甲棘上の皮膚を伸長させるように短いテープを貼付する．
② 僧帽筋下部線維の走行に沿って肩甲棘付近から胸椎下部棘突起方向へ皮膚を誘導する．
③ 起始部である棘突起上の皮膚を弛緩させるように短いテープを肩甲骨方向へ貼付する．

4. 胸郭出口症候群

　鎖骨・第1肋骨の間の肋鎖間隙と斜角筋群の間を胸郭出口という（図4-1）。本疾患は、この胸郭出口を走行する神経や動静脈が絞扼されることで発症する。胸郭出口は頸椎の回旋を伴い狭小化を生じやすい。このような理由から、胸郭出口を拡大させ、神経や動静脈の絞扼を回避するためには、頸椎の回旋可動性を改善することがポイントとなる。なお、本疾患における頸椎の回旋制限は、障害側のみならず、非障害側においても生じる。このため、回旋制限がある側へアプローチすることが大切となる。

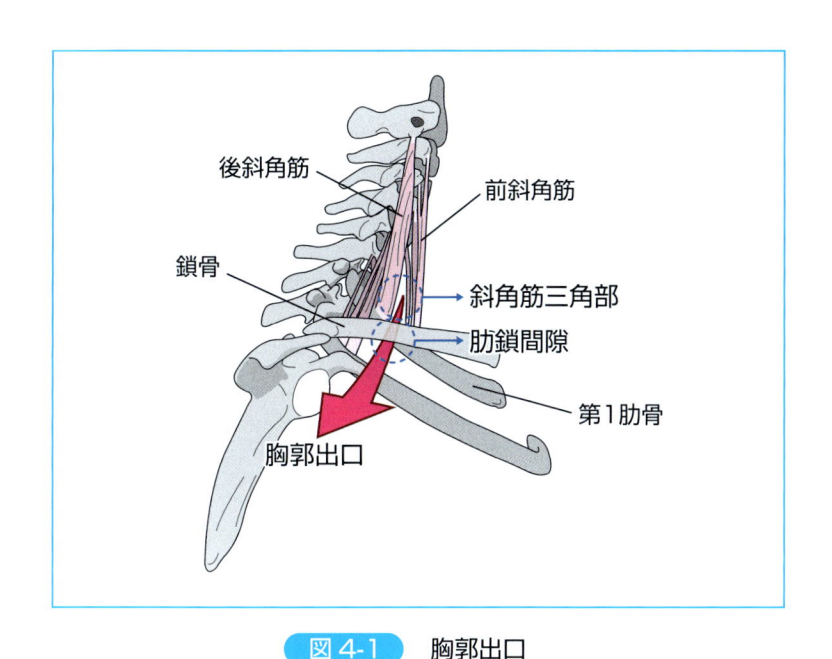

図4-1　胸郭出口
鎖骨・第1肋骨の間の肋鎖間隙と斜角筋群の間を胸郭出口という．

皮膚誘導の考え方と実際

　本疾患の多くは、鎖骨付近の皮膚の動きが低下している。これに伴い、頸椎の回旋可動域が制限される。まず頸椎の回旋運動が低下している方向を確認する（図4-2）。そして、頸椎の回旋可動域が改善する方向へ皮膚を誘導する。

　以下に、胸郭出口症候群で頸椎左回旋に可動制限があり、鎖骨の下方（肋鎖間隙高位）で皮膚の移動が制限されている場合のテーピングについて述べる。頸椎左回旋時の皮膚の動きは本来、左側で上外側方向、右側で下内側方向へ移動する。これらの動きが制限されているため、左鎖骨下方では上外側方向、右鎖骨下方では下内側方向へ皮膚を誘導する（図4-3）。また、左背部では下内側、右背部では上外側方向へ皮膚を誘導すると可動域はさらに拡大する（図4-4）。

疾患別テーピング

181

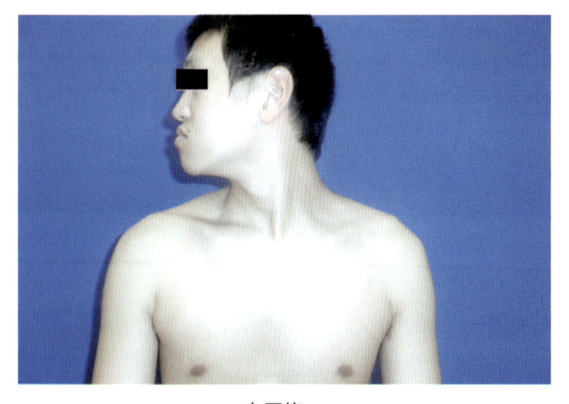

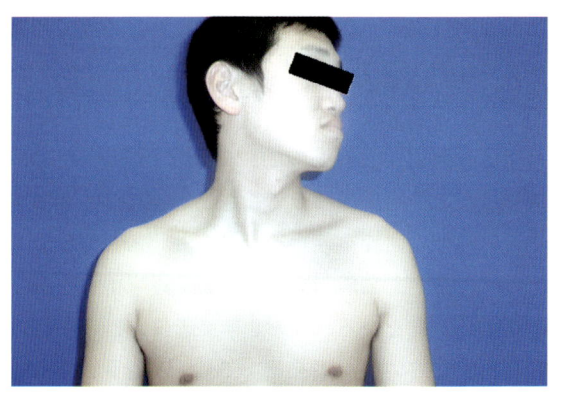

右回旋　　　　　　　　　　　　　　　　左回旋

図 4-2 頸椎回旋可動域の評価

多くの胸郭出口症候群では，鎖骨付近の皮膚の動きが低下している．これに伴い，頸椎の回旋可動域が制限される．まず，頸椎の回旋運動が低下している方向を確認する．写真の例では左回旋が制限されている．

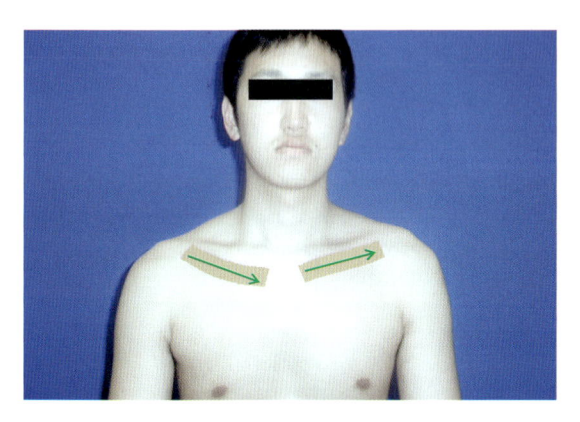

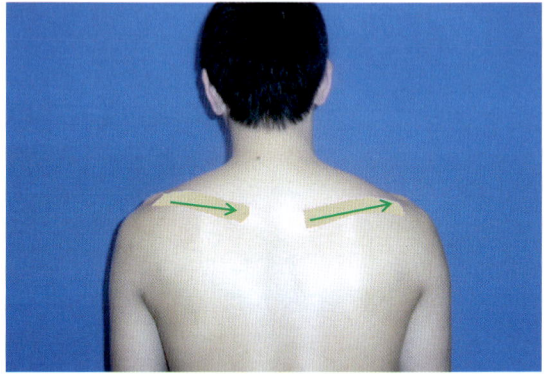

図 4-3 胸郭出口症候群に対するテーピング

写真は左回旋が制限されている場合のテーピングである．

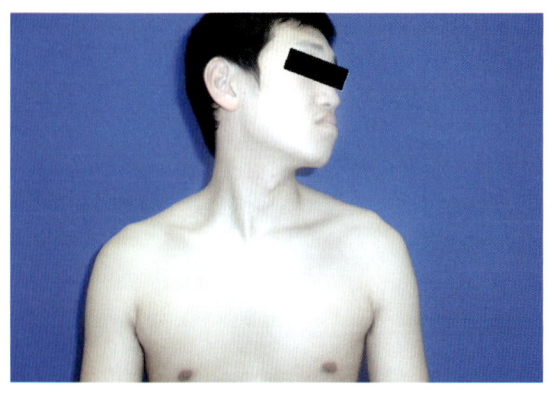

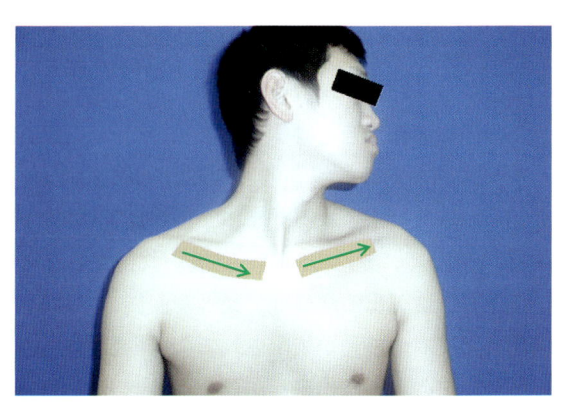

施行前　　　　　　　　　　　　　　　　施行後

図 4-4 胸郭出口症候群に対するテーピング

テーピングの施行によって回旋可動域が拡大する．

疾患別テーピング

5. 上腕骨外側上顆炎

　本疾患は上腕骨外側上顆に付着する筋腱（長短橈側手根伸筋など）の炎症が原因で生じる。本疾患では上腕部の外側筋間中隔が上方へ移動しており、上腕三頭筋外側頭緊張が高く、逆に上腕内側筋間中隔が下方へ移動し、上腕三頭筋内側頭は弛緩していることが多い。このため、これら筋間中隔の位置の適正化を行うことが目的となる。

皮膚誘導の考え方と実際

　本疾患の多くは障害側肩甲帯が挙上した姿勢を呈している（図5-1）。この姿勢では、上腕の外側筋間中隔付近（図5-2）の皮膚が上方へ移動することから、外側上顆上の皮膚は常に上方へ伸長された状態となっている。筆者は、これが上腕骨外側上顆炎の症状を増悪する要因の一つであると考えている。このような理由から筋間中隔の位置を適正化するため、肩甲帯の下制を目的としたテーピングを施行する。

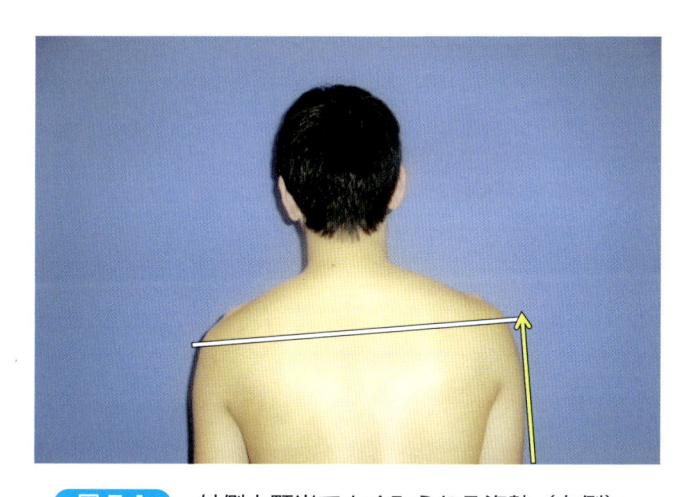

図5-1　外側上顆炎でよくみられる姿勢（右側）
この姿勢のように肩峰位置が高い側では、上肢外側の皮膚が上方へ伸長されることから、外側上顆上の皮膚は常に上方へ伸長された状態となっている．

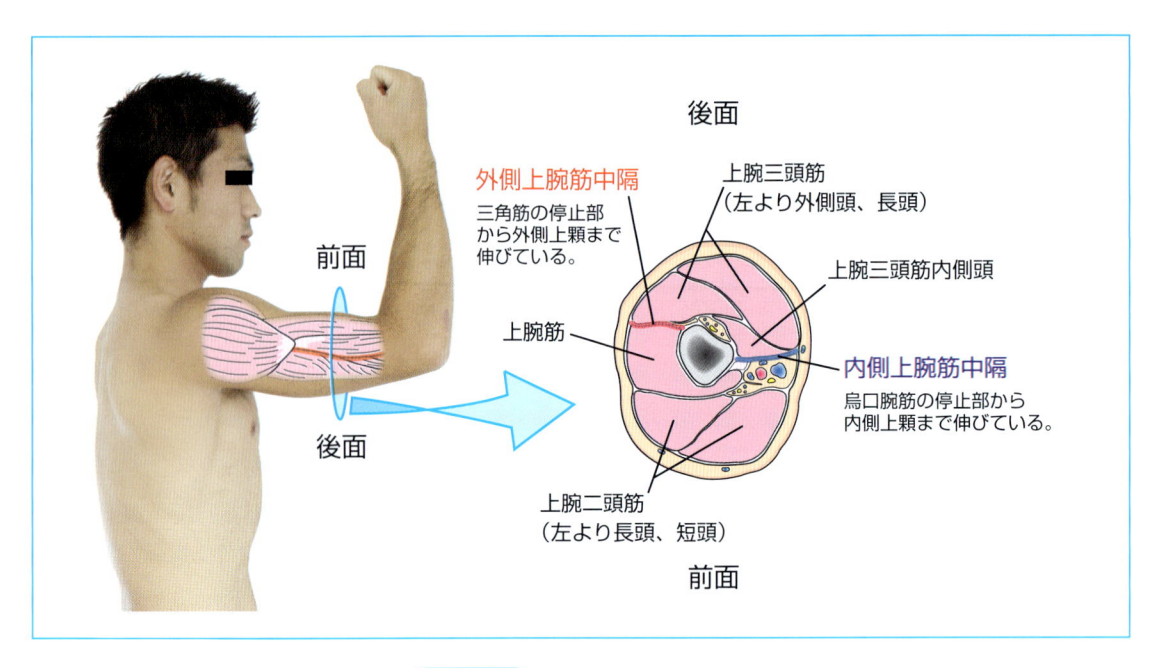

図5-2 上腕の筋間中隔

外側上腕筋中隔
三角筋の停止部から外側上顆まで伸びている。

上腕三頭筋（左より外側頭、長頭）
上腕三頭筋内側頭
上腕筋
内側上腕筋中隔
烏口腕筋の停止部から内側上顆まで伸びている。
上腕二頭筋（左より長頭、短頭）

前面／後面

　具体的には障害側肩甲帯が挙上位を呈している場合、肩峰部より下方向に外側上顆に沿った方向へ皮膚を下方に誘導する。さらに、外側上腕筋間中隔に沿って下方に皮膚を誘導し、外側上顆の上方の皮膚を下方へ移動させる（図5-3）。また逆に内側筋間中隔位置が下がっているのでこれを上方へ移動させることもある。

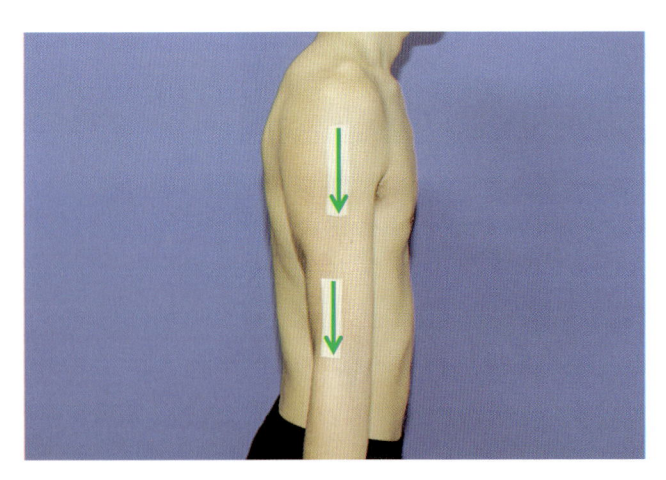

図5-3 外側上顆炎に対するテーピング
外側上腕筋間中隔に沿って下方へ皮膚を誘導する．上部のテープは皺を肩関節の皺をよけているが，少し下の三角筋停止部にテープの起始を位置させても良い．

疾患別テーピング

6. 変形性股関節症

本疾患の発生および進行には、一次性、二次性も含め様々な要因が関与している。臨床的には股関節の適合をより良好な状態にすることが重要である。動作の改善を一義的に決めることは難しいが、股関節内転位での荷重を抑制し立脚中期や立脚後期での安定した股関節外転位保持を目指す。したがって、関節唇損傷や弾発股でも類似したテーピングが奏功すると考えている。

皮膚誘導の考え方と実際

立脚中期で股関節の不安定性があり、骨盤挙上が大きくなっている右変形性股関節症の例について述べる。

上記の要因で立脚中期に股関節内転位になっている場合には、股関節外転テーピング（図 6-1、図 6-2）、中臀筋活動促通テーピングを貼付する（図 6-3、図 6-4）。

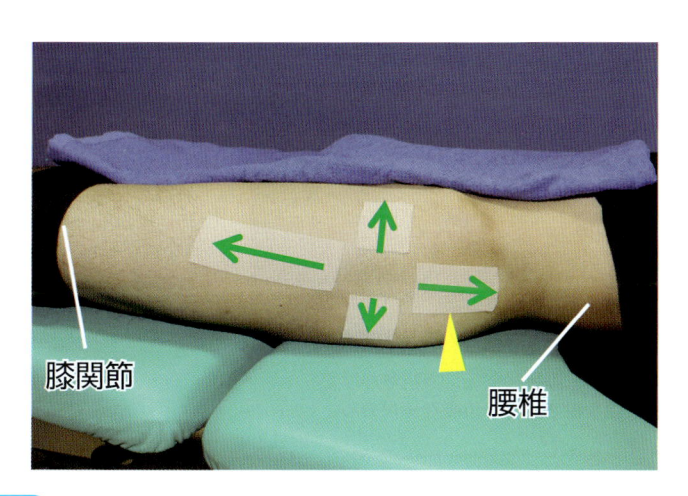

図 6-1　変形性股関節症に対するテーピング（股関節外転可動域拡大）
大転子上皮膚を伸長したもの 黄色の矢印のテープは中殿筋筋活動促通テーピングでもある．

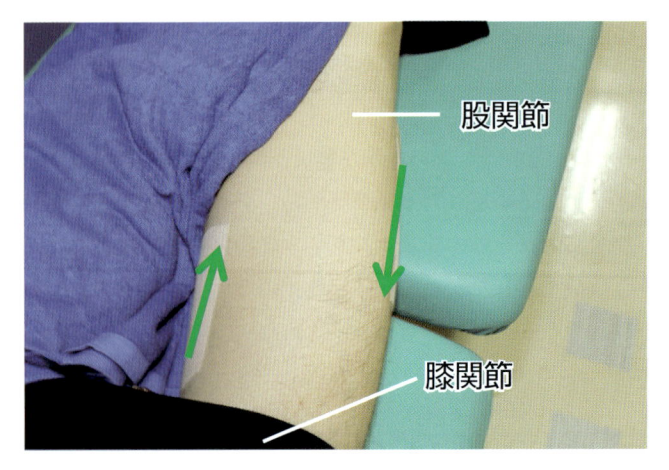

図 6-2 変形性股関節症に対するテーピング（股関節外転可動域拡大）
大腿外側部皮膚を遠位へ，大腿内側部の皮膚を近位へ誘導する．

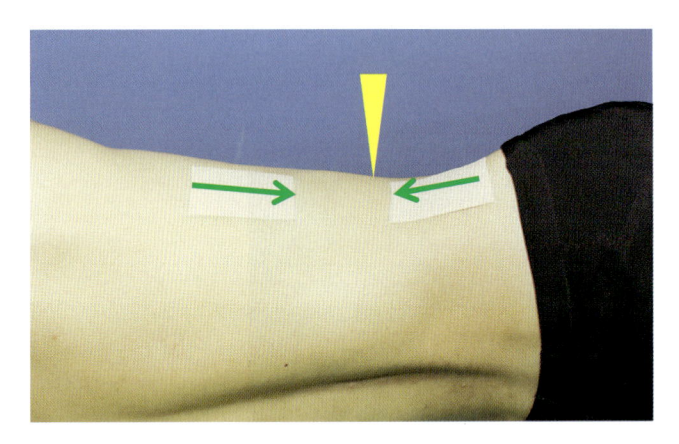

図 6-3 変形性股関節症に対するテーピング（中殿筋筋活動促通）
皺の位置を確かめるために股関節外転に抵抗をかけて骨盤が挙上した際に皺が形成される位置を確かめる．

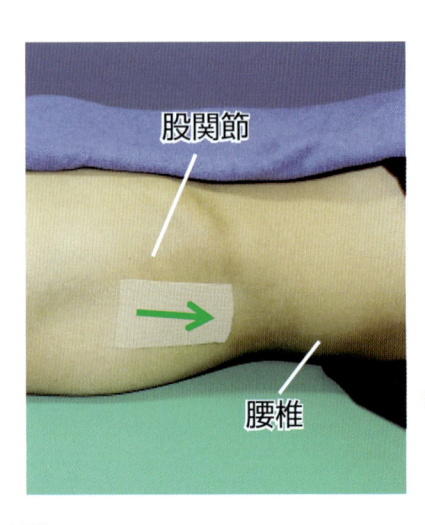

図 6-4 変形性股関節症に対するテーピング（中殿筋筋活動促通）
大転子の上にあたる皮膚を伸長する．

また、立脚中期での骨盤の側方移動と腰椎の側屈を抑制するテーピングも有効である（図6-5）。これらのテーピングに加え、上半身の適切なアライメントや足部の制御テーピングを加えることで身体の動きを有効にコントロールすることを目指す。

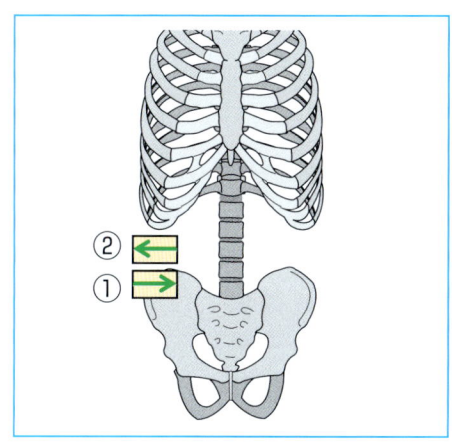

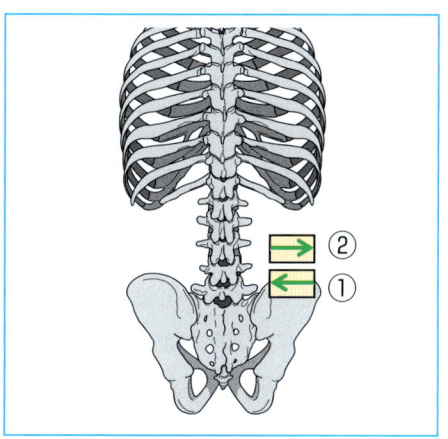

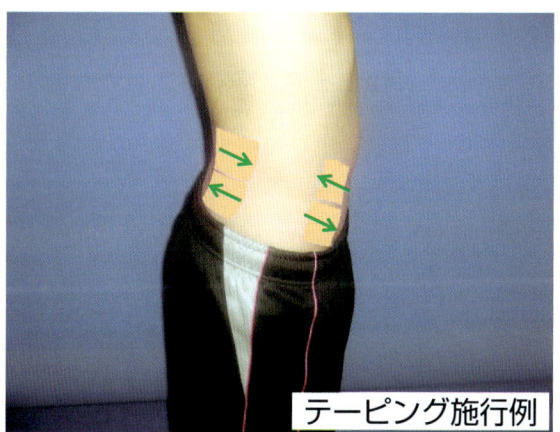

図 6-5　変形性股関節症に対するテーピング（立脚中期安定化−右側）
① 骨盤側方移動抑制：腸骨稜高位外側の皮膚を前方および後方へ誘導し伸長させる．
② 腰椎側屈抑制：腸骨稜のすぐ上にあたる腰椎部の皮膚を前方および後方から外方へ誘導し，腰椎外側部の皮膚を弛緩させる．

疾患別テーピング

7. 変形性膝関節症

本疾患の症例の大半は大腿骨に対する脛骨の外側移動を呈しており、これが発生の力学的な主要因である膝関節内反ストレスに大きく関与していると筆者は考えている。このため、荷重位での脛骨外側移動を抑制することは臨床上非常に重要である。

皮膚誘導の考え方と実際

荷重位で脛骨の外側移動を抑制させる皮膚誘導について述べる。

脛骨の大腿骨に対する外側移動が大きくなっている場合には、脛骨外側顆上皮膚を伸長させ、内側顆上部の皮膚を弛緩させる誘導を行う（図7-1、図7-2）。また、股関節では外転位を保持できるように、股関節外転テーピングを行う（図7-3）。膝関節回旋運動のコントロールについては、可動域の項を参照して頂きたい。またこれらのテーピングに加え、上半身の適切なアライメントや足部の制御テーピングを加えることで、身体の動きを有効にコントロールすることを目指す。

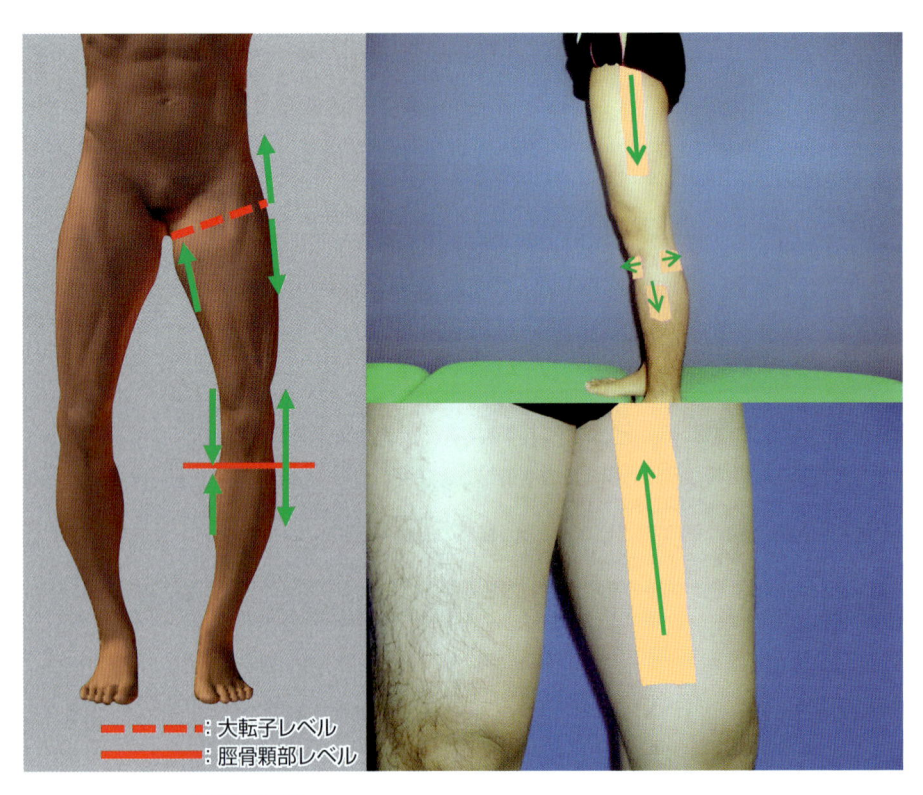

図7-1 変形性膝関節症に対するテーピング
膝では脛骨外側顆上皮膚を緊張させ,内側顆上部の皮膚を弛緩させる.
股関節では外転位を保持できるように緑方向へ皮膚を誘導する.

―：脛骨顆部レベル

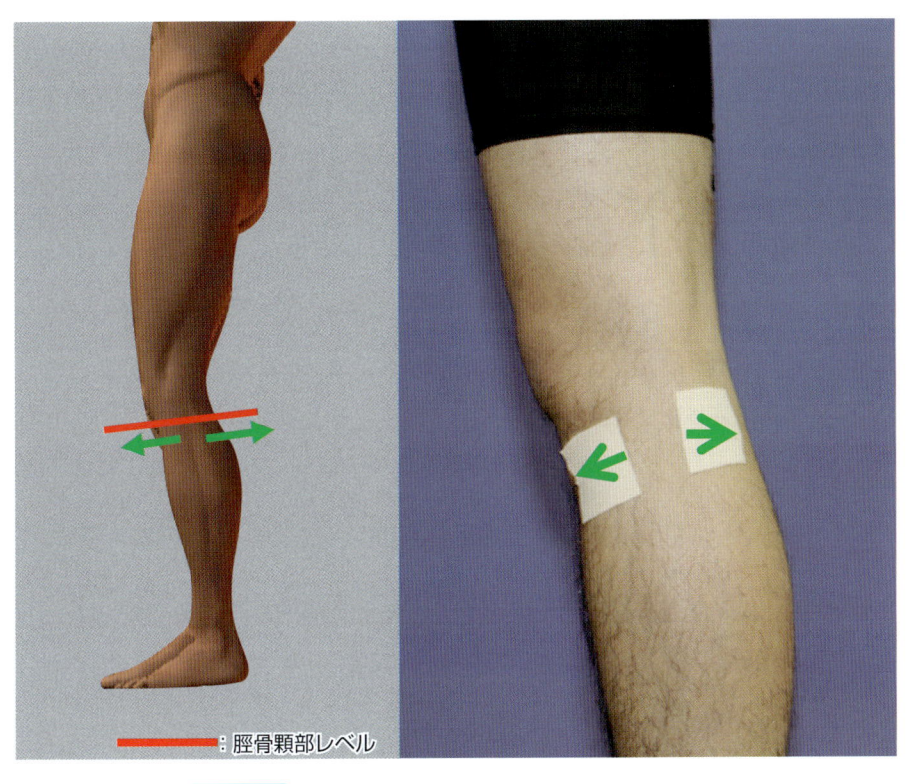

図 7-2 変形性膝関節症に対するテーピング

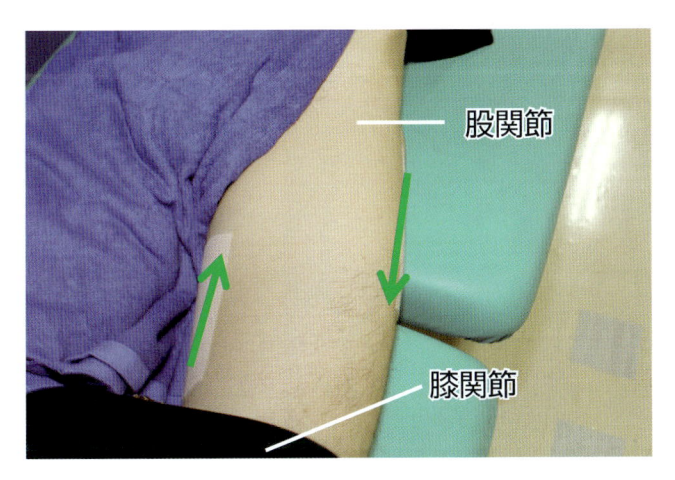

股関節

膝関節

図 7-3 変形性膝関節症に対するテーピング（股関節外転可動域拡大）
大腿外側部皮膚を遠位へ，大腿内側部の皮膚を近位へ誘導する．

疾患別テーピング

189

8. 腸脛靭帯炎

　腸脛靭帯の伸長ストレスは、膝の内反に加え股関節内転による股関節外転モーメント、膝関節外反モーメント増大によって生じると考えられる。臨床上、両者を制限することによって、症状が軽快することは多い。

皮膚誘導の考え方と実際

　骨盤の側方移動とトレンデレンブルグ徴候は股関節内転を大きくし腸脛靭帯を上方移動させる。このため、骨盤側方移動が大きい場合、これを改善するため前述の骨盤の側方移動と腰椎の側屈を抑制するテーピングを行う（図8-1）。

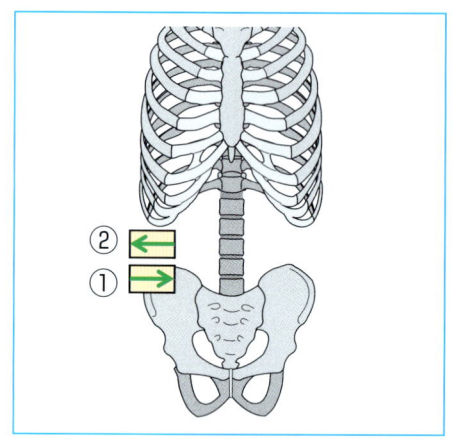

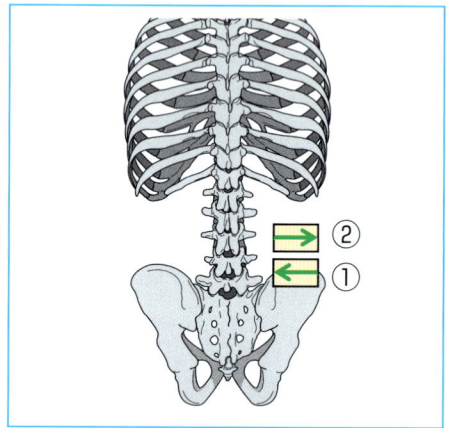

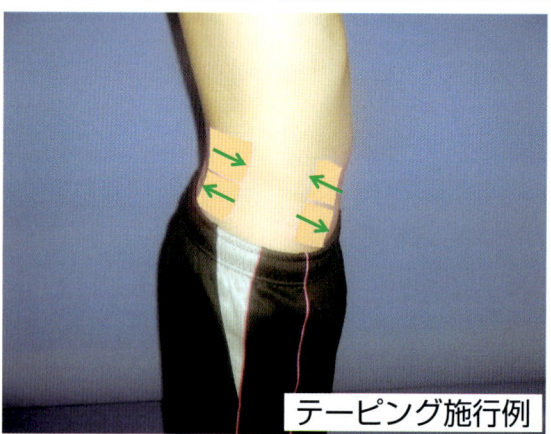

図 8-1　腸脛靭帯炎に対するテーピング（骨盤の側方移動抑制）
① 骨盤側方移動抑制：腸骨稜高位外側の皮膚を前方および後方へ誘導し伸長させる．
② 腰椎側屈抑制：腸骨稜のすぐ上にあたる腰椎部の皮膚を前方および後方から外方へ誘導し，腰椎外側部の皮膚を弛緩させる．

また、中臀筋活動促通テーピングを付加することで、トレンデレンブルグ徴候を陰性化する（図 8-2）。さらに股関節外転テーピングを行い、股関節内転位を改善する（図 8-3）。

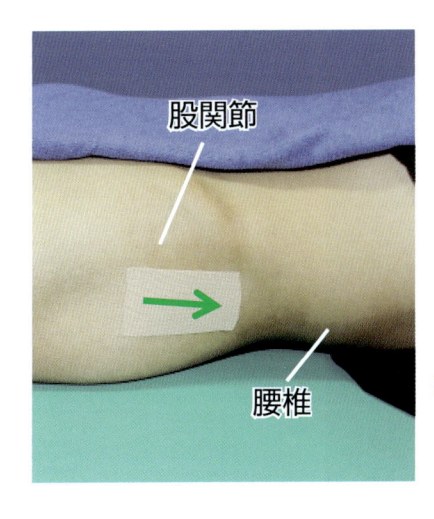

図 8-2　腸脛靱帯炎に対するテーピング（中殿筋筋活動促通）

大転子の上にあたる皮膚を伸長する．

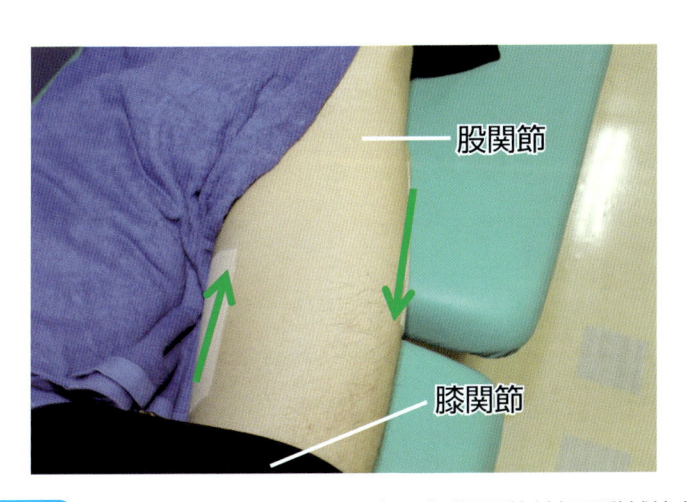

図 8-3　腸脛靱帯炎に対するテーピング（股関節外転可動域拡大）

大腿外側部皮膚を遠位へ，大腿内側部の皮膚を近位へ誘導する．

疾患別テーピング

膝関節の内反に対しては図8-4、図8-5のように脛骨外側顆部上皮膚を伸長し、内側顆部上皮膚を弛緩させる誘導を行う。この方法は変形性膝関節症にも適用可能である。片脚立位でのテーピング前後の比較を図8-6、図8-7に示す。

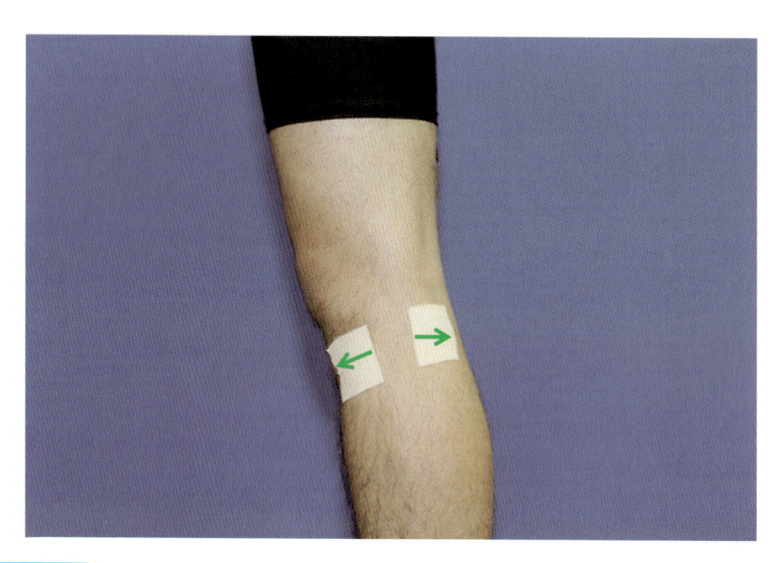

図 8-4　腸脛靭帯炎に対するテーピング（脛骨外側顆部上皮膚の伸長）
脛骨顆部が外側に移動しにくくする．

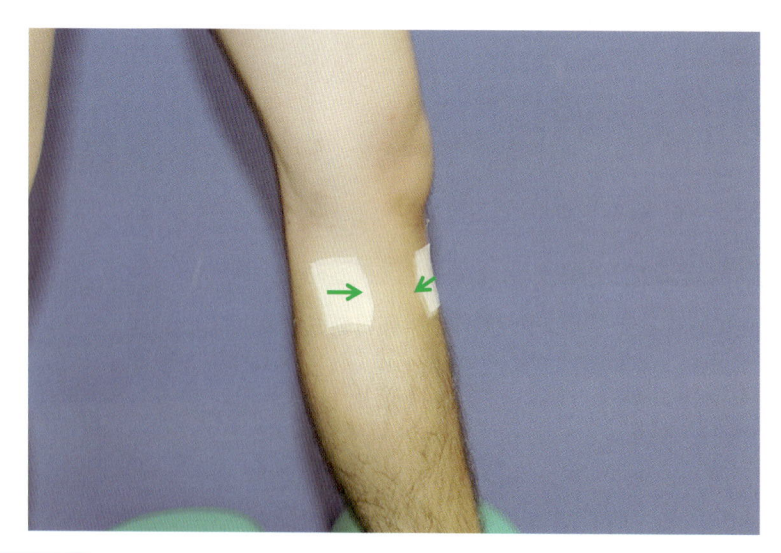

図 8-5　腸脛靭帯炎に対するテーピング（脛骨内側顆部上皮膚の弛緩）
脛骨顆部が内側に移動しやすくする．

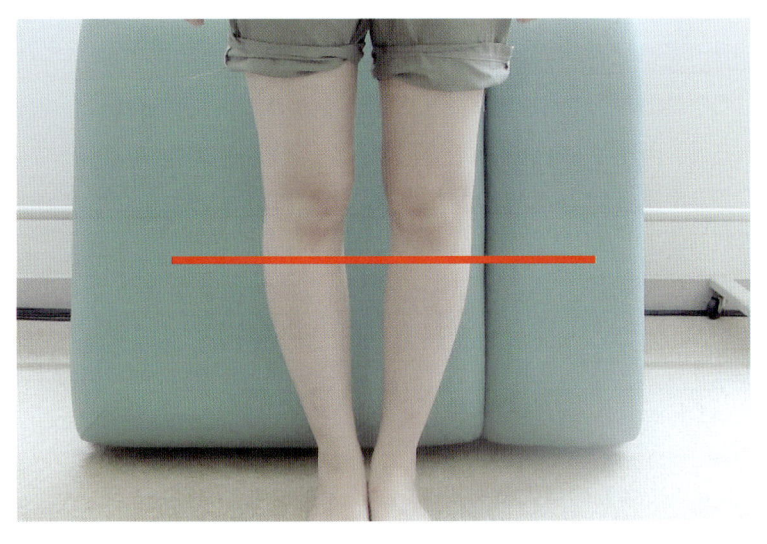

図 8-6　脛骨顆部の外側移動（右側）

腸脛靭帯炎では脛骨顆部の高位のシルエットが大きく外側にはりだしていることが多い．

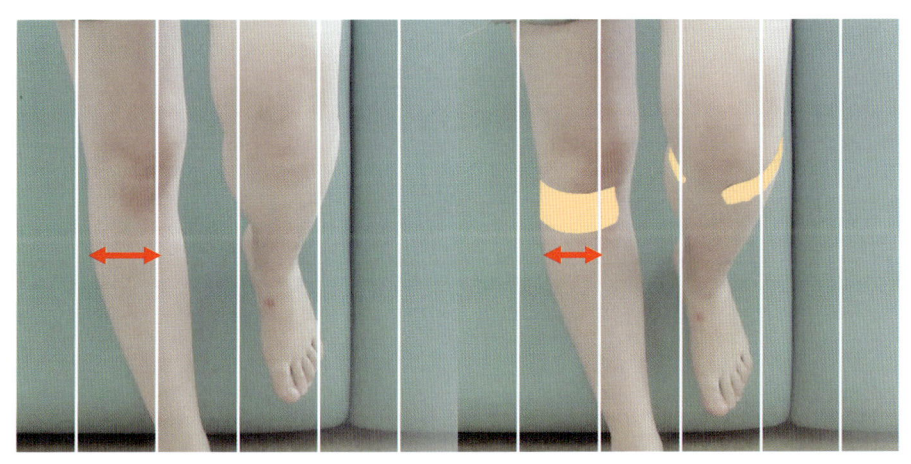

テーピング前　　　　　　　テーピング後

図 8-7　片脚立位の脛骨外側移動の比較

テーピング後に右片脚立位で右脛骨の外側移動が減少している．

疾患別テーピング

9. 鵞足炎

　本疾患では立脚期に膝が外反し、内反モーメントが増大している。また、股関節が外転していることが多く、これが薄筋を中心とした鵞足のストレスを助長していると考えられる。そのため腸脛靱帯炎と逆に、障害側骨盤側方移動を促し、さらに股関節内転を大きくすることが重要となる。

皮膚誘導の考え方と実際

　障害側骨盤側方移動を促すために、骨盤側方移動抑制で行ったテーピングとは逆のテーピングを行う（図9-1）。さらに、股関節内転テーピングを行い、股関節外転位を改善する（図9-2）。鵞足炎では膝関節内反モーメント増大を呈する姿勢、動作が問題となる。このため膝の外反を抑制するために、脛骨外側顆部上皮膚を弛緩させ、内側顆部上皮膚を伸長させる誘導を行う（図9-3）。

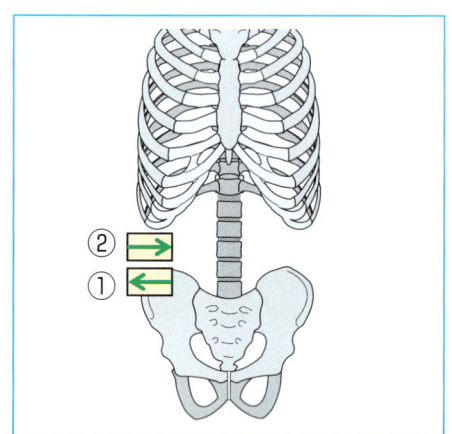

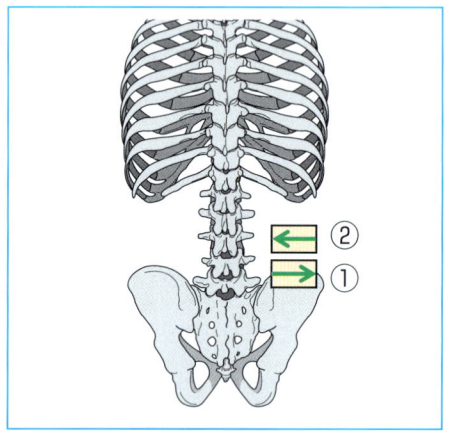

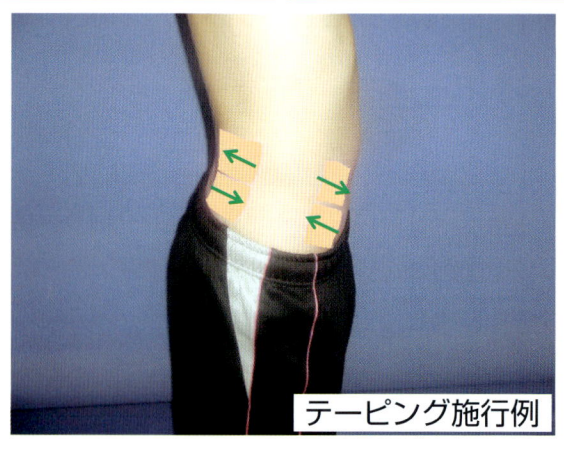

図9-1　鵞足炎に対するテーピング（骨盤の側方移動促通）
① 骨盤側方移動促通：腸骨稜高位の皮膚を前方および後方から外方へ誘導し，腸骨稜高位外側の皮膚を弛緩させる．
② 腰椎側屈促通：腸骨稜のすぐ上にあたる腰椎部外側の皮膚を前方および後方へ誘導し伸長させる．

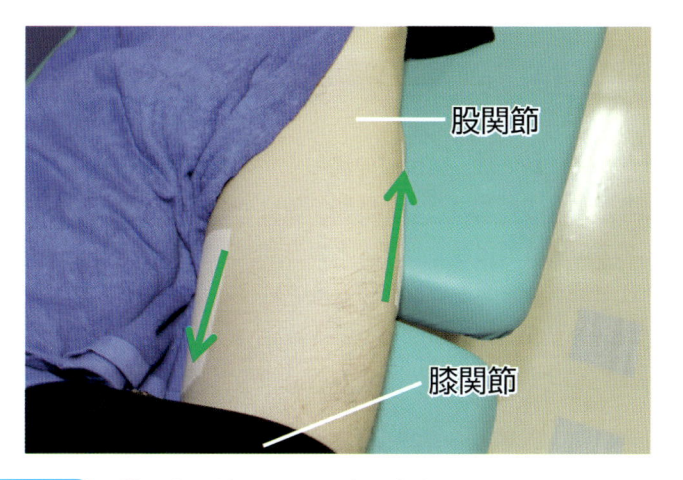

図 9-2　鵞足炎に対するテーピング（股関節内転可動域拡大）

　　　大腿内側部の皮膚を遠位へ誘導し，
　　　大腿外側部を近位へ誘導する．

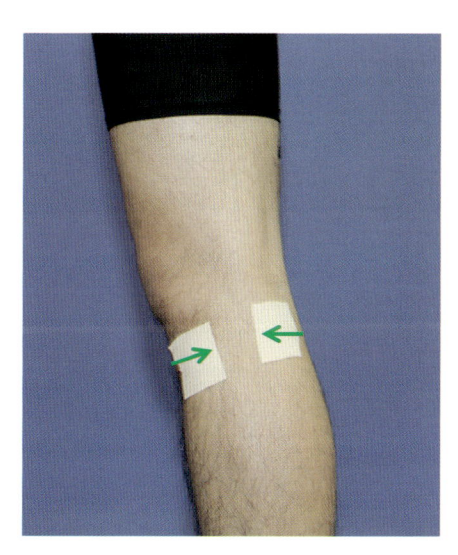

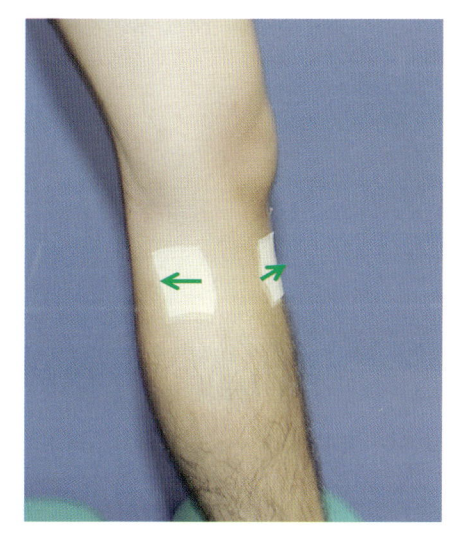

図 9-3　鵞足炎に対するテーピング（脛骨顆部上皮膚の操作）

　　　a：脛骨外側顆部上皮膚の弛緩させ，脛骨顆部が
　　　　　外側に移動しやすくする．
　　　b：脛骨内側顆部上皮膚の伸長させ，脛骨顆部が
　　　　　内側に移動しにくくする．

10. 膝蓋靱帯炎

　膝蓋靱帯炎やオスグットシュラッター氏病では、膝関節伸展モーメントが増大していることが障害の大きな要因と考えられる。このため、膝関節伸展モーメントを減少させることと、ハムストリングスの筋活動促通を行うことは有効である。股関節屈曲制限、足関節背屈制限のそれぞれが独立あるいは両方とも存在することが多い。それぞれの関節に対するアプローチも有効である。

皮膚誘導の考え方と実際
　ハムストリングスの筋活動を促通するために、膝窩部の皺から上方に皮膚を誘導する（図 10-1）。坐骨結節から短く膝関節方向へ誘導して、起始部を安定化させる。

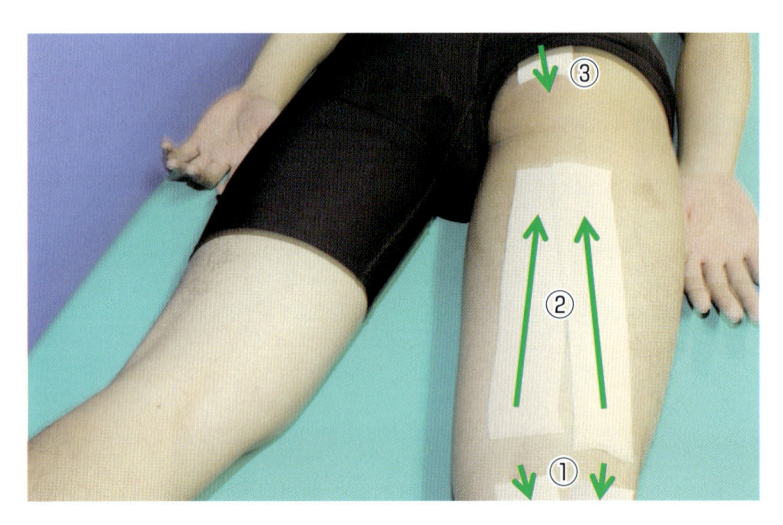

図 10-1　膝蓋靱帯炎に対するテーピング（ハムストリングス筋活動促通）
ハムストリングスの走行に沿い，坐骨結節部で逆方向のテーピングを貼付する．

また、足関節背屈制限がある場合、身体重心後方化の要因となり、膝関節伸展モーメントを増大させる。この場合、足関節背屈テーピングを行うことで身体重心の前方化を図る（図10-2）。

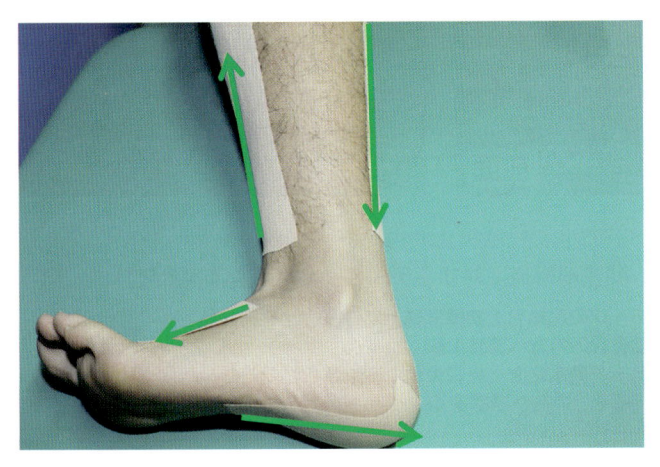

図10-2　膝蓋靱帯炎に対するテーピング（足関節背屈可動域拡大）
足背の皺の伸長とアキレス腱部の皺の弛緩を組み合わせたもの．

　上半身質量中心が後方移動している場合には、後弯している胸椎の伸展テーピング（図10-3）、腹横筋筋活動促通テーピングも有効である。また、骨盤前傾が小さければ骨盤前傾テーピングを行うことも有効である（図10-4）。

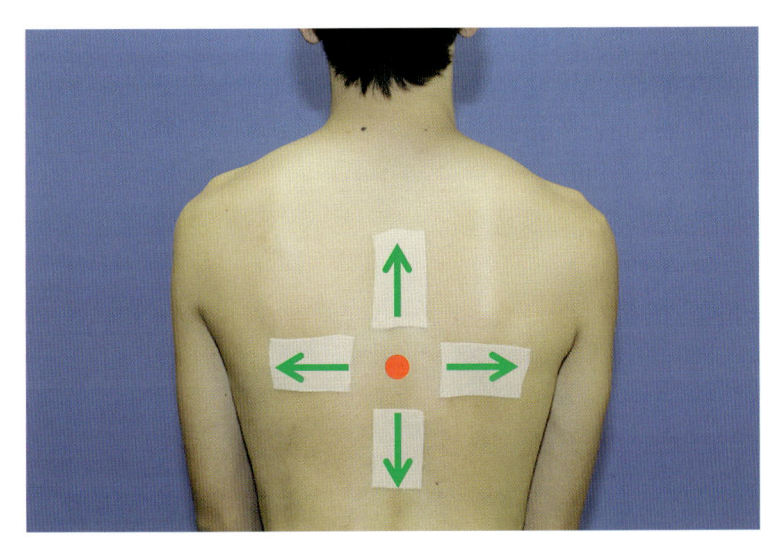

図10-3　膝蓋靱帯炎に対するテーピング（胸椎伸展可動域拡大）
胸椎後弯の最も大きい部位の皮膚を伸長させる．
※●は誘導部位となる棘突起

疾患別テーピング

197

a　　　　　　　　　　　　　　　　　b

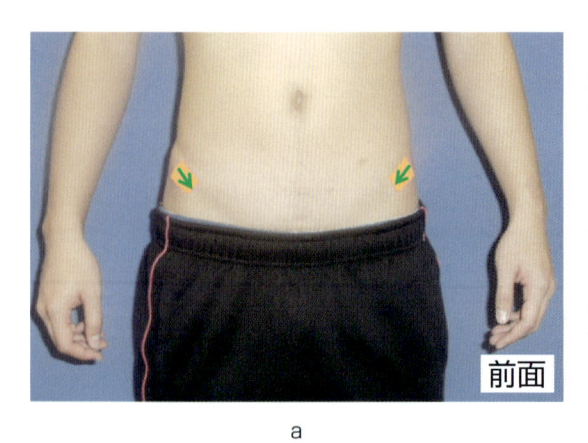

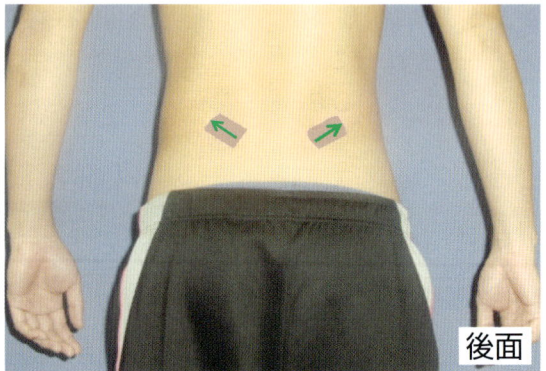

図 10-4　膝蓋靱帯炎に対するテーピング（骨盤前傾促通）

a：テープの起始を上前腸骨棘上に位置させそこから皮膚を下内方へ誘導する。
b：テープの起始を上後腸骨棘上に位置させそこから皮膚を上外方へ誘導する。

11. アキレス腱炎

アキレス腱炎は、下腿三頭筋の伸長と足関節底屈モーメントの増大によって生じる。このため、特に立脚中期から立脚後期にかけての足関節の背屈制限と歩行での踵離地の早期化のテーピングを組み合わせて応用することで両者を抑制することができる。

皮膚誘導の考え方と実際

足関節背屈を制限するために、足関節底屈テーピングを行う（図 11-1）。これに加え、立脚中期を短くし、踵離れを早くするテーピングを行う（図 11-2）。これらにより、下腿三頭筋の伸長と足関節底屈モーメントの増大を抑制することができる。またハムストリングス筋力低下を生じていることが多いため、ハムストリングスの筋活動促通テーピングも効果的である。さらに立脚後期における股関節屈曲筋の促通も有効であると考えられる。

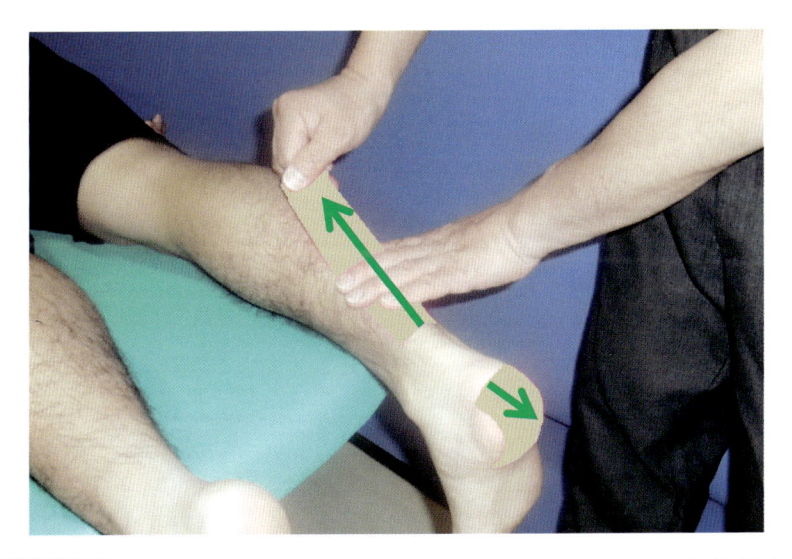

図 11-1 アキレス腱炎に対するテーピング（足関節背屈可動域制限）
アキレス腱の皺の伸長することで，
足関節を底屈方向へ誘導する．

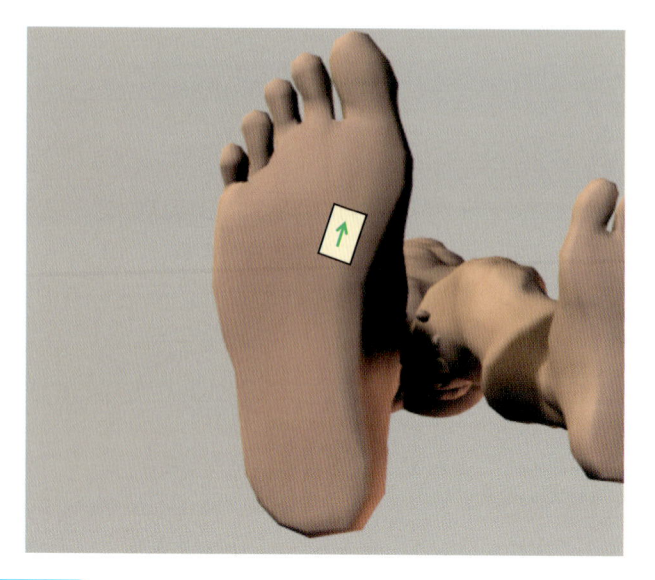

図 11-2　アキレス腱炎に対するテーピング（踵離地の促通）
立脚中期を短くし，踵離れを早くする．

疾患別テーピング

引用文献

1) 清水宏：あたらしい皮膚科学, pp1-26, 中山書店, 東京, 2005.
2) 竹内修二：六訂版家庭医学大全科, pp104, 法研, 2010
3) 栗原邦弘：手足部での切開とアプローチ, 切開とアプローチの基本戦略 PEPARS ,23：92-101,2008.
4) Clay JH and Pounds DM：Clinical Massage, 大谷素明訳：クリニカルマッサージ, pp12, 医道の日本社, 2004
5) Ni Annaidh A, Bruyère K, Destrade M, et al：Characterization of the anisotropic mechanical properties of excised human skin., J Mech Behav Biomed Mater. 2012 Jan；5(1)：139-48.
6) Flynn C, Taberner AJ, Nielsen PM.：Characterizing skin using a three-axis parallel drive force-sensitive micro-robot.,Conf Proc IEEE Eng Med Biol Soc. 2010；2010：6481-4.
7) Ruvolo EC Jr, Stamatas GN, Kollias N.：Skin viscoelasticity displays site- and age-dependent angular anisotropy., Skin Pharmacol Physiol. 2007；20(6)：313-21.
8) Monaco A, Grumbine NA.：Lines of minimal movement., Clin Podiatr Med Surg. 1986 Apr；3(2)：241-7.
9) 並木保憲：皮膚緊張線について ,PEPARS,23：13-18, 2008.
10) Kraissl CJ：The selection of appropriate lines for elective surgical incisions, Plast Reconst Surg, 8：1-28, 1951.
11) Borges AF：Relaxed Skin Tension Lines（RSTL）versus Other Skin Lines, Plast Reconst Surg, 73：144-150, 1984.
12) 福井勉：皮膚運動学, pp2-130, 三輪書店, 2010

特典 WEB 動画の視聴方法

この度は「皮膚テーピング～皮膚運動学の臨床応用～」をご購読いただき誠にありがとうございます。
ご購読への感謝の気持ちを込めて、福井勉先生ご出演の動画を提供させて頂きます。是非ご覧ください。
下記 URL にアクセスしていただき、ユーザー登録をしていただくと、すぐ動画を見ていただくことができます。（ユーザー登録無料）

http://mm-lecture.com/t6uwteh

ユーザー登録して頂いた方には、医療現場で役立つ最新情報をお送りさせていただきます。

動画1　テープの貼付方法（P30）
動画2　皺を操作する際の貼付方法（P32）
動画3　身体表面突出部を操作する際の貼付方法（P33）
動画4　筋活動抑制する際の貼付方法（P39）

▲携帯はこちらから

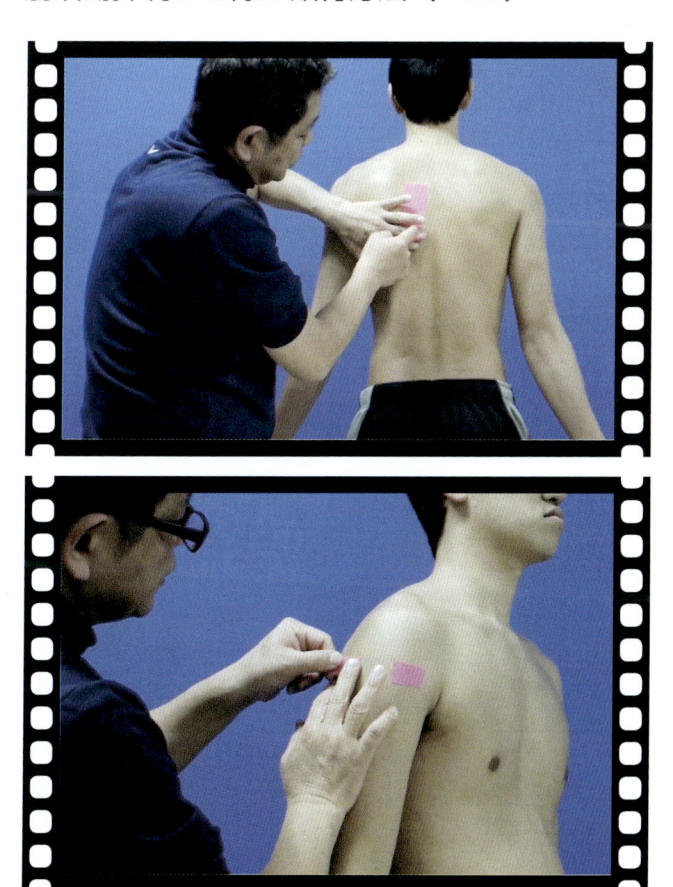

皮膚テーピング ～皮膚運動学の臨床応用～

2014 年 6 月 10 日　　第 1 版第 1 刷発行
2017 年 5 月 20 日　　第 1 版第 3 刷発行

- ■ 筆者　　　　福井　勉
- ■ イラスト　　谷本　健
- ■ 表紙デザイン　沖野克宏
- ■ 本文デザイン　大見広道
- ■ 発行者　　　園部俊晴
- ■ 発行所　　　株式会社　運動と医学の出版社
　　　　　　〒216-0033　神奈川県川崎市宮前区
　　　　　　　　　　　宮崎 2-7-51
　　　　　　　　　　　リーセントパレス宮崎 203
　　　　　　ホームページ　http://motion-medical.co.jp
- ■ 印刷所　　　シナノ書籍印刷株式会社
　　　　　　ISBN - 978-4-904862-09-4

●本書に掲載された著作物の複写、複製、転載、翻訳、データーベースへ
　の取り込み及び送信（送信可能権含む）・上映・譲渡に関する許諾権は、
　㈱運動と医学の出版社が保有します。

運動と医学の出版社

医学書

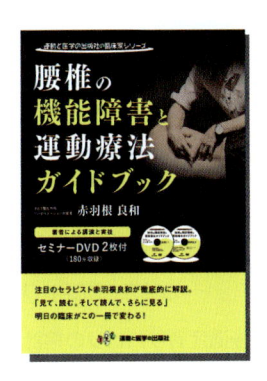

腰椎の機能障害と運動療法ガイドブック

著者：赤羽根良和
（さとう整形外科リハビリテーション科室長）

本体5,800円（税別）

DVD2枚組!!

分かりやすいガイドブックと講演DVD付き！
腰椎疾患への理解が深まるセラピスト必読書!!

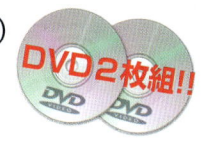

書籍サイズ：25.8×18.3×1.1cm
ページ数：91ページ

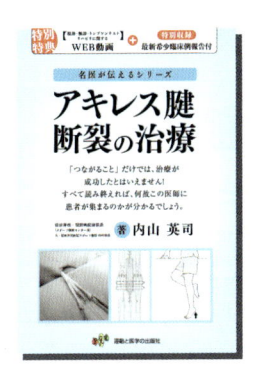

アキレス腱断裂の治療

本体3,800円（税別）

著者：内山英司
（稲波脊椎・関節病院　副院長、元・関東労災病院スポーツ整形外科部長）

数多くの本疾患の治療を成功された著者が初めて書き下ろした渾身の一冊。
アキレス腱断裂治療の最新にして最善が分かります！

特典：WEB動画 9点付!!

書籍サイズ：25.8×18.3×1.2cm
ページ数：145ページ

健康図書

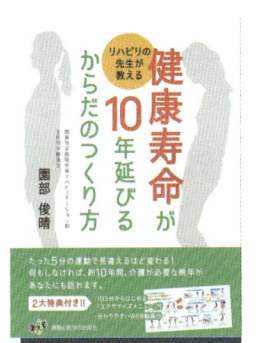

リハビリの先生が教える
健康寿命が10年延びるからだのつくり方

著者：園部俊晴
（関東労災病院中央リハビリテーション部）

本体1,400円（税別）

加齢に負けない自分のからだのつくり方を、分かりやすく丁寧に解説。
トップセラピスト園部俊晴だから書き下ろせた大人世代必読の新刊書です!!

★2大特典付き★
● 1日5分からはじめる「エクササイズメニュー」付
● WEB動画 18点付!!

書籍サイズ：21×14.8×1.5cm
ページ数：157ページ

子どもの成長は足で決まる！

本体1,400円（税別）

著者：柴田英俊（からだ環境総研株式会社 代表）

子どもの足はその子の成長にとって本当に大切。
「猫背がなおらない」「走るのが嫌」「運動が苦手」「すぐに転んでしまう」
その原因は足にありました！
著者がコツコツと積み重ねた10,000人を超える子どもの足測定で
分かった育児のコツが満載! 子育て世代必読の一冊です。

書籍サイズ：19×16×1.4cm
ページ数：135ページ

書籍のご案内

脳卒中後遺症者へのボバースアプローチ

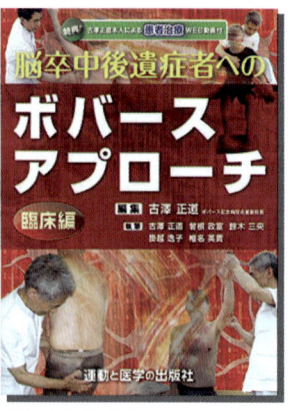

臨床編

特典：古澤正道本人による患者治療WEB動画付

編集：古澤正道
（ボバース記念病院名誉副会長）
執筆：古澤正道、曾根政富、
鈴木三央、椎名英貴

本体5,000円（税別）

『臨床こそ全てだ!』
挑み続けるその一念を
確かな臨床例で実証!!

書籍サイズ：25.8×19.1×1.5cm
ページ数：255ページ

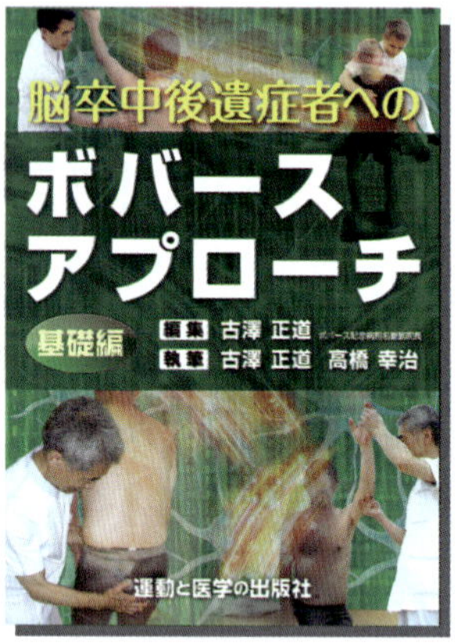

基礎編

編集：古澤正道
（ボバース記念病院名誉副会長）
執筆：古澤正道、高橋幸治

本体5,800円（税別）

脳卒中後遺症者リハビリの指針が
決まる必読書！

書籍サイズ：25.8×19.1×2cm
ページ数：295ページ

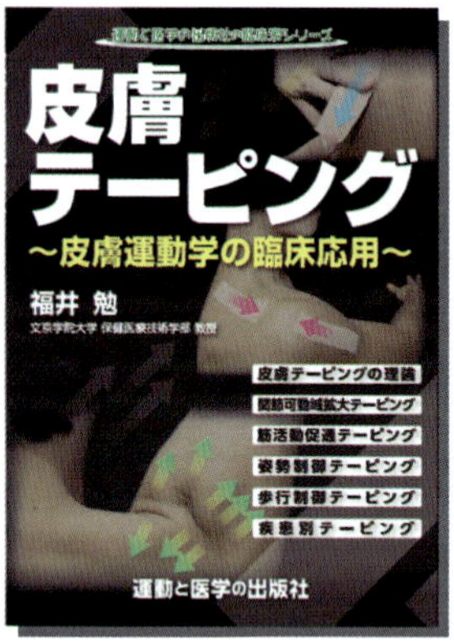

皮膚テーピング
〜皮膚運動学の臨床応用〜

特典：WEB動画4点付!!

著者：福井 勉
（文京学院大学 保健医療技術学部教授）

本体5,000円（税別）

皮膚の運動学と誘導の基本が詰まった
一冊です。「皮膚は運動療法の一角を
担うほどの重要な器官である」という
ことが理解できます。
臨床ですぐにつかえる技術満載です！

書籍サイズ：25.8×19.1×1.4cm
ページ数：202ページ

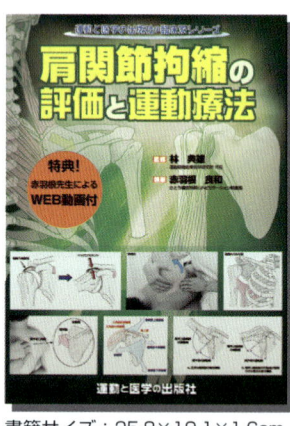

肩関節拘縮の評価と運動療法

特典：WEB動画6点付!!

著者：赤羽根良和
（さとう整形外科リハビリテーション科室長）
監修：林 典雄
（運動器機能解剖学研究所 所長）

本体5,400円（税別）

運動器のリハビリテーションにおいて、
セラピストが求められている治療効果は、
拘縮の改善と関節機能の回復に付随して、
疼痛を軽減及び消失させることです。
この本は、拘縮を円滑に除去するために
必須の一冊となります！

書籍サイズ：25.8×19.1×1.6cm
ページ数：233

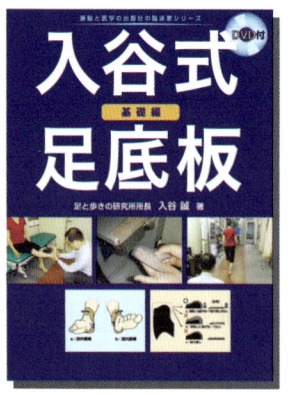

入谷式足底板 基礎編

DVD1枚付!!

著者：入谷 誠
（足と歩きの研究所所長）

本体5,000円（税別）

日本が世界に誇る理学療法士 入谷誠
初の単独執筆！
世界最高峰の治療技術を有する臨床家
が執筆した書籍を学ぶことは、分野や
手技を問わず必ず役に立ちます！

書籍サイズ：25.8×19.1×1cm
ページ数：160ページ

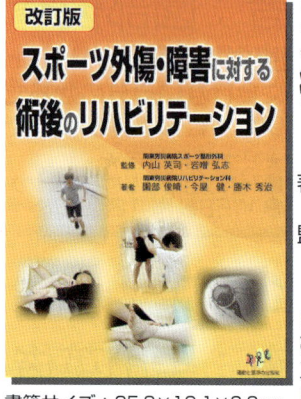

改訂版 スポーツ外傷・障害に対する術後のリハビリテーション

特典：WEB動画13点付!!

著者：園部 俊晴・今屋 健・勝木 秀治
（関東労災病院中央リハビリテーション部）
監修：内山 英司（監修）, 岩噌 弘志
（関東労災病院スポーツ整形外科）

本体6,200円（税別）

日本一を誇る病院では、リハビリも
ひと味違う！
スポーツ分野において、手術件数
日本一を誇る関東労災病院のスタッフ
による執筆。
多数の養成校で教科書として採用！

書籍サイズ：25.8×19.1×2.8cm
ページ数：421ページ

弊社ホームページからご注文ください。　運動と医学の出版社　検索

http://motion-medical.co.jp/

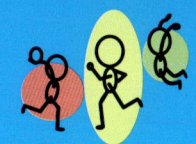

運動と医学の出版社

DVD好評発売中!!

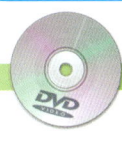

入谷式足底板 基礎編
入谷誠が語る～理学療法士への道～

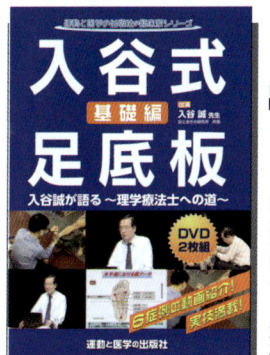

DVD2枚組!!

出演：入谷　誠
（足と歩きの研究所所長）
本体7,000円（税別）

多数の有名アスリートがこぞって愛用している「入谷式足底板」の入谷誠による人気セミナー、ついにDVD化！
入谷誠の知識と技術、臨床に対する理念が詰まっています！

《収録時間は290分（2枚組）》

肩関節拘縮の評価と運動療法

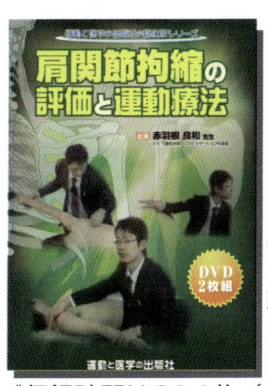

DVD2枚組!!

出演：赤羽根良和
（さとう整形外科リハビリテーション科室長）
本体7,000円（税別）

肩関節拘縮の治療技術を高めるには機能解剖の理解が不可欠！
このDVDは本から得られる知識と理解をさらに深めるために役立ちます！

《収録時間は214分（2枚組）》

基礎から学ぶ 運動器エコー

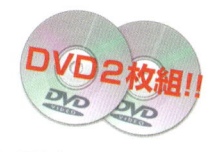

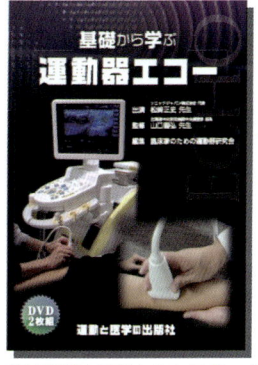

DVD2枚組!!

出演：松崎 正史
（ソニックジャパン株式会社 代表）

監修：山口 睦弘
（北海道中央労災病院中央検査部 部長）
本体4,500円（税別）

これを見れば超音波の基本が「すべて」わかります！

《収録時間は136分（2枚組）》

医療・福祉で役立つ「文章の書き方」実践講座

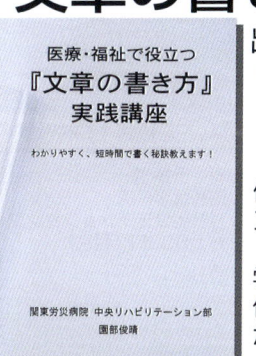

DVD1枚組!!

出演：園部俊晴
（関東労災病院中央リハビリテーション部）
本体3,000円（税別）

伝わりやすい文章がスラスラ書ける!!

学会抄録、研究論文、症例報告などの作成に大いに役立つと好評のセミナーがDVDになりました。

《収録時間は101分》

医療・福祉で働く人のスキルアップシリーズ

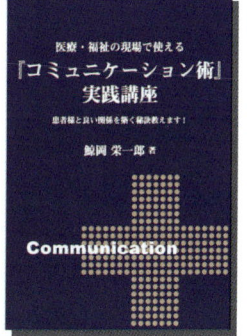

医療・福祉の現場で使える『コミュニケーション術』実践講座
本体2,000円（税別）

著者：鯨岡 栄一郎
（株式会社メディケアソリューション 代表取締役
理学療法士 日本コーチ協会認定メディカルコーチ）
書籍サイズ：19×13.2×1.8cm
ページ数：163ページ

患者様との良い関係を築く秘訣を教えます！

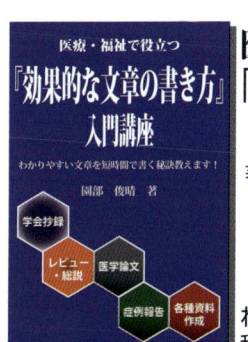

医療・福祉の現場で役立つ「効果的な文章の書き方」入門講座
本体2,000円（税別）

著者：園部 俊晴
（関東労災病院中央リハビリテーション部）

書籍サイズ：19×13.2×1.8cm
ページ数：166ページ

わかりやすい文章を短時間で書く秘訣を教えます！

〒216-0033
神奈川県川崎市宮前区宮崎台2-7-51
リーセントパレス宮崎203
TEL：044-572-4590

電子書籍のご案内

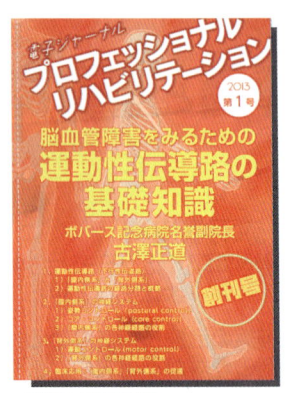

第1号 脳血管障害をみるための運動性伝導路の基礎知識（創刊号）
著者：古澤正道
（元ボバース記念病院名誉副院長）
本体1,000円（税別）

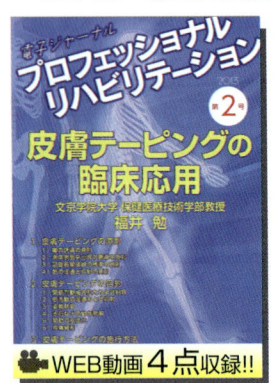

第2号 皮膚テーピングの臨床応用
WEB動画4点収録!!
著者：福井 勉
（文京学院大学教授）
本体1,000円（税別）

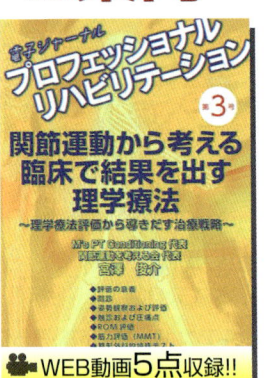

第3号 関節運動から考える臨床で結果を出す理学療法
WEB動画5点収録!!
著者：宮澤 俊介
（M's PT Conditioning代表
関節運動を考える会代表）
本体1,000円（税別）

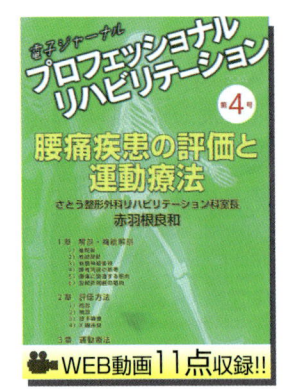

第4号 腰痛疾患の評価と運動療法
WEB動画11点収録!!
著者：赤羽根 良和
（さとう整形外科
リハビリテーション科室長）
本体1,500円（税別）

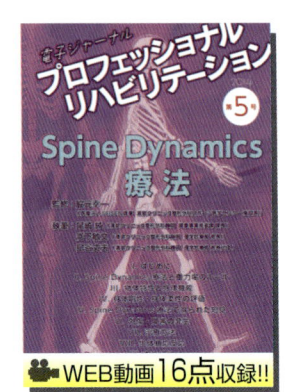

第5号 Spine Dynamics療法
WEB動画16点収録!!
監修：脇元幸一
（清泉クリニック整形外科
スポーツ医学センター施設長）
執筆：尾崎純・嵩下敏文・島谷丈夫
（清泉クリニック整形外科静岡）
本体1,500円（税別）

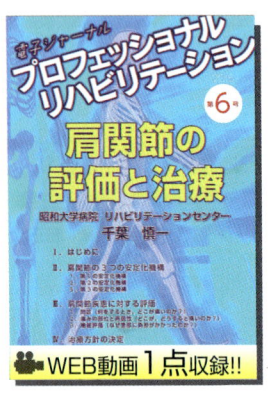

第6号 肩関節の評価と治療
WEB動画1点収録!!
著者：千葉 慎一
（昭和大学病院
リハビリテーションセンター）
本体1,000円（税別）

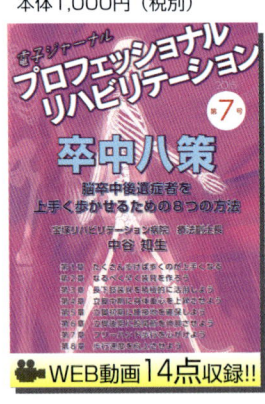

第7号 卒中八策 脳卒中後遺症者を上手くあるかせるための8つの方法
WEB動画14点収録!!
著者：中谷 知生
（宝塚リハビリテーション病院
療法副士長）
本体1,500円（税別）

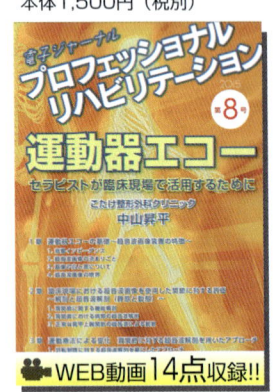

第8号 運動器エコー セラピストが臨床現場で活用するために
WEB動画14点収録!!
著者：中山 昇平
（こたけ整形外科クリニック）
本体1,500円（税別）

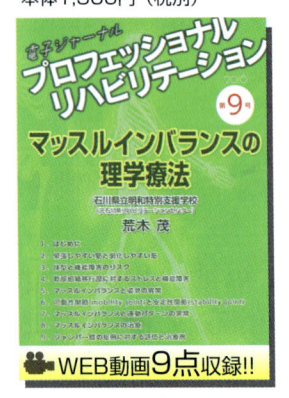

第9号 マッスルインバランスの理学療法
WEB動画9点収録!!
著者：荒木 茂
（石川県立明和特別支援学校）
1,500円（税別）

《WEB動画の視聴方法》
とても簡単に動画を見られるようになりました。
①電子ジャーナルの中に記載されているURLにアクセス
②ユーザー登録
③ログインしてすぐ見れます!!

弊社ホームページからご注文ください。　運動と医学の出版社　検索

http://motion-medical.co.jp/

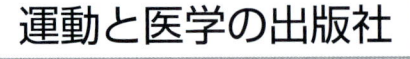